中国医院评审丛书（二）

医院现场评价
——评审员工作手册

主编 周军 李岩

北京大学医学出版社

YIYUAN XIANCHANG PINGJIA——PINGSHENYUAN GONGZUO SHOUCE

图书在版编目（CIP）数据

医院现场评价：评审员工作手册/周军，李岩主编.
—北京：北京大学医学出版社，2013.5
（中国医院评审丛书；2）
ISBN 978-7-5659-0617-6

Ⅰ．医… Ⅱ．①周…②李… Ⅲ．①医院—评定—中国—手册 Ⅳ．①R197.32-62

中国版本图书馆CIP数据核字（2013）第173415号

医院现场评价——评审员工作手册

主　　编：周　军　李　岩
出版发行：北京大学医学出版社（电话：010-82802230）
地　　址：(100191) 北京市海淀区学院路38号　北京大学医学部院内
网　　址：http://www.pumpress.com.cn
E - mail：booksale@bjmu.edu.cn
印　　刷：北京画中画印刷有限公司
经　　销：新华书店
责任编辑：冯智勇　　责任校对：金彤文　　责任印制：张京生
开　　本：787mm×1092mm　1/16　印张：18　字数：454千字
版　　次：2013年5月第1版　2013年5月第1次印刷
书　　号：ISBN 978-7-5659-0617-6
定　　价：78.00元

版权所有，违者必究

（凡属质量问题请与本社发行部联系退换）

评审员职业精神

勤奋　严谨　敬业　奉献

评审员执业行为

谦和庄重　　包容配合
公正规范　　独立担责

致 谢

本书在编写过程中得到以下单位和领导的大力支持，在此一并表示感谢！

卫生部医疗服务监管司
卫生部医院管理研究所
卫生部医院评审评价项目办公室
北京大学医学部
北京协和医院　　　　　　赵玉沛　院长
北京大学第一医院　　　　刘玉村　院长
北京大学第三医院　　　　乔　杰　院长
山东大学齐鲁医院　　　　李新钢　院长
山东大学第二医院　　　　赵升田　院长
浙江省人民医院　　　　　黄东胜　院长
中南大学湘雅医院　　　　孙　虹　院长
中山大学附属第一医院　　王深明　院长
泰达国际心血管病医院　　刘晓程　院长
厦门大学附属中山医院　　蔡建春　院长
湖北省十堰市人民医院　　钟　森　院长
浙江大学医学院附属第二医院　　　　王建安　院长
华中科技大学同济医学院附属协和医院　王国斌　院长
华中科技大学同济医学院附属同济医院　陈安民　院长
北京大学医学信息学中心
黑龙江省医疗机构管理中心
医院质量监测系统（HQMS）研究中心

《医院现场评价——评审员工作手册》编写委员会

主 任 委 员　张宗久
副主任委员　周　军　梁铭会　陈晓红　姜保国
委　　　员　刘　勇　陈　虎　张　俊　李　岩
主　　　编　周　军　李　岩
副　主　编　刘　勇　陈　虎　陈晓红
成　　　员　（按姓氏笔画排序）

丁　玥　丁国华　于永沛　马　雯　马谢民
王　飞　王　渌　王　毅　王乐陈　王吉善
王圣友　王耀磊　包小源　许玉华　朱　珠
成守珍　李六亿　李　岩　李秀云　李绍刚
李　毅　刘　勇　刘　徽　陈　虎　陈晓红
张红梅　张宗久　张　俊　张振伟　张振清
张艳丽　张誉铮　张雷达　张　勤　宋景晨
周　文　周　军　金　辉　胡　牧　赵乐平
姜保国　杨毅恒　俞少华　俞国培　曹连元
梁铭会　董　军　简　忠　熊占路　戴晓娜

序 一

2009年,《中共中央、国务院关于深化医药卫生体制改革的意见》和《医药卫生体制改革近期重点实施方案(2009—2011年)》相继出台。4年多来,医药卫生体制改革不断深入,取得了初步成效。同时,广大人民群众对医疗卫生服务有了新的期待、提出了更高的要求。作为加强医疗监管、提高医疗质量的重要手段,医院评审评价工作也必须不断完善,为卫生行政部门决策和公立医院自身管理提供科学依据和有效手段,不断提升医疗服务的质量和水平,推动公立医院和医疗卫生事业的健康可持续发展。

我国医院评审工作始于20世纪80年代,30多年来经历了医院分级管理、医院评审、创建"百佳医院"、医院管理年等重要阶段,为保障人民群众就医安全、提升卫生部门和医院的管理水平发挥了重要作用。近几年来,在深化医疗体制改革的推动下,医院评审工作始终坚持以病人为中心,以"三个转变、三个提高"为主题,以重点学科建设、持续改进质量和调动广大医务人员积极性为主线,通过信息化等主要手段,探索建立独立于卫生行政部门的第三方的现代医院评审评价体系。

为进一步规范和指导各地的评审评价工作,卫生部医院评审评价项目办公室组织专家精心编写了《医院评审准备指南(2013版)》、《医院现场评价——评审员工作手册》和《医院评审法律规范选编》等医院评审丛书,介绍了评审工作的制度、流程、检查方法和经典案例,汇编了383份相关的法律、法规、部门规章和行业标准。该丛书对于指导评审活动规范开展,促进通过评审加强内涵建设、掌握医院评审的法律规范和发展历程等方面具有重要的理论和实践价值。

我诚挚地希望,这套丛书能切实推进新的医院评审评价工作科学、公平、规范开展,为建立具有我国特色的医院评审评价制度发挥作用。

2013年2月

序二

2011年，我们为正式启动新一周期的医院评审工作，下发了三级、二级综合医院标准和实施细则，八个专科医院标准和六个专科实施细则，为使新标准能配以新的评审方法，使新标准和新方法均能体现这一轮评审的新理念，有必要规范本轮医院评审的有关工作，特别是现场评价工作一定要避免上一轮评审工作中的弊端，使现场评价规则明确，方法科学，公平公正，评审员们编制的《医院现场评价——评审员工作手册》即将付梓，我很高兴为之作序。这是各级评审员的操作手册和工具书。

本周期医院评审无论是在评审理念，还是在评审方法上都有所创新和突破。如由过去的强调各专业技术评价转为以病人为中心的医院系统性评价；由过去强调医院人、财、物等硬件条件达标转为对医院内涵建设的评价。在评审方法上引入了包括"以病人为中心"的个人追踪和系统追踪，以及DRGs评价、病案首页分析基础上的医疗质量评价和医院医疗综合能力评估等。

在书面评价、医疗信息统计评价、现场评价和社会评价四个维度评价中，现场评价主要依靠评审员到达医院后通过多种检查形式，运用系统追踪与个案追踪的检查方法，对医院以病人为中心的功能和任务实现情况进行检查评估。这就意味着，评审员的能力、水平及对标准的掌握和判定，都将直接决定评审结果的客观性和准确性，在某种程度上也决定着这一轮医院评审工作的成败；因此，建立一支高水平的、遵循标准的、同质化的评审员队伍就显得尤为重要。

探索编写评审员培训教材成为一件十分重要的工作。卫生部医院评审评价项目办公室（以下简称"评审办"）在医管司的指导与支持下，邀请评审员及时编写了《医院现场评价——评审员工作手册》。该书从评审员的角度出发，对评审工作的制度、流程、检查方法和经典案例都进行了介绍。目的是提高评审员的评审能力，规范评审行为。我诚挚地希望，此书的出版能切实推动新一轮医院评审工作规范、科学地开展，为建立具有我国特色的医院评审评价体系发挥作用。

张宗久

2013年2月

前 言

医院评审是深化医药卫生体制改革,加强对医院的监督管理,促进医院加强内涵建设,保证医疗安全,持续改进服务质量,提高医院管理水平和服务效率,统筹利用全社会医疗卫生资源,不断提高医院管理水平和能力的抓手。在科学地进行区域卫生规划的基础上,将医院建设成承担不同医疗任务的医院。医院评审将推进各级各类医院的建设,持续改进医院管理能力。

《医院现场评价——评审员工作手册》(以下简称《工作手册》)共分为五章,根据医院评审工作宗旨、目标、内容及特点,对现场评价实施全过程进行系统阐述,包括:评审员遴选要求,工作职责,行为规范,评审流程,报告撰写,评审员能力要求,对评审方法、流程及有关案例都做了详细的说明和规定。为了提高可读性和实用性,收录了评审员们实践所总结和积累的22个案例,其目的是通过对评审工作全程规范管理,构建和不断完善我国新一周期医院评审体系、评审制度及评审文化。在严谨和有效培训的基础上,提高评审员整体素质和水平,使每个评审员对评审标准的理解,对评审标准的判读,对评审方法的掌握,对访谈技巧的把握,达到同质化的水平和能力。从而加强对医院评审工作的总体质量控制,尤其是对评审员工作能力和水平的控制,不因评审员能力强弱、水平高低和感情远近而影响评审质量,确保评审过程公平、评审结果公正,真正体现以评促改、以评促建、评建结合、重在内涵的新理念和工作目标。

本《工作手册》主要面向各级评审员、卫生行政部门主管评审人员和有意愿了解评审员工作的各类人员。本书可作为评审员熟悉评审过程的教材或指定参考书籍。通过对本书内容的熟悉和掌握,评审员可知晓国家培养和要求评审员应具备的基本思想道德、行为规范,应遵守的纪律,应具备的能力,评审工作的一般安排及注意事项;也可以作为部门和科室管理者做好日常管理和评审准备的参考书籍;也可以作为致力于医院评审事业的人员,学习和了解评审工作的必读书籍。医院评审虽然在我国长期医院监管中积累了一定的经验,但在整个评审体系建设方面还属于一项创新工作,许多内容既有借鉴国际上成熟的经验,也有我国自己的评审员通过对国内大量医院评审现场的实践摸索形成的经验。有些工作模式和效果还需要更长期、更广泛地积累更多的经验和教训,才能从摸索到尝试、再到总结,逐步地将摸索和实践成功的规定和流程固化下来,成为常态工作原则。因此希望广大读者,尤其各级评审员都为本《工作手册》提出改进意见,以便不断充实和完善内容,使其真正成为评审员必读、可读、易学、解难、指导的爱不释手的书籍。

本书编委会

2013 年 2 月

目 录

第一章 医院现场评价概述 ·· 1
一、我国医院评审体系整体框架 ·· 1
二、现场评价工作构架概述 ·· 4
三、现场评价结果表述方式 ·· 6
四、评审组及评审条款分配原则 ·· 6
五、评价条款组合的意义 ·· 11

第二章 评审员体系建设 ·· 27
第一节 评审人员管理及职责 ·· 28
一、评审员遴选 ·· 28
二、评审员培训 ·· 28
三、评审工作人员职责 ·· 41
第二节 评审员行为管理 ·· 48
一、评审员行为规范 ·· 48
二、评审员"十不准"规定 ·· 49
三、评审员礼仪 ·· 49
四、评审员回避制度 ·· 50
五、评审员再评价制度 ·· 51

第三章 现场评价工作实施 ·· 53
第一节 评审工作会议 ·· 53
一、评审员共识会 ·· 53
二、评审开幕会 ·· 55
三、晨会简报 ·· 56
四、医院各管理委员会质量管理与持续改进工作会 ························ 57
五、现场评价反馈会 ·· 58
第二节 现场评价日程安排 ·· 60
一、现场评价日程 ·· 60
二、现场评价日程安排细目 ·· 61
三、会场要求 ·· 62

· I ·

四、熟悉会场 ·· 63
　　五、就餐要求 ·· 63
　　六、其他事项 ·· 63
第三节　个案追踪 ·· 63
　　一、概述 ·· 63
　　二、目的 ·· 64
　　三、医院参与者 ·· 64
　　四、评审员 ··· 64
　　五、实施步骤 ·· 64
　　六、选择追踪患者需注意问题 ·· 65
　　七、个案追踪范例——急性心肌梗死患者 ······································ 66
第四节　系统追踪 ·· 68
　　一、医院感染控制系统追踪 ·· 68
　　二、药事和药物使用系统追踪 ·· 73
　　三、设施设备管理系统追踪 ·· 82
　　四、医院质量与患者安全系统追踪 ·· 86
第五节　检查路径实施和设计原则 ·· 88
　　一、综合管理组 ·· 88
　　二、医疗药事组 ·· 101
　　三、护理院感组 ·· 121
　　四、共同条款 ··· 133
第六节　现场评价常用表格 ··· 135
　　一、工作量统计表 ·· 135
　　二、现场评价小结撰写 ·· 135
　　三、医院存在问题改进跟踪表 ·· 137

第四章　现场评价案例 ·· 139
第一节　概述 ··· 139
第二节　追踪检查案例书写格式及要求 ··· 140
第三节　追踪检查案例 ··· 141
　　案例1　护理人力配置 ·· 141
　　案例2　手术患者管理 ·· 141
　　案例3　手术室《手术安全核查》 ·· 143
　　案例4　非计划再次手术 ·· 143
　　案例5　医院会诊管理 ·· 144
　　案例6　住院患者自带药品管理 ··· 145

案例 7　急救药品管理 …………………………………………………………… 146
　　案例 8　药品说明书用药管理 …………………………………………………… 146
　　案例 9　高危药品储存管理 ……………………………………………………… 147
　　案例 10　"特殊管理药品"管理 ………………………………………………… 148
　　案例 11　特殊使用抗菌药物管理 ………………………………………………… 149
　　案例 12　抗菌药应用管理 ………………………………………………………… 150
　　案例 13　药品不良反应管理 ……………………………………………………… 151
　　案例 14　手卫生管理 ……………………………………………………………… 152
　　案例 15　医院感染管理知识培训管理 …………………………………………… 152
　　案例 16　多重耐药菌感染的防控 ………………………………………………… 153
　　案例 17　医院感染监测 …………………………………………………………… 154
　　案例 18　临床危急值 ……………………………………………………………… 154
　　案例 19　优质护理服务管理 ……………………………………………………… 155
　　案例 20　药品质量监控管理 ……………………………………………………… 156
　　案例 21　统计数据核查 …………………………………………………………… 156
　　案例 22　放射防护器材与个人防护用品检查 …………………………………… 157

第五章　现场评价辅助系统 ……………………………………………………………… 159
　第一节　医疗质量分析报告 …………………………………………………………… 159
　第二节　DRGs 评估报告（范例） ……………………………………………………… 234
　　一、评估对象和内容 ………………………………………………………………… 234
　　二、评估方法 ………………………………………………………………………… 234
　　三、DRGs 分析结果 ………………………………………………………………… 234
　第三节　医院医疗综合能力评估（范例） …………………………………………… 236
　　一、医院医疗综合能力评估模型简介 ……………………………………………… 236
　　二、综合评价结果（范例） ………………………………………………………… 242
　　三、改进建议 ………………………………………………………………………… 248
　第四节　医院现场评价管理系统 ……………………………………………………… 248
　　一、系统功能概述 …………………………………………………………………… 248
　　二、医院现场评价管理系统使用规范 ……………………………………………… 259
　第五节　评审常见问题 ………………………………………………………………… 259
　　一、评审申请及实施程序 …………………………………………………………… 259
　　二、新评审标准特点 ………………………………………………………………… 260
　　三、评审条款解读 …………………………………………………………………… 260
　　四、文件资料 ………………………………………………………………………… 263
　　五、常见概念 ………………………………………………………………………… 264

国家医院评审评价项目办公室简介 …………………………………………… 267
    一、设立目的 ……………………………………………………………… 267
    二、工作职责 ……………………………………………………………… 267
    三、组织架构 ……………………………………………………………… 268
    四、工作现况 ……………………………………………………………… 269
    五、发展愿景 ……………………………………………………………… 270

第一章 医院现场评价概述

一、我国医院评审体系整体框架

1989年8月全国医政工作会议审议通过了医院评审标准，同年11月29日卫生部发布了卫医字（89）第25号文件《关于实施医院分级管理的通知》、《综合医院分级管理标准〈试行草案〉》，我国医院第一周期评审工作正式启动。

1994年国务院颁布的《医疗机构管理条例》规定"国家实行医疗机构评审制度，由评审员组成的评审委员会按照医疗机构评审办法和评审标准，对医疗机构的执业活动、医疗服务质量等进行综合评价"。《医疗机构管理条例》、《医疗机构评审办法和评审标准实施细则》、《关于医疗机构评审办法》等一系列医院评审相关文件陆续发布。我国医院评审成为政府部门依法行政的必须行为，使医院评审在我国除港、澳、台（我国台湾地区已有地区性医院评鉴）以外的31个省、自治区、直辖市的各级各类医院全面铺开，包括军队系统的医院也全面开展了医院评审工作。自此，医院评审工作在我国纳入法制管理轨道。由于我国医疗机构以公立医院为主体，截至目前，公立医院所提供的服务占服务总量的90%以上，因此，政府作为医院评审主导，负责评审实施的总体部署是我国医院评审体系的突出特点。

医院评审从1998年至2009年十年的时间，经历了深入研讨、探索标准、逐步试点的十年探索，2009年卫生部医疗服务监管司结合医药卫生体制改革工作精神，根据《医疗机构管理条例》等有关法律、法规和规章，系统地总结了第一周期医院等级评审及医院管理年活动经验，经过三年努力和总结，于2011年9月27日发布了《医院评审暂行办法》（卫医管发〔2011〕75号），作为全国各地顺利开展新周期医院评审的指导性文件。

《医院评审暂行办法》对新周期医院评审工作的顺利开展给予了明确要求：

第二条　医院评审是指医院按照本办法要求，根据医疗机构基本标准和医院评审标准，开展自我评价……

第三条　各级各类医院均应当遵照本办法参加评审。

第十七条　医院在提交评审申请材料前，应当开展不少于6个月的自评工作。

第二十四条　医院周期性评审包括对医院的书面评价、医疗信息统计评价、现场评价和社会评价等方面的综合评审。

第二十七条　现场评价的主要内容包括：

（一）医院基本标准符合情况；
（二）医院评审标准符合情况；
（三）医院围绕以病人为中心开展各项工作的情况；
（四）与公立医院改革相关工作开展情况；
（五）省级卫生行政部门规定的其他内容。

由此，我国新周期医院评审体系框架（图1.1）已经确立。

医院书面评价（即自我评价）的内容和项目包括：评审申请材料；不定期重点评价结果及整改情况报告；接受省级以上卫生行政部门组织的专科评价、技术评估等的评价结果；接受地市级以上卫生行政部门设立的医疗质量评价控制组织的检查评价结果及整改情况；省级卫生行政部门规定的其他内容和项目。

医疗信息统计评价，一部分是医院运行基本数据，如工作量、医院人员和设备、医院财务运行等情况；另一部分是根据医院病案首页信息所做的病案首页分析：DRGs（疾病诊断相关分组）分析、医院医疗综合能力评估、医疗质量评价报告，组成医院评审报告的一部分。

现场评价，从目前的实践中逐步摸索出通过对医院申请材料、医疗质量评价报告、自评结果所构成现场评价最基本信息的分析，评审员可以初步了解医院情况，在进入医院现场评价前设计出评审的框架，找到现场评价有关质量安全基本问题的聚焦点，以避免追踪检查的盲目性，减少检查的随意性，确定高效、有序的追踪检查路线，包括需要覆盖的科室、部门，核实或查阅的文件，覆盖的条款及访谈的人群，以便提高工作质量、工作效率，为最终达成评审共识奠定基础。现场评价是评审员依据评审标准，利用追踪方法和传统检查法，对医院落实规章制度的情况进行评价，对每一条款给出评价，并对医院亮点和不足做出小结，形成现场评价报告，组成医院评审报告内容之一。

社会评价，紧紧依据"标准"设计量表，并将社会评价的问题还原于"标准"，也就是说社会评价与医院评审内容是统一的，不是"两张皮"、"两把号"，而是通过社会评价的维度看医院对标准的落实情况。

通过上述四个维度的综合评价，将实现对医院客观、公正、公平的评审目标。

新周期医院评审重新启动，在评审总体设计上有三个重大突破：

（1）评价条款设计上与国际通行的患者质量及安全管理接轨，同时突出我国作为公立医院为主体的医疗服务体系特点，即作为政府职能载体，实现政府民生事业重要目标。

（2）条款评价上，采用持续质量改进的全面质量管理原理对标准实施情况进行判断，强调过程质量管理，环节间有效衔接，各项制度、规划及流程落实到位。

（3）检查方式上，采用适合对过程质量管理且能够有效实施的追踪检查法，强调对医疗服务管理问题整体判断、综合判断。具体实施上采取"统一标准，部省联动，科学评价，分批审定"的原则，充分利用现代信息技术手段，获取各项

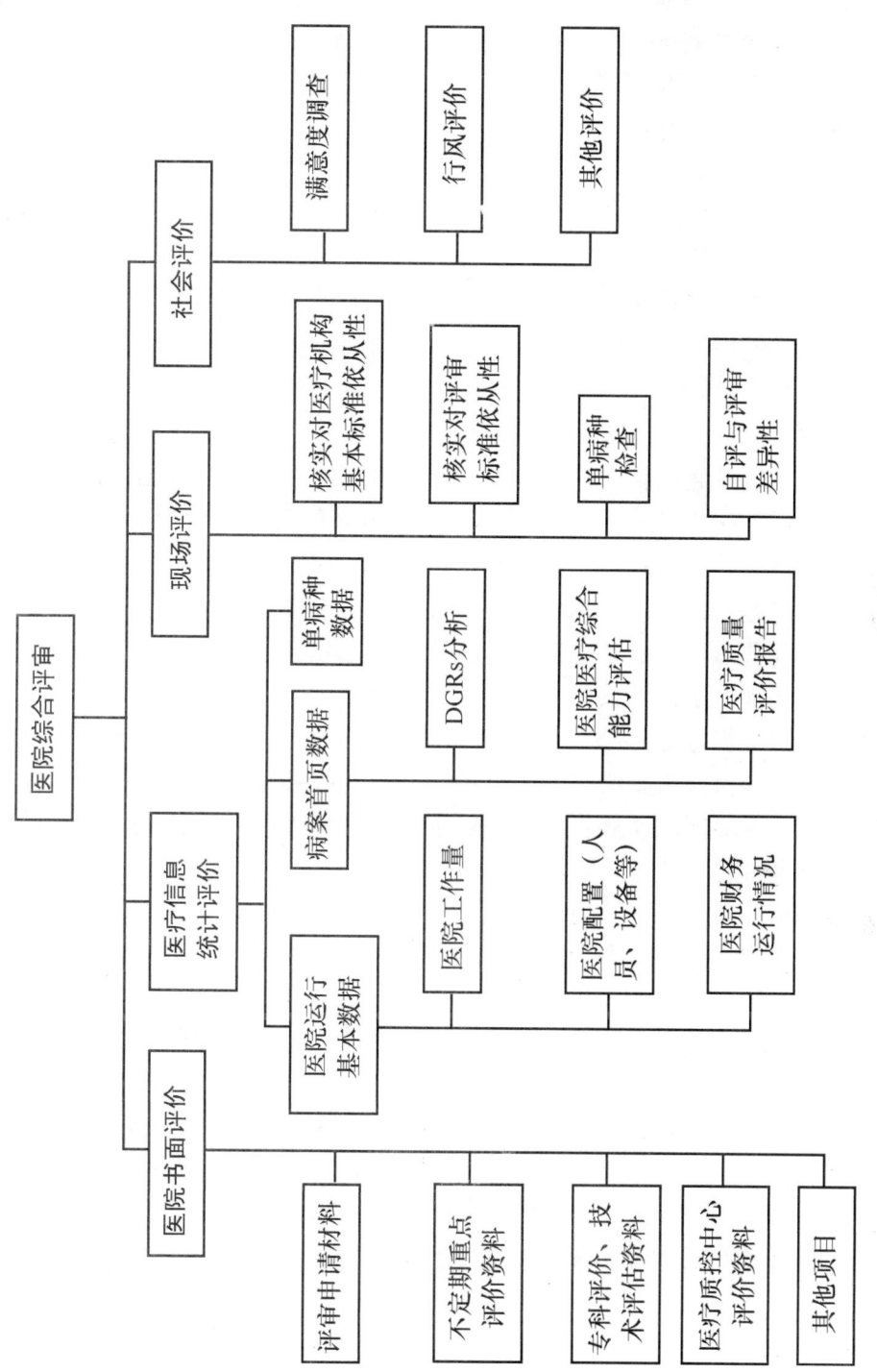

图1.1 我国医院评审体系整体框架图

任务落实情况、日常管理运行监管、疾病诊治能力和效果分析等客观量化分析信息，体现出日常监测与评价在医疗服务长效监管体系建设中所发挥的作用。

二、现场评价工作构架概述

现场评价是医院综合评价的四个维度之一，它在医院评审中所具有的地位和作用是其他检查形式不可替代的。评审员通过对医疗机构现场的布局、结构设计、设施设备等进行最直接、有效的巡视和访查，同时对各种（类）服务提供的具体工作内容执行和落实的流程、表现行为、具体措施的动态过程进行质量和安全核实，最终对医院整体过程质量和结果质量有一个综合、全面的判定。

随着信息技术的发展，以数据为基础的医院评审现场评价逐渐成为主流，对建立科学化医院评审体系起到巨大推进作用，通过对部分过程质量数据的现场采集或医院结果质量数据分析，形成了目标明确、路径清晰的现场评价流程和实施方案，大大提升了评审员寻找问题的准确性和对评审标准、评价原则的依从性，尤其对准确地判定存在的问题对医院影响程度、广度及医院对解决问题所具备的潜力发挥了重要作用，为医院评审工作的科学化、标准化、规范化、精细化和同质化奠定了基础，更为医院现场评价工作模式的可推广性探索出新路。

新周期医院评审标准始终坚持"以人为本，以病人为中心"，以体现医院整体管理为原则，以实现医院安全为目的，以持续改进医疗质量与安全为宗旨，兼顾实用性和可操作性，促进医院明确自身定位，加强内涵建设，并为各级卫生行政部门建立行业监管标准提供了依据。

医院管理永恒的主题是医疗质量与医疗安全；因此，医院现场评价整个工作内容和实施的具体路线均依据这个主题全面展开。

整个工作过程框架分为两部分，详见图1.2。

第一部分：主要是医院评审组织机构确定评审分组及评审条款分配整个管理流程，包括：区域卫生规划、评审员遴选和分组、评审有关资料。目前评审分为4个组，即综合管理组、医疗药事组、护理院感组和单病种组。综合管理组涉及行政管理部门、后勤保障部门、总务部门及部分临床/医技部门；医疗药事组涉及医疗相关管理部门、临床科室、医技科室及药事部门；护理院感组涉及护理相关管理部门、临床科室、医技科室及院感部门；单病种组涉及医疗、护理、医技、药事、院感及其他相关部门。

第二部分：主要是进行追踪检查的流程，即评审员如何基于医院具体问题，确定现场检查内容和具体操作方法，包括从医院评审申请书、医院质量报告、自评报告、病案首页数据等相关信息中寻找到现场检查的聚焦点；单病种检查依据单病种报告进行现场检查，确定实施个案追踪、系统追踪和质量追踪路径。个案追踪可根据各种类型的患者就诊流程，以检查多学科协作、患者权益、员工资质等相关

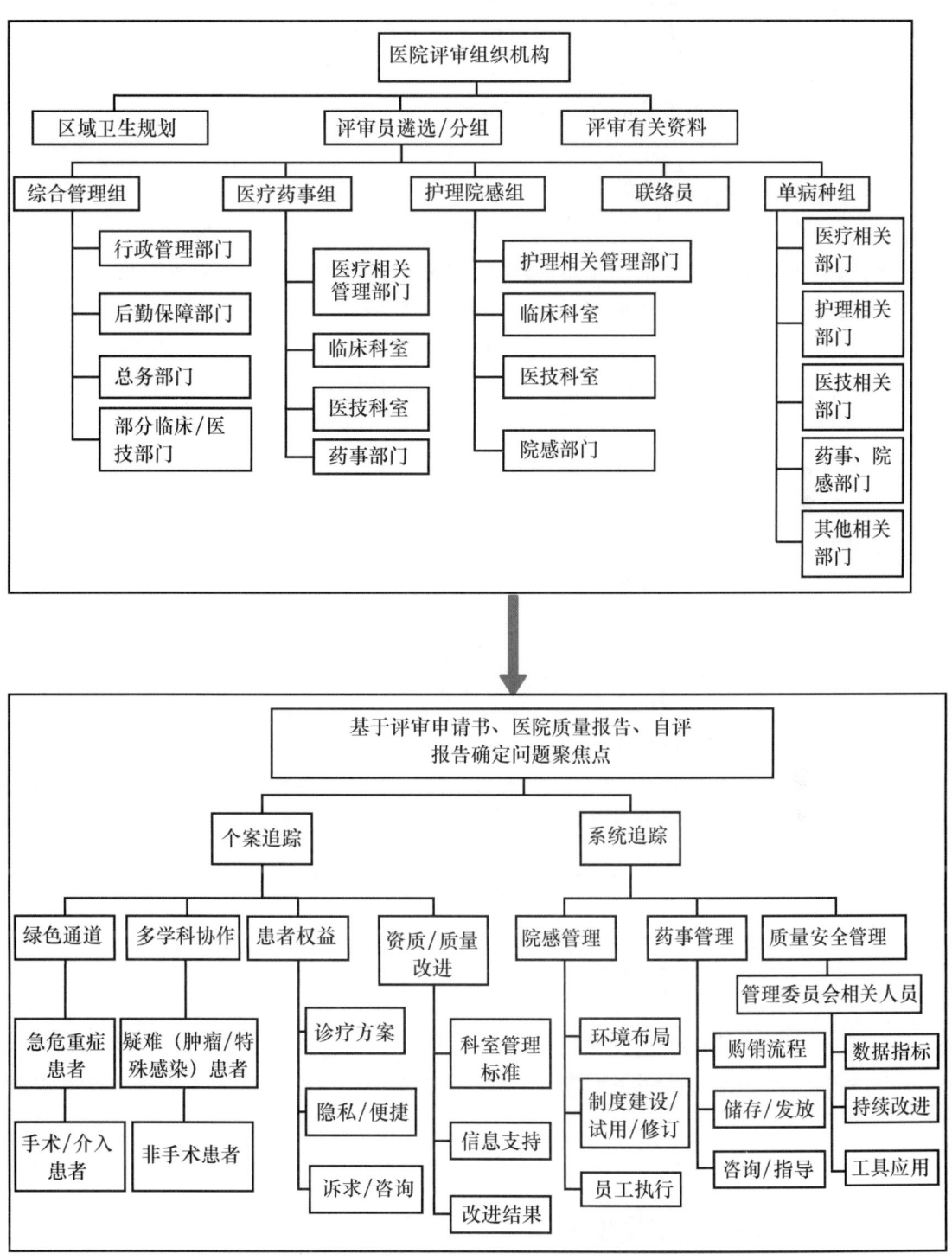

图1.2 医院现场评价工作构架与流程图

标准条款的符合程度；系统追踪主要是依据条款检查药事管理、院感管理和质量安全管理，重点追踪各委员会在确保医疗质量过程中所发挥的作用。

医院现场评价工作构架与流程图清晰展示了现场评价工作的每一步骤，使评审员一目了然，了解整体概况，能够针对大量的评审条款理清思路，最终指导评审员发现医院管理中存在的系统问题，完成对整个医院的全面评价。

三、现场评价结果表述方式

运用全面质量管理理论的基本原理，新周期评审结果判定更注重制度、规范及各种管理规定的执行，强调过程质量、执行过程的科学性，执行结果有利于提升医院长期可持续发展。因此，结果评价原则和表述方式以全面质量管理的 PDCA 过程管理方法进行，即遵循 PDCA 循环原理，P 即 plan，D 即 do，C 即 check，A 即 act，通过质量管理计划的制订及组织实现的过程，实现医疗质量和安全的持续改进。

现场评价结果（表 1.1、表 1.2）：A—优秀；B—良好；C—合格；D—不合格；E—不适用。E 是指卫生行政部门根据医院功能、任务未批准的项目，或同意不设置的项目。

判定原则是要达到"B—良好"档者，必须先符合"C—合格"档的要求，要达到"A—优秀"档者，必须先符合"B—良好"档的要求。

表 1.1 评审表述方式

A	B	C	D	E
优秀	良好	合格	不合格	不适用
持续改进且成效良好	有监管有结果	有机制且能有效执行	仅有书面制度或规章或流程，未执行	
PDCA	PDC	PD	仅 P 或全无	不参评

表 1.2 三级综合医院评审标准（第 1～6 章）评审结果

项目类别	第 1 章至第 6 章基本标准			其中，48 项核心条款		
	C 级	B 级	A 级	C 级	B 级	A 级
甲等	≥90%	≥60%	≥20%	100%	≥70%	≥20%
乙等	≥80%	≥50%	≥10%	100%	≥60%	≥10%

四、评审组及评审条款分配原则

借鉴国际医院现场评价的原则和实施方法，根据我国目前评审员队伍建设情况，既考虑评审员知识背景的局限性，又满足新评审标准全面、系统考核医院的要求，同时，也结合我国医院评审标准设计的特点和管理需求，评审组通常分为三组：综合管理组、医疗药事组、护理院感组。根据三组特点将评审条款分配给相应的评审员，单病种单独安排现场评价，不包含在以下所阐述的现场评价中。

1000张床位左右（执业地点为一个院址且无分院区）的医院，3天评审时间为基本单位，共3个组，每组2人为宜。对于1000张以上床位的医院，每增加500张床位可增加一天评审时间。为了保证评审结果同质化，减少沟通所消耗的时间，通常增加评审时间而不增加评审员。如医院有多个执业地点（同等级别）或分院区，则需视分院区与主院区的距离和实际开放的床位数适当增加评审员人数。

（一）评审组分组原则

1. 综合管理组　重点负责院级高层管理、行政部门、总务后勤保障部门、部分临床及医技科室的有关情况，承担这部分任务的评审员需要有医院中层以上管理背景（如正在担任或担任过副院长的管理者则是更适宜），且对条款中所涉及的部门法律法规要了解，重点法规要熟悉其内容。该组也涉及医疗、护理、药事、院感的医院管理层面的有关问题。

2. 医疗药事组　负责对职能部门和临床/医技科室考核，对手术科室主要关注手术授权管理制度，院科两级管理规定具体落实过程，质量管理体系对质量安全保障如何执行和问题解决的情况；对非手术科室考核重点关注对复杂、疑难疾病如何实施多科室联合诊治，药品应用及药师的作用。由此设计出个案追踪路径和药事系统追踪路径。该组也涉及护理、院感及医院综合管理的有关医疗、药事管理层面的问题。

3. 护理院感组　负责对职能部门和临床/医技科室考核，对手术和有创操作科室考核主要关注围术期管理，包括手术安全核查、切口标识、接送患者以及院感和手术并发症的预防等；对非手术科室的考核选择护理难度和护理量大的科室，重点考核在操作过程中患者查对、患者权益、药品使用和院感预防措施的落实。由此设计出个案和院感系统追踪路径进行考核。该组也涉及医疗、药事及医院综合管理的有关护理、院感管理层面的问题。

（二）评审条款分配原则（图1.3）

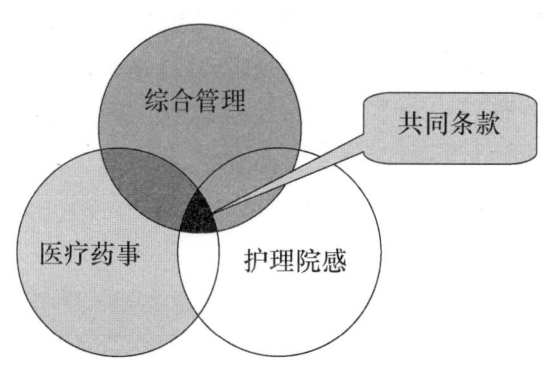

图1.3　评审条款分配原则

根据《三级综合医院评审标准实施细则（2011版）》（以下简称《实施细则（2011版）》），由于有些条款为5级条款，按照能够给予A/B/C/D/E评价的条款计算，共637项条款，条款分配应考虑以下几个原则：

(1) 每个评审员的检查均能够形成院科（或班组）二级管理追踪路线。

(2) 每个评审员都能够对院科两级管理形成评价结果。

(3) 每个评审员的工作总量基本均衡。

1. 专业条款　由于我国目前评审员整个体系建设还需要时间，评审员自身跨专业能力和水平参差不齐，不能达到类似其他行业或国家评审体系成熟的职业评审员要求；因此，在条款分配上也应考虑到现阶段评审特点，尽量根据评审员目前所从事的管理专业给予适当扩展，通过学习和实践，逐步提升评审员跨专业的评审能力和水平。有关评审条款具体分配方式详见本书第三章，此章节仅以核心条款为例给予简述，见表1.3。

表1.3　现场评价专业条款分配

条款编号	评审条款（★）	条款责任组
4.3.5.1	实行高风险技术操作的卫生技术人员授权制度	医疗药事
4.15.5.1	抗菌药物管理有适当的组织，并制定章程，明确职责，对抗菌药物的不合理使用有检查、干预和改进措施	
4.20.3.2	有重点环节、重点人群与高危险因素的监测。对下呼吸道、手术部位、导尿管相关尿路、血管导管相关血流、皮肤软组等主要部位感染有具体预防控制措施并实施	护理院感
5.3.2.1	优质护理服务落实到位	
6.8.2.1	水、电、气等后勤保障满足医院运行需要。严格控制与降低能源消耗，有具体可行的措施与控制指标	综合管理

2. 共同条款　新周期医院评审核心理念是"以人为本、以病人为中心"，每个评审员将根据这一指导原则，共同查看相关工作如何落实。这部分条款特点是专业性不强，要求医院每个管理者和员工均应通晓的内容，各评审组应通过现场检查进行关注或核实，如：各种应急预案、应急抢救设备、尊重患者权益与隐私保护、院感防控措施、手卫生、消毒隔离、环境、控烟、消防设施、防火通道、院务公开等内容，目前梳理出30条共同条款，见表1.4。

表 1.4 现场评价共同条款

项目编号	评审条款
1.4.3.1（★）	开展灾害脆弱性分析,明确医院需要应对的主要突发事件及应对策略。
1.4.3.2（★）	编制各类应急预案。
1.4.4.1	开展全员应急培训和演练,提高各级、各类人员的应急素质和医院的整体应急能力。
2.6.1.1（★）	患者或其近亲属、授权委托人对病情、诊断、医疗措施和医疗风险等具有知情选择的权利。医院有相关制度保证医务人员履行告知义务。
2.7.1.1（★）	贯彻落实《医院投诉管理办法（试行）》,实行"首诉负责制",设立或指定专门部门统一接受、处理患者和医务人员投诉,及时处理并答复投诉人。
2.8.5.1	执行《无烟医疗机构标准（试行）》及《关于 2011 年起全国医疗卫生系统全面禁烟的决定》。
3.1.2.1（★）	在诊疗活动中,严格执行"查对制度",至少同时使用姓名、年龄两项等项目核对患者身份,确保对正确的患者实施正确的操作。
3.4.2.1	医务人员在临床诊疗活动中应严格遵循手卫生相关要求（手清洁、手消毒、外科洗手操作规程等）。
3.5.1.2	有高浓度电解质、听似、看似等易混淆的药品贮存与识别要求。
3.7.1.1	对患者进行风险评估,主动向高危患者告知跌倒、坠床风险,采取有效措施防止意外事件的发生。
3.8.1.1	有压疮风险评估与报告制度,有压疮诊疗及护理规范。
3.9.1.1（★）	有主动报告医疗安全（不良）事件的制度与工作流程。
3.9.2.1	有激励措施鼓励医务人员参加《医疗安全（不良）事件报告系统》网上自愿报告活动。
3.10.2.1	主动邀请患者参与医疗安全活动。
4.2.4.2	落实患者安全目标。
4.2.5.1	医院与职能部门领导接受全面质量管理培训与教育,至少掌握 1～2 项质量管理改进方法及质量管理常用技术工具,改进质量管理工作。
4.2.6.1	有全员质量与安全教育和培训。
4.6.8.1	由科主任、护士长与具备资质的人员组成质量与安全管理小组,并有开展工作的记录。
4.15.2.4	执行"特殊管理药品"管理的有关规定。
4.15.2.5	对全院的急救等备用药品进行有效管理,确保质量与安全。
4.20.4.1	执行手卫生规范,实施依从性监管。
4.20.5.2（★）	有多部门共同参与的多重耐药菌管理合作机制。

续表

项目编号	评审条款
4.20.6.3	围术期抗菌药物的预防性使用规范。
5.2.3.2	对护理人力资源实行弹性调配。
5.5.1.3.1	手术室执行《手术安全核查》制度,有患者交接、安全核查、安全用药、手术物品清点、标本管理等安全制度,遵医嘱正确用药,有突发事件的应急预案。
6.6.4.2	健全、完善的医院内部医药价格管理机制和医药价格管理制度。
6.6.5.1	按照相关规定建立详细的药品及高值耗材采购制度和流程,有严格管理和审批程序。
6.8.7.1(★)	消防安全管理。
6.8.7.3	加强危险品管理。
6.9.6.2(★)	用于急救、生命支持系统仪器装备要始终保持在待用状态。

注:★号者为核心条款。

共同条款设置是为了训练评审员从多维度、多层面看医院主动风险防范意识,管理方式,管理科学性、有效性及落实效果,而非仅有制度。其中共同条款需要三组评审员共同完成,如消防、各种应急预案、尊重患者隐私、院感、消毒隔离、环境、控烟、院务公开、人员配置等内容,需要所有评审员通过寻访部门进行最大限度地采集相关信息,以求对医院整体情况有一个公正、公平的判定。

3. 其他条款 由于公立医院在我国医院体系中占有绝对优势,政府在履行日常监管的同时,也要通过医疗机构延伸其政府职能,因此,这部分条款常常会有阶段性、暂时性、独立性等特点。与其他条款缺乏应有的逻辑内在联系,但却是政府在某一阶段需要关注和考核的内容,因此,这部分条款将作为临时或机动条款给予分配,常常由综合管理组完成。见表1.5。

表1.5 现场评价其他条款

条款编号	条款内容
1.2.1.1	坚持公立医院公益性,把维护人民群众健康权益放在第一位。
1.3.1.1(★)	将对口支援县医院和乡镇卫生院(以下简称受援医院)及支援社区卫生服务工作纳入院长目标责任制。
1.3.2.1	承担政府分配的为社区、农村培养人才的指令性任务,制定相关的制度、培训方案,并有具体措施予以保障。
1.5.5.1	指导和培训下级医院卫生技术人员提高诊疗水平,推广适宜卫生技术。
2.8.6.1	落实创建"平安医院"九点要求,有措施,构建和谐医患关系、优化医疗执业环境有成效。

基于条款设计特点和现场评价过程的可操作性,形成评审条款组合分配的框架结构,见图1.4。

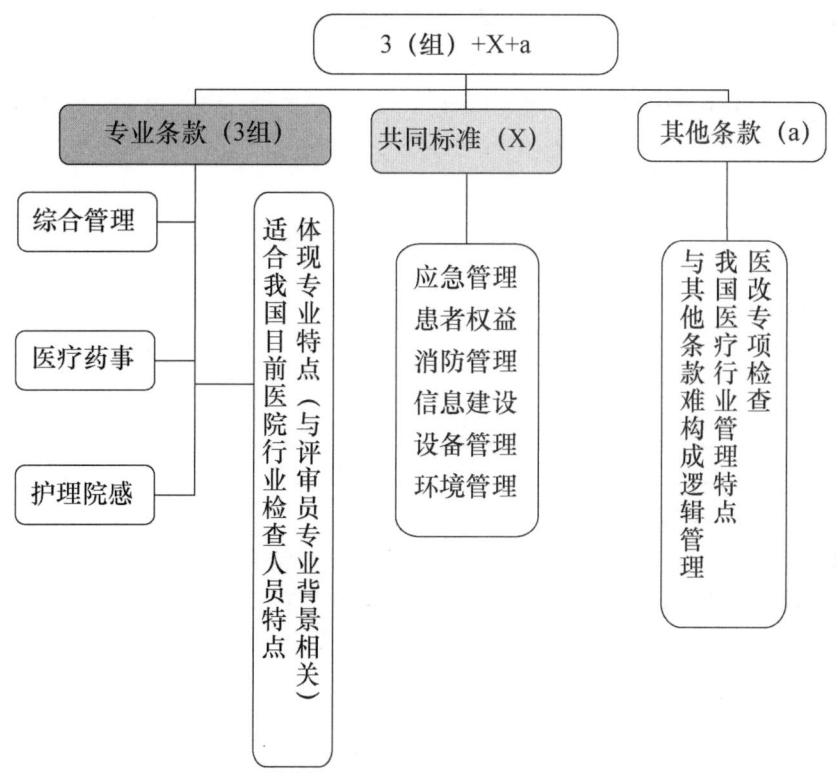

图1.4　评审组及评审条款分配示意图

五、评价条款组合的意义

（一）体现多层面、多维度评价医院的原则

1. 依据医院管理中专业技术特点和条款的内在逻辑关系。
2. 从多个地点（或群体）、多个组别采集出的相关信息,以体现医院在该类别管理中的同质性和连贯性。

例1　条款［4.20.5.2］有多部门共同参与的多重耐药菌管理合作机制。
　　　条款［4.20.6.3］围术期抗菌药物的预防性使用规范。

查看的方式和重点有以下几个方面：
- 管理体系是否健全：医院多学科、多部门协调管理组织构架有或无,制度流程是否建立并且能够运行,监管职能是否落实,工作效果如何评价等。
- 由于多重耐药菌防控涉及医院多个部门、多个专业,需要多个学科协作才能完成,一切与患者诊疗活动密切相关的环节都会影响其防控措施的落实,因此采集信息点要包括：环境、设备和耗材、技术操作（有创和无创）等；专业上既要包括手术和非手术临床科室,又要包括医用废弃物的处理科室和环节;人员几乎要涵盖全院所有员工;因此,这类条款需要各评审组的每一位评审员从所分配的相关条款中,发现和提取出对该条款出现问题的回应和解释。
- 需要核实和追溯的信息可来自:病历、检验(查)报告、院感日常监测等资料或信息,从这些信息中看医、护、药师、院感、检验等科室和相关部门合作情况,以此判断该院多部门、多学科协作机制是否有效运行。

例2 考核一所医院护士配置和人力资源的弹性管理问题。

必须通过多个评审员从不同角度、不同维度予以核查,详见表1.6所示。

表1.6 护士配置相关条款

条款编号	评审条款	评审责任组
1.1.1.1	医院的功能、任务和定位明确,保持适度规模,符合卫生行政部门规定三级医院设置标准。	综合管理组
2.3.1.2	急诊科应当配备足够数量,受过专门训练,掌握急诊医学的基本理论、基础知识和基本操作技能,具备独立工作能力的医护人员。	医疗药事组
4.5.8.2	医护人员配备符合要求,人员梯队结构合理。(新生儿)	护理院感组
4.7.1.4	手术麻醉人员配置合理。(手术室)	医疗药事组
4.9.1.1.2	重症医学床位设置与人力资源配置符合《重症医学科建设与管理指南(试行)》的基本要求。	医疗药事组
4.22.1.2	医、护、技岗位设置满足医院功能与任务要求。(血液净化)	护理院感组
5.2.3.1	根据收住患者特点、护理等级比例、床位使用率,合理配置人力资源。	护理院感组
5.2.3.2	对护理人力资源实行弹性调配。	三个组共同
5.5.1.2.1	建立手术室各项规章制度、岗位职责及操作常规,有考核及记录。工作人员配备合理。	护理院感组
6.4.1.3	卫生专业技术人员配置及其结构适应医院规模任务的需要。	综合管理

由此可见,关于护士配置标准的评价,不仅仅护理组有相应的条款可以进行评价,综合管理组可从医院总体的人力资源配置的角度对护士配置情况进行评估,医疗药事组从确保医疗护理质量的角度对同一个问题也需要进行证实。

(二)体现现场检查的优势

如何做到既体现现场检查的优势,又能够提高工作效率,避免在一个事件耗费更多精力及由此所产生的判断偏差,这是每个评审员必须面对和解决的问题。经过实践,评审员们总结出像"眼看、口问、手摸、耳听、脑动"以及"观、查、阅、听、访"等一些简单的口诀,以便检查中不遗漏项目。但如何保证评审员们检查项目和信息采集的同质化，目前采取部分内容固定的原则，但也鼓励评审员根据所发现的问题，通过扩大采样地点和对象对出现的问题定位和定性，保证采样覆盖面和获取信息的真实性。

1. 信息采集前，将相关联的条款采取捆绑方式，通过信息间的关联性把采集点相对集中，然后再通过半结构化方式，即固定某些信息采集的内容和范围，这样既保证信息采集的广度，也保证了应有的深度，减少采样时间，提高效率。

（1）相关条款捆绑在一起，即每个评审员根据自己所承担的责任条款，按照结构（条款所涉及到的地点及文件所在的部门）、过程（访谈对象、查看有型物件管理状态、技术操作演示）、结果（各种需要查看的数据、问题分析、过程总结、工作记录）等进行归类，然后，再根据功能、任务、部门将责任条款进行整合，以便记忆和不遗漏。下面以医疗药事组的检查内容为例进行分析。

例如：评价"医技科室对临床诊治疑难性疾病的支持作用"，思考过程分成以下几个步骤：

A. 将所有涉及疑难危重诊治管理的医技科室的有关条款进行整合（表1.7）。

表1.7 疑难危重诊治管理相关条款

条款分类	评审条款	信息采集地点
与结构管理相关		
1.1.2.1	主要承担急危重症和疑难疾病的诊疗。医学影像与介入诊疗部门可提供24小时急诊诊疗服务。	医学影像科、检验科、药剂科、输血科
2.3.1.1.C.3	急诊科、急诊检验、影像评审、药剂科等实行"24小时×7天"服务。	医学影像科、检验科、药剂科
2.3.1.1.B.1	急诊科有单独的区域，医疗区和支持区（医技与药房）紧邻。	药剂科、急诊科
4.5.2.4.C.2	按处方（医嘱）由药学部门集中配制肠道外营养注射剂，符合注射剂配制GMP规范要求。	药剂科
4.8.1.4.C.4.2	药学、医学影像（普通放射、CT、MRI、超声等）、临床检验、输血等部门能提供"24小时×7天"连贯不间断的急诊服务。	医学影像科、检验科、药剂科、输血科
4.8.4.2.C.2	急诊服务体系中相关部门（包括急诊科、各专业科室、各医技评审科室、药剂科以及挂号与收费等）责任明确，各司其职，确保患者能够获得连贯、及时、有效的救治。	
4.16.1.3.C.1	检验项目符合卫生行政部门准入范围。	检验科
4.17.1.1.C.2	服务项目满足临床工作需求，至少开展石蜡切片、特殊染色、免疫组织化学染色、术中快速冰冻切片、细胞学诊断。	病理科
4.18.1.1.C.1	医学影像科通过医疗机构执业诊疗科目许可登记，符合《放射诊疗管理规定》，取得《放射诊疗许可证》。	医学影像科

续表

条款分类	评审条款	信息采集地点
4.18.1.1.C.2	提供医学影像服务项目与医院功能、任务一致,能满足临床需要。	—
4.18.1.1.C.3	X线摄像、超声评审提供"24小时×7天"的急诊（包括床边急诊）评审服务。	—
4.18.1.2.C.1	医师、技术人员和护士配备符合相关规范,满足工作需要。	—
4.18.1.2.C.2	各级、各类人员具有相应资质和执业资格。	—
4.18.1.3.C.1	科室有紧急意外抢救预案,有必要的紧急意外抢救用的药品器材。	—
与过程管理相关		
3.5.2.1.B.2	临床药师为医护人员、患者提供合理用药的知识,做好药物信息及药物不良反应的咨询服务。	药剂科
4.2.1.2.C.1	有医疗质量关键环节（如危急重患者管理、围术期管理、输血与药物管理、有创诊疗操作等）管理标准与措施。	输血科、药剂科
4.5.2.6.C.3	对肿瘤化学治疗药物的超常规、超剂量、新途径的用药方案,应由临床医师和临床药师通过病例讨论确定。	药剂科
4.15.1.2.C.3	有药品遴选制度,遵循"一品两规"要求,制定本医院"药品处方集"和"基本用药供应目录"。	—
4.15.1.2.C.4	有抗菌药物、抗肿瘤药物、血液制剂、生物制剂及高危药品临床使用管理办法。	—
4.15.5.4.C.2	有特殊感染患者治疗需使用本院采购目录以外抗菌药物,可以启动临时采购程序的制度与程序。	—
4.15.7.3.C.3	参加病例讨论,提出用药意见和个体化药物治疗建议。	—
4.15.7.3.C.4	参加院内疑难重症会诊和危重患者的救治。	—
4.16.1.1.C.3	检验项目具有前沿性,能够保证疑难疾病的诊断。	检验科
4.16.1.1.2.C.1	能提供24小时急诊检验服务。	—
4.16.1.1.2.C.2	急诊项目设置充分征求临床科室意见,使检验项目既能满足危急情况下诊治的需求,又不过度浪费急诊资源。	—
4.16.1.1.2.C.3	明确急诊检验报告时间,临检项目≤30分钟出报告,生化、免疫项目≤2小时出报告。	—
4.16.1.2.C.1	有危急值报告制度与报告流程。	—
4.16.1.2.C.2	根据临床需要,共同制订危急值报告项目和范围。	—
4.16.4.2.C.2	指定经验丰富、技术水平和业务能力较高的人员负责检验报告的审核。	—
4.17.4.1.C.7	疑难病例应由上级医师复核,并签署全名。	病理科

续表

条款分类	评审条款	信息采集地点
4.17.4.2.C.2	有病理诊断与临床诊断不符合时,涉及病变部位或病变性质,需重新审查。	
4.17.4.2.C.3	病理诊断报告应在5个工作日内发出,疑难病例和特殊标本除外。	
4.17.6.6.C.1	有保证术中快速病理诊断合理使用指征的规定与程序。	
4.17.6.6.C.2	有单件标本的冰冻切片制片应在15分钟内完成的规定与程序。	
4.17.6.6.C.3	有病理诊断报告在30分钟内完成的规定与程序。	
4.18.2.3.C.1	采取多种形式,开展图像质量评价活动。	医学影像科
4.18.3.2	(医学影像)有重点病例随访与反馈制度,有疑难病例分析与读片会。	
4.18.3.1.C.1	科室有诊断报告书写规范、审核制度与流程。	
4.18.3.1.C.2	影像报告由具备资质的医学影像诊断专业医师出具。	
4.18.3.1.C.3	有提供影像报告时限要求。	
4.18.3.1.C.4	每份报告书有精确的报告时间,普通报告精确到"时",急诊报告精确到"分"。	
4.18.3.1.C.5	诊断报告按照流程经过审核,有审核医师签名。	
4.18.3.2.C.1	有重点病例随访与反馈相关制度。	
4.18.3.2.C.2	有专人负责并定期召开疑难病例分析与读片会。	
4.18.3.2.C.3	疑难病例分析与读片会由科主任或副主任医师以上人员主持。	
与结果管理相关		
4.15.6.1.C.4	将患者发生的药品不良反应如实记入病历中。	药剂科
4.15.8.1.B.2	定期向临床科室通报医院临床用药安全监测结果,提出整改建议。	
4.15.8.2.A.1	主动征求临床科室对药学工作的意见和建议,开展外部评价。	
4.16.4.3.C.2	定期评估检验结果的报告时间。	检验科
4.17.5.1.C.1	有病理医师与临床医师随时沟通的相关制度与流程,并落实。	病理科
4.17.6.5.C.3	常规切片的优良率应≥90%。	
4.17.6.6.C.4	术中快速病理诊断准确率应≥90%。	
4.17.4.1.C.10	常规诊断报告准确率≥95%。	
4.18.5.1.B.2	有大型影像设备评审阳性率统计与分析,大型X线设备评审阳性率≥50%,CT、MRI评审阳性率≥60%。	医学影像科
4.18.5.1.B.3	有医学影像诊断与手术后符合率统计与分析,符合率≥90%。	

B. 以医学影像科为例,将能够体现该科室对临床疑难危重患者诊疗支持的条款进行再次整合(表1.8)。

表1.8 医学影像科对疑难危重诊疗支持作用相关条款

条款分类	评审条款
与结构管理相关	
1.1.2.1	主要承担急危重症和疑难疾病的诊疗。医学影像与介入诊疗部门可提供24小时急诊诊疗服务。
2.3.1.1 C.3	急诊科、急诊检验、影像科、药剂科等实行"24小时×7天"服务。
4.8.1.4 C.4.2	药学、医学影像(普通放射、CT、MRI、超声等)、临床检验、输血等部门能提供"24小时×7天"连贯不间断的急诊服务。
4.8.4.2.C.2	急诊服务体系中相关部门(包括急诊科、各专业科室、各医技评审科室、药剂科以及挂号与收费等)责任明确,各司其职,确保患者能够获得连贯、及时、有效的救治。
4.18.1.1.C.1	医学影像科通过医疗机构执业诊疗科目许可登记,符合《放射诊疗管理规定》,取得《放射诊疗许可证》。
4.18.1.1.C.2	提供医学影像服务项目与医院功能、任务一致,能满足临床需要。
4.18.1.1.C.3	X线摄像、超声提供"24小时×7天"的急诊(包括床边急诊)评审服务。
4.18.1.2.C.1	医师、技术人员和护士配备符合相关规范,满足工作需要。
4.18.1.2.C.2	各级各类人员具有相应资质和执业资格。
4.18.1.3.C.1	科室有紧急意外抢救预案,有必要的紧急意外抢救用的药品器材。
与过程管理相关	
4.18.2.3.C.1	采取多种形式,开展图像质量评价活动。
4.18.3.2	(医学影像)有重点病例随访与反馈制度,有疑难病例分析与读片会。
4.18.3.1.C.1	科室有诊断报告书写规范、审核制度与流程。
4.18.3.1.C.2	影像报告由具备资质的医学影像诊断专业医师出具。
4.18.3.1.C.3	有提供影像报告时限要求。
4.18.3.1.C.4	每份报告书有精确的报告时间,普通报告精确到"时",急诊报告精确到"分"。
4.18.3.1.C.5	诊断报告按照流程经过审核,有审核医师签名。
4.18.3.2.C.1	有重点病例随访与反馈相关制度。
4.18.3.2.C.2	有专人负责并定期召开疑难病例分析与读片会。
4.18.3.2.C.3	疑难病例分析与读片会由科主任或副主任医师以上人员主持。
与结果管理相关	
4.18.5.1.B.2	有大型影像设备评审阳性率统计与分析,大型X线设备评审阳性率≥50%,CT、MRI评审阳性率≥60%。
4.18.5.1.B.3	有医学影像诊断与手术后符合率统计与分析,符合率≥90%。

通常，检查与结构和结果管理相关的条款要通过现场查看、查阅相关资料和数据完成；而有关过程管理，则需要通过访谈，查阅病历、各种工作记录来了解工作的具体落实情况；结果管理的检查主要通过统计信息、抽检各类分析资料等。

这种归类方法，可以使评审员对信息采集的具体地点和具体内容做到心中有数。归类后的评审条款再进一步的组合，就能够梳理出在走访科室的过程中，应该获取哪些信息。如果将这几个医技科室的条款梳理完成后，可以发现一些共性的内容，对于这些内容的核查可以固定部分信息的采集指向帮助记忆和总结。

（2）半结构化的信息采集原则。尽管上述归类使评审员对条款的理解有了更进一步的明确，但当到达一个具体科室或部门时，短时间内将相关条款全部再现有些困难，如果抓住一些规律性的共性特点进行核查，基本上能够满足完成核查条款的任务要求。比如：当在医院的任何地点查看环境时可对 8 个方面（表 1.9）进行核查，遗漏问题的概率就非常低。经过评审实践，将一些规律性的检查内容固定下来，并推荐给评审员，使每个评审员快速地掌握现场采样广度，有效地利用时间，提高信息采集的同质化程度。

2. 信息采集可通过感官所接收到的各种信息而进行，通常可分为以下几种方式：

观——通过视觉对固化、物化、静态、操作等状态进行判断和标准核查。

问——通过对话或询问的方式与员工或患者进行交流，对员工、患者等诊治过程中形成的结果进行溯源，如技能培训是否到位、知识结构是否合理、诊治流程是否合理合规、沟通方式和最终结果如何等。

听——通过倾听院领导、管理者、员工对其工作内容、职责任务以及实施过程中所遇到的问题和解决的情况；患方对住院期间所感受到的各种服务的评价，评审员判断整个医院运行中各种管理措施落实程度。

阅——在走访期间，通过检阅各个部门所提供的文档、病历及工作记录，佐证在观、问、听的过程中所发现的问题，以便使问题的判断更准确、更公正，更能体现医院评审标准所确立的整体、系统、全面的评判原则。

3. 现场寻找问题的类别

依据评审标准要求的内容准确地寻找到问题，并能够确定出问题影响的广度和深度，是现场评价的核心目标。借鉴其他行业评价中的方法，为方便评审员记忆，结合《评审员现场信息采集提示表》，又可以进行进一步归纳，用一种口诀方式进行提醒，比如："人、机、料、法、环、测"在很多企业认证或行业评价中使用，目的是为了更好地寻找问题。现根据医院现场检查中所遇到的一些问题或场景，将这六个方面信息采集类别进行了修订、补充和完善，使其更容易发现管理环节问题，顺利完成评审任务，详见表 1.10。

表1.9　评审员现场信息采集提示

1. 环境
①各类标识
②医疗废物处理是否符合要求
③消防设施检修情况
④潜在问题或危险
⑤风险防护措施
⑥隐私保护措施
⑦展板
⑧公共信息显示能力

2. 设备
①设备位置满足需求（生命支持设备的待用状态）
②日常维护记录
③校准
④应急
⑤信息管理程度

3. 药品或危险品
①标识和有效期
②管理是否符合要求（危险品分类清单）
③出现问题能否追溯
④应急需要能否满足
⑤抢救车或病区药品储备或更新是否规范
⑥合理使用监控情况
⑦药品管理或服务信息化程度

4. 输血
①标识是否规范
②管理是否符合要求
③出现问题能否追溯
④应急需要能否满足
⑤血液储备
⑥合理用血或自体血回输管理
⑦信息化管理程度

5. 器械或耗材
①标识是否规范
②管理是否符合要求
③出现问题能否追溯
④应急需要能否满足
⑤储备管理
⑥合理使用监管情况
⑦信息化管理程度

6. 查阅资料
①工作记录
②院科两级PDCA工具使用
③授权准入管理
④质量监测指标和数据应用
⑤支持质量改进成效数据和相关文字资料

7. 访查员工
①资质与工作一致性
②心肺复苏技能等培训
③患者安全目标知晓
④科室授权管理情况
⑤资源或人员调配能力
⑥应急内容和角色
⑦同工同酬情况
⑧信息化对技术和管理支持

8. 访谈患者
①知情同意理解
②接受健康教育
③诊治风险防护
④出院指导

表 1.10 "人、机、料、法、环、测"在医院评审中释义

维度	含义
人	医疗服务活动中涉及的人包括：操作者、服务者和患方 **针对服务提供者主要关注：** ①资质、授权、资源或人员调配；②常见技术、应急抢救技能，有关知识和政策的培训；③患者安全目标知晓；④绩效、同工同酬和科室管理情况；⑤员工在整个医疗技术活动和管理中对信息化的使用能力和水平。 **针对患方主要关注：** ①诊疗方案理解和选择；②健康教育；③诊治风险防护；④随访和预约诊疗服务的实施。
机	医疗服务活动中涉及到的设施、设备、消防等，主要关注： ①仪器设备摆放、计量校准；②日常维护/保养记录完整性；③信息管理程度；④应急需要调配；⑤消防设备和设施日常巡检和培训效果；⑥废旧设备及时回收等。
料	医疗服务活动中需要的各种耗材、药品、血及血制品和危险品的管理，主要关注： ①标识；②购销、储备、储存、备用是否符合相关要求；③出现问题能否追溯；④应急需要能否满足；⑤对使用的合理性、有效性和意外情况是否有监管，监管过程中信息化支持程度。
法	国家和卫生行政部门相关法律法规落实情况，主要关注： ①配套制度建立、更新和修订的及时性；②对诊疗操作常规和指南的依从性及执行程度。
环	医院的整个环境对医疗服务有直接或间接的影响，主要关注： ①各种标识、健康或广告展板；②患者隐私保护；③各类危险提示；④防护措施；⑤医疗废物；⑥各类服务信息显示、急诊通道、走廊、消防通道；⑦环境清洁等。
测	①显示医院常态管理的工作记录；②对问题解决过程中使用 PDCA 工具；③选择监测指标；④统计数据应用；⑤取得成效数据结果和文字资料。

（三）现场评价时间分配原则

1. 评审员在评价期间应将 70% 的时间用在现场走访与员工或患者交流，访查科室占到执业科室的 80% 以上，其内容包括访谈、观察操作、运行病历查阅和科室质量改进活动过程的交流等。通过这些环节和内容的实施，了解医院在制度落实、流程实施、技术规范以及管理工具使用方面对标准的依从程度，寻找出确定评审结论的支撑点和事实。

2. 评审员应将 30% 的时间用在文件查阅，弥补现场检查所不能覆盖或需要进一步追溯的内容，包括终末病历查阅及现场检查项目佐证核实。通过资料和病历查阅，深入了解制度制订过程的细节，机构执业许可和各类技术资质准入管理、人员资质授权与再授权标准，各类管理组织工作记录和决策形成过程资料等。

（四）评审结论体现管理整体性、系统性、连贯性

1. 依据条款间内在逻辑关系看其关联性 分配条款时应做到使评审员通过完成

承担的责任条款后,能够把问题对应在各条款上,对医院管理形成一个整体检查框架,而非局部,要防止和避免逐条目对应(点对点)"是或否"的简单核查,同时也要防止把条款简单地进行拆解或割裂检查,无法看到问题的全貌和其对整个医院影响的深度和广度。

例如:当查看一所三级医院是否具备接诊和救治急危重症患者能力时,评审员应从规模、配置、功能和任务实施的可能性(优质资源的有效利用),实施的效果等几个层面去考核。

(1) 医院的硬件设置是否达到三级医院的基本标准(床位、人员、比例),依据《医疗机构基本标准》(见评审条款1.1.1.1)。

(2) 各科室科目设置是否能够达到接诊和救治急危重症患者的要求(见评审条款1.1.3.1和1.1.2.1)。

(3) 满足相应的规模要求后,还要看其人员、技术能力是否达到服务需求(见评审条款4.8.1.2和4.8.1.3)。

(4) 在硬件和人员的基本要求达到后,要看对优质资源的利用,包括:患者诊治流程是否合理、危重患者抢救资源是否得到有效利用,说明资源利用程度的标准详见表1.11中的条款4.8.3.2、4.9.1.1、4.9.2.1。

表1.11 评审条款间的逻辑关系和管理整体性、系统性

条款编号	评审条款
1.1.1.1	医院的功能、任务和定位明确,保持适度规模,符合卫生行政部门规定的三级医院设置标准。
1.1.3.1	临床科室一、二级诊疗科目设置、人员梯队与诊疗技术能力符合省级卫生行政部门规定的标准。
1.1.2.1	主要承担急危重症和疑难疾病的诊疗。医学影像与介入诊疗部门可提供24小时急诊诊疗服务。
4.8.1.2	急诊科应当配备足够数量、受过专门训练、掌握急诊医学的基本理论、基础知识和基本操作技能,具备独立工作能力的医护人员。
4.8.1.3	急诊医务人员经过专业培训,能够胜任急诊工作,考核达到"急诊医师、护理人员技术和技能要求"。
4.8.3.2	有急诊留观患者管理制度与流程,控制留观时间原则上不超过72小时。
4.9.1.1(★)	重症医学科布局、设备设施、人力资源配置符合《重症医学科建设与管理指南(试行)》的基本要求。
4.9.2.1(★)	有重症医学科工作制度、岗位职责和技术规范、操作规程。重症监护患者入住、出科符合指征,实行"危重程度评分"。

上述案例告诉我们:现场检查时并不是拿着这些条目进行逐条目的核对,而是根据一个患者的救治流程来体现医院管理的整体性和部门间的相关联性。

2. 依据持续质量改进理念看管理递进效果 《三级综合医院评审标准实施细则

(2011 版)》的第 1～6 章共 342 条，评审条款为 637 款（五级目录）。熟练掌握评审条款，是完成现场评价工作的基本条件之一，评审员要对所有条款给出评审意见。

评审条款内部的 C/B/A 显示管理效果递增（表 1.12），多数情况代表程度差异，而非质的差异。C 表示基本管理是否到位；B 表示该项管理措施实施过程有监管，有对出现的问题实施监管，有定期对问题的总结和职能部门的回应；A 则表示某项管理措施的效果达到高水平要求，并能形成工作习惯加以保持。

表 1.12 评审条款 C/B/A 递进效果

评审条款	评审要点
4.3.5.1 实行高风险技术操作的卫生技术人员授权制度。（★）	【C】（显示基本管理） 1. 有实施手术、麻醉、介入、腔镜诊疗等高风险技术操作的卫生技术人员实行授权的管理制度与审批程序。 2. 有需要授权许可的高风险诊疗技术项目的目录。 【B】符合"C"，并（显示监管情况） 1. 主管部门履行监管职责，根据监管情况，定期更新授权项目。 2. 相关人员能知晓本部门、本岗位的管理要求。 【A】符合"B"，并（显示在信息系统支持下，监管达到预期效果） 有医疗技术项目操作人员的技能及资质数据库，定期更新。

根据《医院评审暂行办法》要求，申请现场评审前，医院应完成自我评价工作。医院的自我评价要对评审要点中所有提出的内容逐条逐项进行核查，核查的过程是逐级进行的。通常，在对质量持续改进的条款的设计中，更强调这种逐级评价。即：对 C 项目不能有遗漏，只有 C 项目完全满足或符合要求后，再进行 B 项目核查，继而对 A 项目核查。换句话说，只有把基础工作做好、做到位，才能说监管发挥作用，才能对此项工作进行系统和全面的评价，才能给出监管是否达到预期效果的结论（即得到 A）。

例如：查看某医院住院医师规范化培训工作开展情况，该医院能够做到条款 1.2.2.1 中 C.1～C.4 所要求的内容，但是 B.1 条未做到（在过去的 3 年中仅征求过一次对住院医师和输送单位的意见，而医院的规定中显示"每年要进行一次反馈"）。

评审员的核查工作应是在基于医院自评工作完成的基础上进行的。因此，如果用好医院的自评资料，也会对提高评审工作效率以及同质化评审发挥积极的作用。现对基于医院自评基础的现场评价实施给予以下推荐性建议：

（1）条款判定以否定为基础核查。通过扩大样本采集面，多层次、多维度进行核查，证明某个问题确实存在，从而判定医院在该条款的落实上未能达到要求（表 1.13）。

表1.13 评审员评价结果表述

评审条款	评审条款	评审要点	不通过	不适用	结果判定依据
1.2.2.1 按照规范开展住院医师规范化培训工作，做到制度、师资与经费落实，做好培训基地建设工作。	1.2.2.1.C.1	具备临床住院医师培训基地的资质	☐	☐	
	1.2.2.1.C.2	有住院医师规范化培训计划、具体实施方案，包括：师资、经费、培训空间等支持细则	☐	☐	
	1.2.2.1.C.3	课程设计、培训内容、考核符合住院医师规范化培训要求	☐	☐	
	1.2.2.1.C.4	严格执行住院医师规范化培训计划，定期评估总结	☐	☐	
	1.2.2.1.B.1	定期征求参加培训的住院医师及输送单位对住院医师规范化培训工作的意见和建议	■	☐	对意见和建议收集过程管理无规律（3年仅有1次，但医院制度中显示1次/年）
	1.2.2.1.A.1	根据定期总结和征求意见，持续改进住院医师规范化培训	☐	☐	

注：1.2.2.1条款因否定了B.1，最终结果为C。

（2）否定条款中选择最低的否定项目，并给予说明。在核查同一个条款时可能会出现对不同级别的否定，最终结论应落在最低的级别上。比如：核查某个条款时发现既否定B.1，同时也否定了C.3，最终条款结论为D，结果判定依据要写在C.3后面。

（3）否定同一级别的条款几个项目，只给出一个项目判定，并写明结果判定说明即可。如：核查某个条款时发现既否定C.1，同时也否定了C.3，最终条款结论为D，结果判定依据或写在C.1后面，或写在C.3后面。

这种核准的方式和过程要从基础开始，即科室或部门的执行层面开始，逐步进行追踪定位，最后通过否定的条款数量，看其问题存在的广度、深度和严重程度；对没有发现问题的条款，则默认医院自评结果。

值得注意的是，评审员在评价过程中，一定要根据服务流程去寻找问题（个案或系统追踪的思路去寻找问题），然后把发现的问题落在条款上（即给出相应的结果判定说明），切忌拿着条款逐条寻找问题，只有这样才能真正体现出追踪检查方式对管理深层次问题发现和挖掘的优势。

实例1到实例5将通过一些条款判定显示如何给出结论。

【实例1】 否定 C.2，最终结论为 D。

评审条款	评审条款	评审要点	不通过	不适用	结果判定依据
4.16.2.9 实验室建立化学危险品的管理制度。	4.16.2.9.C.1	建立化学危险品的管理制度。	☐	☐	
	4.16.2.9.C.2	建立化学危险品清单和安全数据表。	■	☐	无化学危险品安全数据表，清单制定不科学
	4.16.2.9.C.3	指定专门的储存地点，专人管理，对使用情况做详细记录。	☐	☐	
	4.16.2.9.C.4	有化学危险品溢出与暴露的应急预案。	☐	☐	
	4.16.2.9.C.5	相关人员对制度和预案的知晓率100%。	☐	☐	
	4.16.2.9.B.1	有主管部门监管的记录。	☐	☐	
	4.16.2.9.A.1	有根据监管情况，持续改进危险品管理工作。	☐	☐	

【实例2】 否定 B.1，最终结论为 C。

评审条款	评审条款	评审要点	不通过	不适用	结果判定依据
2.2.1.1 优化门诊布局结构，完善门诊管理制度，落实便民措施，减少就医等待，改善患者就医体验，有急危重症患者优先处置的制度与程序。	2.2.1.1.C.1	门诊布局科学、合理，流程有序、连贯、便捷。	☐	☐	
	2.2.1.1.C.2	有门诊管理制度并落实。	☐	☐	
	2.2.1.1.C.3	有各种便民措施。	☐	☐	
	2.2.1.1.C.4	有缩短患者等候时间的措施。	☐	☐	
	2.2.1.1.C.5	有急危重症患者优先处置的相关制度与程序。	☐	☐	
	2.2.1.1.B.1	针对门诊重点区域和高峰时段有措施保障门诊诊疗的秩序和连贯性。	■	☐	有信息支持一卡通系统，但大部分门诊患者未使用
	2.2.1.1.B.2	有减少就医环节的信息支持系统，实行门诊分层挂号，或科室、诊室直接挂号、缴费或自助挂号、缴费等服务。	☐	☐	
	2.2.1.1.B.3	切实落实急危重症患者优先处置制度。	☐	☐	
	2.2.1.1.A.1	门诊管理工作有分析评价，持续改进门诊工作。	☐	☐	

【实例3】 否定 A.2，最终结论为 B。

评审条款	评审条款	评审要点	不通过	不适用	结果判定依据
3.1.4.1 使用"腕带"作为识别患者身份的标识，重点是重症监护病房、新生儿科（室）、手术室、急诊室等部门，以及意识不清、语言交流障碍的患者等。	3.1.4.1.C.1	对需使用"腕带"作为识别身份标识的患者和科室有明确制度规定。	☐	☐	
	3.1.4.1.C.2	至少在重症医学病房（ICU、CCU、SICU、RICU 等）、新生儿科（室）、手术室使用"腕带"识别患者身份。	☐	☐	
	3.1.4.1.B.1	对急诊抢救室和留观的患者，住院、有创诊疗、输液以及意识不清、语言交流障碍等患者推广使用"腕带"识别患者身份。	☐	☐	
	3.1.4.1.B.2	职能部门对上述工作进行督导、评审、总结、反馈，有改进措施。	☐	☐	
	3.1.4.1.A.1	正确使用"腕带"识别患者身份标识，持续改进有成效。	☐	☐	
	3.1.4.1.A.2	使用带有可扫描自动识别的条形码"腕带"识别患者身份。	■	☐	未能实现腕带自动条形码管理

【实例4】 否定 C.1，最终结论为 E。

评审条款	评审条款	评审要点	不通过	不适用	结果判定依据
	4.13.1.1.C.1	有卫生行政部门核准的疼痛科诊疗科目登记。	☐	■	未设立疼痛科（医院执业许可中未显示有此科室）
4.13.1.1 实施疼痛治疗医院与医师需具备卫生行政部门规定的诊疗科目及医师资质，疼痛治疗服务范围有明确界定。	4.13.1.1.C.2	有疼痛科工作制度、岗位职责与诊疗范围、诊疗规范。	☐	☐	
	4.13.1.1.C.3	执业医师经过相关专业培训，具备相应资格，执业范围与执业资格范围相符。	☐	☐	
	4.13.1.1.C.4	有创操作实行资格授权制。	☐	☐	
	4.13.1.1.B.1	科主任具备副主任医师资格，且从事临床疼痛工作5年以上。	☐	☐	
	4.13.1.1.B.2	开展诊疗技术有循证依据，新技术经过审核批准。	☐	☐	
	4.13.1.1.B.3	主管部门履行监管职责，有分析、总结、反馈和整改措施。	☐	☐	
	4.13.1.1.A.1	相关学科有协调协作机制。	☐	☐	

【实例 5】 核查的所有项目无否定条款，最终结果为 A（医院自评为 A）

评审条款	评审条款	评审要点	不通过	不适用	结果判定依据
4.16.5.1 有管理试剂与校准品制度，保证检验结果准确合法。	4.16.5.1.C.1	有试剂与校准品管理的相关制度。	☐	☐	
	4.16.5.1.C.2	专人管理，有明确的岗位职责。	☐	☐	
	4.16.5.1.B.1	试剂与校准全部符合法规规定的标准。	☐	☐	
	4.16.5.1.B.2	医院统一采购，途径合法。	☐	☐	
	4.16.5.1.B.3	有使用登记制度。	☐	☐	
	4.16.5.1.A.1	试剂全部符合国家标准，获得相应的批准文号。	☐	☐	
	4.16.5.1.A.2	无因试剂和校准品管理问题影响检验结果的准确性的情况发生。	☐	☐	

现场评价过程中，评审员对否定项目要给予结果判定依据，当否定 B 条目中的任何一个，则 A 条目不再进行评价，最终结果为 C；如果没有否定任何条款，则表示该条款任何项目没有发现与条款要求相悖的问题，最终结果可以判定为 A。

目前国家医院评审评价项目办公室（以下简称评审办）已经与有关评审员共同开发出"医院现场评价管理系统"（该系统详见第五章介绍），该系统可以根据评审员设计出现场检查路径，实现多条款项目重组，根据评审员具体行走的检查路径实现各条款的抽取和搭配，并能够提供信息查询功能，使评审员在短时间内实现条款整合。同时，可以将评审员填写的《现场检查用表》电子版结果导入该系统，该系统可自动识别评审员评价结果。在一个条款中，系统只能自动检出"不通过"或"不适用"的条款有"1"的项目，同一条款只检出一个"1"，在 C/B/A 不同级别中只检出最低级别的"1"。整个系统节省了评审员准备时间，大大提升了评审现场检查的效率，尤其是为深入分析评审经验和问题，不断完善评审体系提供了信息技术支持。

第二章　评审员体系建设

评审员体系建设和完善是行业实现高质量、高水平、同质化监管极其重要的一个环节。我国目前医疗行业专职评审员是一空白。

新周期评审的一项重要内容就是借鉴国际及其他行业评审管理经验，结合我国现阶段医疗体系管理体制和运行机制存在的问题而提出建立专业化评审员队伍，向着职业化评审员方向发展。目前，我国医疗行业的各类检查中，通常由行政部门直接主持和实施，检查导向和结论取决于某些行政目标，参与检查的专家缺乏专业化训练，不可避免地出现检查结论随意、结果推广受限或存在偏差等问题。截止到目前为止，医疗行业管理还没有形成高质量、有能力、同质化的监管团队。职业化评审员推出，旨在通过评审体系的逐步完善和发展，培训出一支以医院评审标准及其实施细则为准绳，以事实为依据，严格执行规定的评审方法和程序，不受卫生行政部门或医院倾向性意见干扰或影响，对评审结果具有独立判定能力，享有独立裁决权力的同质化评审员队伍，为建立医疗服务行业长效和日常监管体系奠定基础。

评审员队伍建设是新周期医院评审体系建设中的关键要素，也是能否达到既定评审总体设计目标的决定因素。评审员作为评审工作的践行者，是国家医疗体系建设和评审评价导向的传播者。因此，打造一支标准化、科学、正确、独立地把握评审要求的独立评审队伍，是整个评审体系建设的重要工作内容。

评审办根据卫生部领导的要求，在独立评审员体制和机制的建设上做了大量深入细致的调研和尝试工作。经过一年的努力，摸索出一整套培训方法和评价方法，并将继续努力推进四项重点工作。"一是建立专业化的医院评审员制度。建立完善评审员资质认定、分级管理等制度，打造一支标准化的评审员队伍，科学、正确、独立地把握评审要求。二是继续探索以病人为中心的评审体系。创新应用追踪方法学、信息数据分析等多种方法，探索建立定性评价与定量评价相结合的评价体系。三是逐步构建第三方评审机构。适应政府职能转变的要求，进一步明确政府与评审机构的关系，建立具有公信力的、独立的国际化第三方评审机构，开展满足多方需求的评价工作。四是建立评价结果公布制度。逐步尝试将评价结果对行业、社会公开，形成评价结果定期公布制度，使医院评审工作做到专业化、公开化、透明化。"

第一节 评审人员管理及职责

一、评审员遴选

（一）热爱医院评审工作，热心参加医院评审活动。

（二）身体健康，能够承担医院评审工作。

（三）具有高度责任心，能够坚持客观、公正、实事求是的科学态度，认真、诚实、廉洁地履行职责。

（四）熟悉医疗卫生有关法律、法规和相关政策，掌握卫生管理和现代医院管理理论，熟悉医院医疗、护理、药事、感控、行政后勤管理。

（五）担任医院中层以上管理职务 6 年以上。

（六）具有自觉学习的能力和习惯，主动认真学习标准及相关书籍，积极实践，正确应用评审方法，能够深刻领会医院评审工作内涵，准确把握医院评审标准。

（七）具有团队精神，善于与他人合作、交流。

（八）按要求参加学习，在最开始要完成约 50 学时的培训，在成为国家级评审员后，每年至少能参加 20 学时的脱产培训（具体培训内容见培训大纲），3～5 家医院（≥500 张床）的实地检查工作，积极为国家建立评审体系做出贡献。

（九）自觉遵守各项纪律和各种规定。

二、评审员培训

为更好地培训一支能够胜任国家新周期评审工作要求，能与国际相关评审组织接轨的评审队伍，评审办在卫生部医管司的指导下，认真总结目前我国卫生系统监管的经验和教训，首次系统地设计出满足目前我国现阶段医院评审工作需求的"112E 四阶段"培训模式（详见图 2.1）。通过该培训模式训练的人员，将能独立完

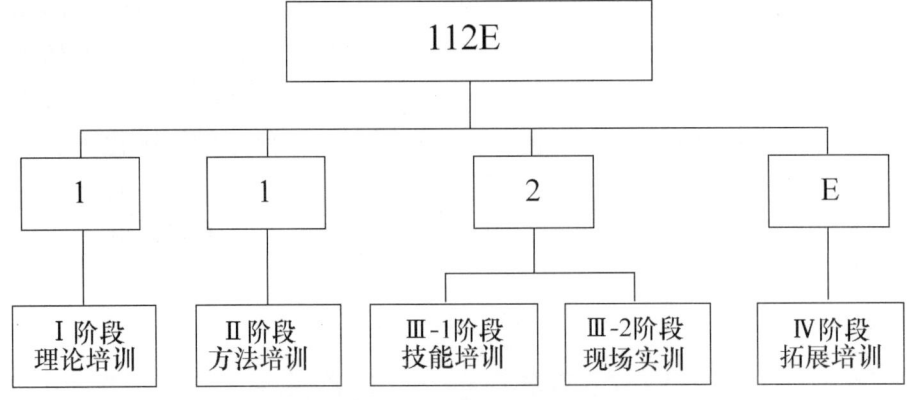

图 2.1 评审员培训"112E 四阶段模式"结构图

成所承担的评审任务,有资格承担实地评审任务,并将被吸收入国家级评审员库,成为国家级评审员候选人,待完成全部培训课程,即每年至少能参加20学时的脱产培训,在完成5家医院的实地检查工作后,经考核合格,才能成为合格的、具备评审专业化知识和技能的评审员,方可进入国家级评审员队伍。

(一)培训对象

根据《医院评审暂行办法》,各级卫生行政部门委托相关部门建立评审员库,并招募国家级或省级医院评审员。为此,评审办负责组织国家级评审员培训工作,各省级卫生行政部门负责组织省级评审员培训工作。

(二)培训目标

通过系统培训,评审员将接受到评审标准的解读,评审方法的实施,评审工作应掌握的技能、应具备的能力、应注意的事项等相关内容的培训;安排实地1带1的教学培训,掌握方法,经过多轮反复的训练,使评审员获得规范、标准、严格、严谨的培训,积累实践经验,能深刻领会评审的理念,熟练掌握医院评审标准及相关知识,正确运用评审方法,独立地完成条款评价,客观、公正、公平地评价医院,同时造就出专业化的评审队伍,培训出不同等级的评审员,使我国评审工作逐步形成评审职业化,与国际接轨。

(三)培训内容

我国现阶段医疗行业评审体系建设尚处于初级阶段,一无师资,二无教材,三无经验。特别是在师资上没有规范的职业化师资培训队伍,尤其是有教学经验、有授课能力、有实践指导能力的师资队伍还在建设当中,也没有为此所设计的规范教学课程安排,且大部分评审员来源医院各层现职人员,不仅管理理论知识缺乏,而且评审工作参与时间也不能完全得到保障。针对此情况,在卫生部医管司评价处支持下,评审办反复论证、反复实践,尤其是认真总结北京、山东、青海、安徽等十几家医院实地评审经验,总结出目前适合我国国情的、具有可操作性且效率较高的评审员培训模式,即"理论+规则+实习+拓展(Extend)(112E四阶段模式)",集中培训总体时间3~5天,具体详述如下:

Ⅰ阶段——理论培训

(1)时间:1天。

(2)内容:评审理念、评审标准、评审标准实施细则、评审标准条款判定原则。

(3)形式:集中上大课培训。

(4)目的:通过集中培训,学员和教师可以进行面对面授课和问题解答,能够使学员对新周期评审理念、评审标准及实施细则的判定有一个系统了解,尤其是对评审条款判定原则达成共识,并学会现场评价路径的基本设计思路和方法。通过学习过程中的交流和沟通，为未来团队有效工作奠定基础。

Ⅱ阶段——方法培训

（1）时间：1天。

（2）内容：讲授评审方法如何实施，追踪方法如何应用，如何寻找检查切入点，怎样设计检查路径，到医院前如何做好"功课"，做哪些准备工作；分组研讨所负责条款的不解之处、把握不好的标准、需要讨论达成共识的问题；不同组之间要配合的要点，强化并模拟标准条款判定原则，模拟撰写总结报告等。评审员的疑问、问题均可在此阶段培训过程中提出，由大家研究讨论，教员辅导并讲解。

（3）形式：集中上小课培训。

（4）目的：这是基于理论学习基础上遴选出拟参加现场实地检查的评审员候选人。通过理论部分学习，评审员在理念、标准共识上有一定基础，在此阶段通过讲授方法使评审员学会和掌握如何进入一所医院进行实地评审，并分三组熟悉本组的责任条款和共同条款，提出对条款理解或判断原则理解的困难和问题，全组进行讨论达成共识，不断提高评审员对标准的理解水平，达到能过独立完成评审任务条款的要求。

Ⅲ-1阶段——技能培训

（1）时间：6学时（进入医院评审前一天）。

（2）内容：对受检医院基本情况、自评报告、病案分析报告进行系统分析，确定需要现场核查受检医院问题的聚焦点和评审路径切入点，初步设计出检查流程和重点核查的科室和部门，各部门需要的时间以及评审员之间需要协助的内容；讲授病案、单病种检查方法，讲授个案追踪、系统追踪和质量追踪如何进行，计算机软件辅助系统如何使用。另外，还要对评审员在评审期间任务和职责，晨会和反馈会怎么开、讲什么，评审报告书写，评审员仪表和评审纪律等一并在此阶段培训。

（3）形式：评审员6~9人的小课。

（4）目的：通过这一阶段培训，评审员已进入实战前夕。此时的评审员对自己负责的责任条款和共同条款熟读并记住；已会设计检查流程，并会找到切入点，熟记评审纪律，明确团队意识，具有团队精神，应一切准备就绪。

Ⅲ-2阶段——现场实训

（1）时间：3~5天。

（2）内容：由授课老师带领学员，结合一所医院具体情况，讲授如何选择问题焦点，检查过程中遇到问题的应对方法，如何结合实际判读标准，讲授访谈技巧和交流技巧，撰写现场评价小结和追踪检查案例，评审时间分配等。

（3）形式：1对1现场培训。

（4）目的：通过现场实地培训，评审员应在实训中尽可能将理论和课堂中学习到的知识和方法运用到实践中去，按照个案追踪和系统追踪进行现场检查，并注重总结具有代表性的案例。在实训中评审员能完成所承担的责任条款和共同条款的检查、条款的判定，能进行晨会的报告，能撰写现场评价的小结、不足和亮点，能体现团队合作，能顺利完成现场评价任务。

Ⅳ阶段——拓展培训（Extend）

（1）时间：每年安排集中学习和自学时间，有机会安排出国交流学习。

（2）内容：评审标准涉及到的相关知识，国家新政策、新法规、新要求，其他国家和地区医院评审的经验、方法的交流与学习。

（3）形式：集中学习，将安排国内外评审员讲学；为评审员自学提供条件，将定期给评审员发送需自学的书籍、文章和文件的电子邮件，供评审员学习；分期分批安排评审员参加国外交流。

（4）目的：提高评审员队伍整体素质和综合水平，培养出具有跨专业的独立承担各种任务的评审员，使评审员的水平与国际接轨，最终达到国家级评审员体系建设的目标。因此，该阶段学习的知识是与评审工作密切相关的政策、管理、跨专业知识、追踪方法设计、交流沟通技能等相关知识，通过对这些知识的掌握，评审员最终可以随机分配，承担任何条款的评审评价工作，这部分内容可采用网络视频教学、学习内容布置考核或集中学习方式进行。随着这部分学习内容的不断丰富，评审员对评审标准的理解更加深入，最终检查路线设计必定会更加合理、高效，评审结论的得出也会更加准确。

整个评审员培训模式课程的设计采用了"四结合"方式，即自学与教学相结合；理论学习与实践相结合；集中培训与分组培训相结合；带教检查与独立操作相结合。这种培训方式既能够被多数符合条件的评审员候选人接受，又能够有效实施，尤其适合目前国家在短期之内想实现的评审目标要求。

经过实践证明，运用这种方法是可以培训出同质化的评审员的，但不可一劳永逸，因涉及医院管理的新问题和新法规在不断出台，如评审员不与时俱进，知识老化，理念陈旧，是难以承担艰巨的评审任务的。表2.1对"112E四阶段"培训模式进行了总结。

表2.1 评审员"112E四阶段"培训模式一览表

时段	培训主题	培训内容	学时	授课形式
Ⅰ阶段	**理论培训**	评审理念 评审标准及实施细则解读 评审条款判定原则 现场评价路径设计原则	8	多媒体
Ⅱ阶段	**方法培训**	医院情况和资料分析方法 问题切入点及检查路径设计 分配责任条款及检查要求 评审员职责及相关事项 评审全程时间安排	8	多媒体

续表

时段	培训主题	培训内容	学时	授课形式
Ⅲ-1阶段	**技能培训**	受检医院基本情况、自评报告、病案分析报告分析、聚焦点	6	小课（6～9人）
Ⅲ-2阶段	**现场实训**	1对1教学：路线设计、时间分配、访谈技巧、问题归类、总结报告、团队合作等实操训练	20～40*	一所医院
Ⅳ阶段	**拓展培训（E）**	管理、政策、跨专业知识、追踪方法设计、交流等	8	网络、邮件、集中
			理论学时＋实习学时（≥50学时）	

* 每天按照8学时计算，需积攒学分，最开始两年内要达到至少20学时的培训和5家医院（≥500张床）的实训。

（四）培训评价模型

1. 科学评价与动态管理　每个评审员至少要接受过50个学时（理论＋实训）的培训，才有可能逐步达到独立承担评审的基本能力和水平。但即使有这样系统的训练过程，评审员候选人之间也会产生一定差异性。为此更科学地设计和完善培训课程，评价每个评审员的培训效果是十分必要的。评审员培训成长过程通过三个维度（学习能力、标准依从性、工作责任心）进行考查，受训评审员最终形成两种结果：优秀者和被淘汰者；两种状态：标准依从差和责任心差。针对两种状态设计出有针对性的培训项目，使其成为合格的评审员，否则将被淘汰。评审员能力和水平提高很大程度上取决于评审员的主观能动性。因此，作为国家级评审员自觉学习，提升自身修养和评审水平应是常态管理的重要内容，整个评审员学习和培训及能力考查过程是一个动态过程，详见图2.2。

2. 鼓励晋级与稳定队伍　以往多年检查医院的检查人员都是临时拼凑，没有规范培训，检查人员水平参差不齐，查完即解散，检查标准依据检查人员自身水平而定，碰见有经验的就严格，碰见经验少的就宽松。而新周期评审，需要一支理解新理念、掌握新标准、会用新方法的评审员队伍，这支队伍必须经过规范化培训、严格的实训及现场评价的磨炼，才能成长为有水平、有能力、高素质、具有评审专业技能的国家级评审员。评审员拟计划按照三级、二级、一级评审员管理，制定晋级的标准。鼓励评审员不断学习、不断进步、不断提升，给评审员一定的荣誉，使评审员热爱评审工作，使这支队伍得以稳定，使国家级评审员成为地方各省厅的种子，传播新周期评审的新理念和新方法，使我国评审工作迈上更高的台阶，缩小与国际间的距离，打造具有世界影响力的中国评审员队伍，使我国医院评审实现从专业化到职业化的目标。

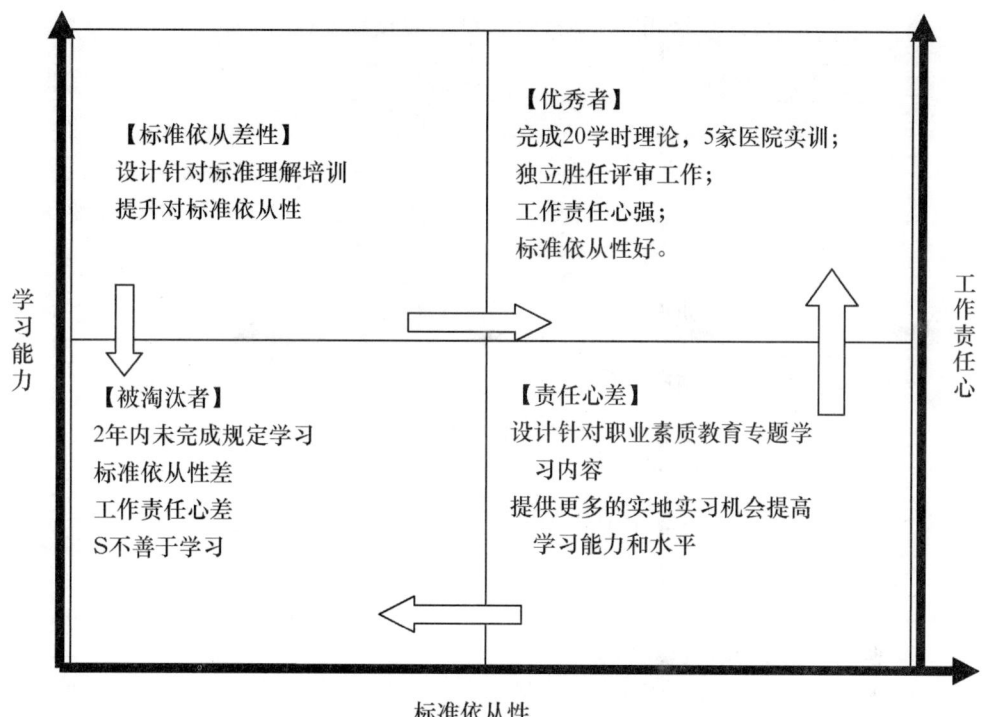

图 2.2 评审员培训评价模型

（五）培训效果评估

评审办与信息技术人员联合研发了《医院现场评价管理系统》（详见第五章介绍），能够针对评审员培训情况和实地评审的效果进行跟踪性评估。首次成功地实现了运用信息技术手段，科学地调整评审培训课程，有效地评价评审员实操能力，为最终取得同质化培训目标发挥了重要作用。

当评审员完成现场评价后，评估系统根据分配的医院评审现场评价任务，考核医院评审现场评审员的任务完成情况。

1. 对每一位评审员所评价条款的 A、B、C、D 结果进行分布状态分析，并查看其结果判定依据，以确定评审员对否定条款执行情况。

2. 对每一位评审员所书写的评价条款结果判定依据逐一进行数量、内容的统计分析，以观察评审员对条款的关注或忽略情况，作为评审课程内容调整依据。同时也作为评审员实施动态管理的依据，即晋级或淘汰。

图 2.3、图 2.4 和图 2.5 将显示评审培训与评审员成长相关性。

图 2.3 显示的百分数绝对值与《评审标准实施细则》所说的累计百分数（详见表 1.2）的关系为：C 条款累积％＝C 条款绝对％＋B 条款绝对％＋A 条款绝对％，B 条款累积％＝B 条款绝对％＋A 条款绝对％。

对同一地区三级甲等医院评审员评价结果分析，以便对评审组所评价条款质量实施控制。

三级甲等医院评审标准条款结果分布图

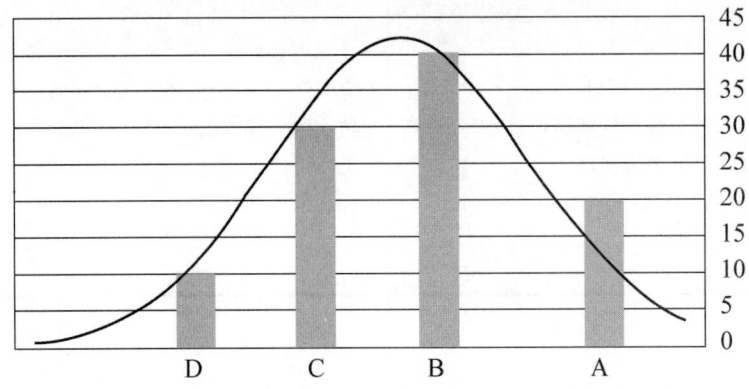

(纵坐标：条款百分数绝对值；横坐标：条款评价结果)

图 2.3　三级甲等医院评审标准条款结果分布图

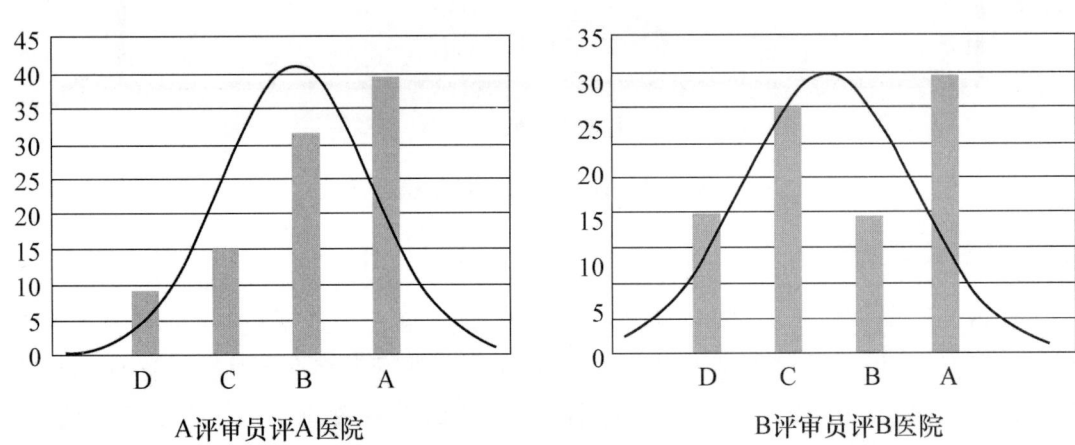

(纵坐标：条款百分数绝对值；横坐标：条款评价结果)

图 2.4　未接受系统培训评审员现场评价情况

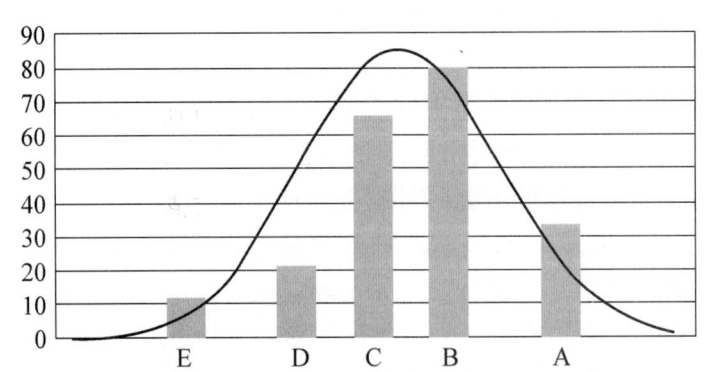

(纵坐标：条款百分数绝对值；横坐标：培训后评审员评价结果)

图 2.5　接受系统培训后评审员评价条款情况

由此可见,目前所设计的评审员培训课程,对提升评审员同质化起了关键性作用,说明对评审员采取的"小班精英"式教育是有效果的,也为未来培养出合格的区域评审工作带头人奠定了基础。

(六) 评审员培训推荐教程

Ⅰ阶段——理论培训

模块1——我国医院评审概述与基本过程

【提要】

1. 我国医院评审沿革与医院评审的影响力。
2. 建立我国新的医院评审工作体系与发展方向。
3. 国家评审员资格管理与培训教育程序要求。

【目的】

1. 通过介绍国际医院评审的概况与我国实施医院评审的沿革、经验,以及医院评审对社会、医院与政府的影响力,使评审员能够全方位了解医院评审、我国医院新周期评审工作体系与发展方向。
2. 通过全面阐述评审员资格要求、管理办法与纪律要求,培训教育的模式与程序,提升评审员素质。

【学时】约2学时。

模块2——新周期医院评审标准与评审办法设计理念及重点

【提要】

1. 新周期医院评审标准架构的设计理念与章节间关联意义。
2. 新周期《医院评审暂行办法》的特点及评审的相关政策。
3. 医院评审书面评价、医疗信息统计评价、现场评价和社会评价四个维度解读。

【目的】

通过对新周期医院评审标准架构的设计理念与章节间关联意义介绍,提高评审员对评审条款的理解和把握,全面理解新周期《医院评审暂行办法》的特点及评审的相关政策,了解新周期医院评审的四个维度内容,重点是对现场评价所使用的评审标准实施细则的解读及实施方法的理解。

【学时】约2学时。

模块3——三级医院评审标准实施细则深度解析

【提要】

1. 深度解析三级医院评审标准实施细则理解难点、特殊术语。

2. 深度解析三级医院评审标准实施细则中有异议（难点）条款判定规则。

【目的】

1. 通过三级医院评审标准实施细则难点、异议、特殊术语的讲解，使评审员能够全面学习、深刻理解、正确掌握"标准"。

2. 通过对评审标准实施细则条款有异议（难点）条款判定规则的学习和讨论，提高评审员对条款执行的依从性，准确把握条款，提高评审条款判定结果同质化。

【学时】约 4 学时。

Ⅱ阶段——方法培训

模块 1——追踪方法案例学习

【提要】

1. 讲授追踪方法学的基本理论。
2. 讲授个案追踪案例。
3. 讲授系统追踪案例。

【目的】

1. 通过系统学习追踪方法学基本理论，使评审员掌握追踪方法原理、设计要点和结果应用等。

2. 通过案例教授，使评审员系统了解和体会在医院评审现场检查中，追踪方法应用的目的、信息采集要点、获得信息如何应用。

3. 通过学习，使评审员能够应用追踪方法要点和方法结合评审条款，设计出现场检查的追踪路线图。

【学时】约 3 学时。

模块 2——现场评价评审员任务条款学习

【提要】

1. 综合管理组、医疗药事组、护理院感组所承担条款内容和实施要求。
2. 评审条款分配原则及其相关性和逻辑关系。
3. 共同条款设计思路和评价实施要求。

【目的】

1. 通过学习，评审员了解每个评审组条款的任务范围，为深入理解条款、做好评审前工作准确奠定基础。

2. 评审员间对任务条款和共同条款判定中可能出现的问题，通过小组讨论和自学结合模式，相互交流，最终达成共识。

【学时】约 2 学时。

模块3——现场评价通用规则及进入医院前准备工作要求

【提要】

1. 现场评价路径的设计要求、完成准备"功课"内容及方法。
2. 现场评价工作对评审员的能力要求。
3. 现场评价工作对评审员的纪律要求。

【目的】

1. 通过培训使评审员了解现场评价有关规则总体要求。
2. 评审员了解接到现场评价通知书后，参加现场评价前需要完成的"功课"内容及做好"功课"的方法。
3. 评审员知晓成为合格的评审员应具备的能力及知识要求。
4. 评审员了解现场评价各项纪律及有关规定。

【学时】约2学时。

Ⅲ-1 阶段——技能培训

模块1——医院质量管理现场评价聚焦点学习

【提要】

1. 结合带教医院实例指导评审员学会分析该院基本情况、自评结果及病案首页等相关资料信息，学习追踪检查问题聚焦点确定的方法。
2. 学习选择重点检查病历及与现场检查结合的方法和要点。
3. 学习组织医院质量安全系统追踪方法和实施要点。

【目的】

1. 通过对医院病案首页、运行数据等基本信息的回顾性统计分析，使评审员学会根据已有的资料寻找到医院在质量安全管理上存在的问题，设计出有针对性的追踪检查路线。
2. 通过学习和运用根据从资料上获得问题的聚焦点、追踪检查过程中发现新问题的方法，评审员能够组织医院召开医院质量和安全为核心内容的讨论会，使医院从中体会到评审"以评促建、以评促改"的目标。

【学时】约1学时。

模块2——药事相关标准现场评价寻找聚焦点方法

【提要】

1. 药事管理相关标准的现场评价的实践方法。
2. 评价的路径、方法及应注意的问题。
3. 药事的个案追踪与系统追踪。

【目的】

通过培训，评审员能够理解和运用药事系统追踪的方法，学会发现医院管理问题的方式和方法。

【学时】约1学时。

模块3——护理相关标准现场评价寻找聚焦点方法

【提要】

1. 护理检查应注意的问题。
2. 护理检查中通过个案追踪发现涉及与护理相关其他领域的问题。
3. 护理工作检查方法。

【目的】

1. 通过培训，使评审员能够在检查过程中将护理存在的问题与医疗、院感、药事、后勤、职能处室管理等问题有效地结合，反映出医院深层次系统管理问题。
2. 评审员能够真正理解和体会护理不是单一的护理工作。
3. 通过对护理检查，评审员要能够发现在为患者服务过程中的团队合作、多部门协作机制等医院管理系统问题。
4. 评审员了解和掌握优质护理服务和责任制护理等管理内容和具体检查方法。

【学时】约1学时。

模块4——院感相关标准现场评价寻找聚焦点方法

【提要】

1. 医院评审中院感管理重点检查内容如何切入。
2. 院感检查路径与方法的设计。

【目的】

1. 通过培训，使评审员熟悉院感检查的路径与方法，学会寻找院感检查重点的切入点，了解如何从检查中发现问题，如何完成系统追踪。
2. 评审员学会将所设计的方案在实践中运用，以此加深对标准的理解和掌握。

【学时】约1学时。

模块5——评审员综合素质培训

【提要】

1. 现场评价和访谈的技巧及实用方法。
2. 评审员应具备的责任感。
3. 评审员应遵守的纪律。
4. 评审员工作礼仪。
5. 评审员在现场评价总结时应提交的材料和相关工作。

【目的】

1. 通过培训，使评审员有即将进入实战阶段的感觉，其培训方法、现场工作纪律、应完成的工作比其他阶段培训更加细化，更加具体，实操性更强。

2. 通过对评审员工作纪律和礼仪等职业素质教育，构建一种严肃、严谨、严格的职业精神和评审文化。

3. 通过对提交各种文书的明确要求，培养评审员的独立工作能力和执业同质化，不因评审组别的变更和地域的变化有差异性。

【学时】约1学时。

Ⅲ-2 阶段——现场实训（5家医院）

【提要】

1. 评审员对预评医院评审工作的了解和准备，评审办在确定所评医院和评审员后，会将如下相关信息提前发至评审员本人。

（1）正式通知；

（2）印制评审员责任条款和共同条款评审用表；

（3）提供医院基本情况；

（4）医院各科室、机关处室和后勤班组所在的位置的分布图；

（5）医院的制度目录；

（6）其他资料。

2. 评审条款任务分配给每个评审员。

（1）要逐条阅读分配给自己所负责检查的条款；

（2）要根据负责条款（责任条款＋共同条款）做出每天工作计划。

3. 评审员参加现场实训前必须完成的工作

（1）要根据负责条款，依据医院科室分布图，设计出检查路径；

（2）要依据医院基本情况、自查结果、医院病案首页分析等材料设计出检查的切入点。

4. 评审员完成现场实训期间要能够独立完成以下工作

（1）完成负责条款的检查；

（2）完成所有负责条款结果的判定；

（3）完成所判定结果的评价依据填写，并在纸质版评审员用表上签字；

（4）完成本评审组评价小结的撰写（不足与亮点）（电子版）。

【目的】

1. 所有评审员赴医院前能够做好相关评审准备工作。

2. 评审员学会组织相关工作会议、撰写评审文稿、沟通技巧。

3. 评审员学会团队工作模式，提高工作效率。

4. 评审员能够结合评审条款的要求，总结出相关工作流程，形成案例。

【学时】3天。

Ⅳ阶段——拓展培训

模块1——评审经验研讨交流

【提要】

1. 通过互联网等媒介，介绍美国、德国、澳大利亚以及我国香港特别行政区、台湾地区的医院评审经验。
2. 聘请国外、港台等评审专家进行经验交流和医院现场带教指导。
3. 选送部分评审员到国（或境）外观摩学习评审理念与方法。

【目的】

1. 通过知识交流，使评审员开阔视野，提升评审能力和水平。
2. 进一步增强对评审追踪方法的理解和掌握，提升寻找问题的能力和水平，对构建和完善我国医院评审体系提出积极可行的改进意见。
3. 通过评审员核心力量的培养，促使我国评审工作不断规范，与国际同行管理接轨，提升政府和行业监管能力和水平。

【要求】

1. 在规定时限内，评审员应完成所提供资料的学习，按时完成学习任务。
2. 完成网上答题考试和模拟书写评审案例。

模块2——评价患者安全和医疗安全（不良）事件管理

【提要】

1. 评价医院实施患者安全目标管理的重要措施。
2. 运用追踪检查路径与方法检查患者安全管理。
3. 医疗安全（不良）事件管理在医院质量安全管理持续改进中发挥的作用及其在评审中的检查路径。

【目的】

1. 评审员理解和评价"患者安全目标"在各级、各类医疗机构管理中的重要作用。
2. 通过培训使评审员全面深入熟悉与把握"患者安全目标"要求及评价要点，通过案例与数据支持来掌握追踪检查方法、对复杂问题进行扩展检查的技巧。
3. 从"医疗安全（不良）事件"报告的"案例"，聚焦关键点，来追踪检查医院在"质量安全管理持续改进"中的业绩与系统缺陷，把握不涉及员工个人的评审原则。

【要求】

1. 在规定时限内完成提供的学习资料，按时完成学习任务。
2. 拟写出依照评审条款运用追踪检查方式，针对"医疗安全（不良）事件"全程管理检查和评价的案例。

模块 3——评审员检查经验案例交流

【提要】

1. 介绍评审员个人的体会、经验。
2. 评审员设计的流程、书写的案例。
3. 学习近期评审办所举办的各类评审相关上网的讲座。

【目的】

1. 为评审员搭建相互交流、相互学习的平台，使评审员之间能充分交流，善于向他人学习，在相互学习的过程中，能达到充分的共识。
2. 构建学习型评审文化氛围，使评审员队伍形成仪表庄重、工作严谨、结论严格、撰文严肃、沟通活跃的评审风气，营造评审员认可的评审文化，打造一支有水平、有能力、受欢迎的评审员队伍。

【要求】

1. 在规定时限内完成提供的学习资料，按时完成学习任务。
2. 拟写"医院评审"论文，适时召开"医院评审"经验交流会。

三、评审工作人员职责

(一) 评审队队长职责

评审队队长是整个评审团队的负责人及召集人。由医院评审办公室根据评审工作资历和组织管理能力提出名单，报卫生部医管司评价处批准后确认。队长也是其所在评审组组长。具体职责如下：

1. 召集评审员，落实组员分工，制订评审计划。如遇特殊情况，队长要合理调配分工，使评审员间分工负荷均衡，以便保持相同工作进度。
2. 代表全体评审员在开幕式上讲话并介绍每一位评审员，在反馈会上，代表全队对医院病案首页重点问题进行分析及报告。
3. 组织评审组沟通会。每天中午、晚上召集评审员碰头会，对发现的问题，组织评审员研究讨论，确定是否应扩大的检查样本数；对有异议、有分歧的问题，组织评审员研究、讨论并达成共识。在讨论问题时队长与评审员是平等关系，避免一言堂。
4. 督促各组按期完成评审计划，管理现场评价工作，提醒评审员自觉遵守评审纪律。
5. 组织讨论并协调各组晨会和集中反馈会上的反馈事项。
6. 组织讨论评价结果。对评定为 A 和 D 的条款，组织评审员达成共识。如有一名评审员对某个条款提出异议，全组需共同寻找依据，必要时扩大检查样本，直到达成共识。将最终的评审结果和各组反馈小结上报评审办。
7. 安排联络员需要协助的工作。

(二)评审组组长职责

评审组组长是指综合管理组、医疗药事组和护理院感组的各组负责人，由评审办公室根据评审员的工作资历和组织管理能力确认。其中队长同时兼任一组组长。组长应由评审经验丰富的评审员担任。组长无领导职责，是所在专业组的召集人员和检查路径设计者。具体职责如下：

1. 召集本专业组的评审员，制订本组的评审计划。
2. 组织并督促本组按期完成评审计划，形成评审结果。对有争议的条款提出组内讨论，如有必要可扩大至全体评审员。
3. 组织讨论并确定本组晨会和集中反馈会上的反馈事宜，并安排其他组员轮流进行晨会报告。
4. 撰写本专业组的现场评价小结，并上交至队长。
5. 在评审过程中有义务带教新评审员。

(三)评审员职责

评审员是指已入选国家级或省级评审员库，在聘任期内经过培训和考核合格的人员。评审员是医疗机构评审的主要实施者，必须熟练掌握并严格按照卫生部制定的各级各类医院评审标准及其实施细则开展评审工作。评审员的工作职责如下：

1. 做好评审准备

(1) 阅读评审工作任务书，根据医院规模、工作量、医疗服务地点分布，设计本次评审工作内容和项目，并安排好个人的工作，预留出参加评审的时间。

(2) 全面审阅医院的自评报告，了解医院基本情况，研读病案首页分析结果，选择现场评价的重点部门、聚焦问题条款、设计切入点及评审技术路径。

(3) 准时参加评审前预备会暨再培训，明确本人所承担的具体评审任务，认真学习并熟悉相关条款和有关评审知识，学习追踪方法，讲解有关评审案例、交流评审经验和评审过程中应注意的问题。

(4) 根据所承担评审任务的评审标准、要点、方法和程序等，做重点的、有针对性的研读，按照评审原则和要求，设计评审实施工作流程。

(5) 根据小组承担的条款、医院的科室和职能部门的楼层分布情况，做出每日检查的计划和流程。例如：

某医院检查计划时间安排表

日程	时间	楼	行走路线
第一天			6个科室路线
年 月 日	上午	××楼	×××室（Fx）—××室（Fx）—ICU（Fx）
	下午	××楼	××科（Fx）—××科（Fx）—××科（Fx）
第二天			9个科室路线
年 月 日	上午	××楼	××科（Fxx）—××科（Fx）
		××楼	××科（Fx）—××科（Fx）
	下午	××楼：	××科（Fx）—××科（Fx）
		××楼	××科（Fx）—××科（Fx）—××科（Fx）
第三天			14个科室路线
年 月 日	上午	××楼	门诊××诊室（Fx）—××门诊（Fx）
			—××科（Fx）—××室（Fx）
		××楼	—××室（Fx）—××室（Fx）
	下午	××楼	访谈主管院领导、有关部门
		××楼	查阅资料和病案
		××楼	召开系统追踪会
第四天			
年 月 日	上午		查漏补缺、书写反馈意见
	下午		总结、反馈

2. 实施评审过程

（1）严格依据评审标准，根据所设计的评审实施工作流程和评审技术路径，对医院进行实地核查，客观、公正、准确地记录所采集的检查信息。

（2）在现场检查过程中，应向被访谈科室及相关人员介绍自己并出示评审员证件，选择适当时机、适宜环境进行访谈，尊重被访者，有效控制访谈时间，不偏离既定访谈主题和内容，认真做好访谈记录。

（3）评审过程中，评审员之间、评审员与医院之间要随时加强沟通和交流，遇有意见分歧时，不得在现场争论，应将问题提交评审组，在指定时间和地点进行研讨。

（4）按要求及时记录已经检查去过的科室和地方，访谈过的人员及所有评审采集点，并统计好后交联络员。

3. 提交评审结果

（1）根据所分配的任务，结合检查核实结果，认真、准确地填写评审记录。对与医院自评结果不符的条款，须给予结果判定说明。

（2）应按要求书写《现场评价反馈意见》（详见第三章第六节），文字总结必须全面、准确，包括医院的亮点和不足。

（3）与评审结果相关材料的纸质版，评审员必须签字确认；电子版应提交卫生行政部门指定的联络员。

（4）现场评价情况是综合评审总体结论的一部分，评审员必须遵守保密原则，任何评审员个人无权现场公布评审结果。评审结论均由当地卫生行政部门按照程序进行宣布。

（5）自觉遵守评审纪律。在医院现场评价过程中，要严格要求自己的一言一行，特别是在言谈话语中要杜绝自由主义，顾全大局，体现国家级评审员水平，维护国家级评审员形象。

（6）完成案例书写及建议提交工作。每次现场评价后，评审员必须按要求提交案例书写任务；还需对评审工作提出建设性建议。

（四）评审督察员职责

评审督察员是由评审组织（或卫生行政部门）指派，负责对评审工作全程实施监督的工作人员。评审督察员的工作职责如下：

1. 监督评审员严格落实评审标准和评审程序，重点督查《评审员职责》、《评审员行为规范》、评审员"十不准"的执行落实情况。发现评审员有违反上述规定的情况时，及时加以纠正和制止。

2. 监督受评审医院是否存在弄虚作假、形式主义、铺张浪费和违反医院"十不准"等情况；如发现违规，及时加以纠正和制止。

3. 评审员和（或）医院出现违规行为，且劝阻后不加改正的，评审督察员应当将相关情况书面上报至上级卫生行政部门，由上级卫生行政部门按规定予以处理。

4. 监督评审员是否依据标准评价医院，对评审员评价结果进行再评价，对经过多次培训仍不能掌握评审方法，评价结果不客观、不实事求是的评审员，有权提出免除其评审员资格的意见，并上报卫生部主管部门审批。

（五）联络员职责

联络员是由评审组织（或卫生行政部门）指派，经过培训合格者，负责评审过程中组织安排、沟通协调和文字整理等具体事务的工作人员。联络员的工作职责如下：

1. 联络员协助评审队长完成评审全程工作。

2. 根据当次评审任务和计划，与评审组织或卫生行政部门以及医院进行沟通，做好评审组食宿安排和评审相关会议准备等相关保障工作，详见"联络员前期工作流程"。尽早通知医院院长汇报时间、内容，并将院长汇报提纲模板传至医院。

3. 负责与备选评审员联系，落实评审相关准备工作，通知评审时间，做好交通安排并发放评审员证等。

4. 确认相关部门对评审材料的准备情况，包括病案首页上传，数据统计结果分析报告、《医院评审申请书》、《医院自评报告》以及《评审暂行办法》规定的相关资料等,并在评审组正式进入医院前,将医院填报资料电子版或纸质版交评审员。

5. 协助评审员收集并整理评审结果的相关资料,完成评审报告,核实相关项目填写的完整性,上交指定人员。

6. 协助评审组长汇总各组评审总结,整合形成全面最终现场评价意见,并经参评评审员复核,督促评审员在《医院评审现场评价 A/D 条款结果确认单》纸质版上签字,以保证评审结果的准确性。

7. 严格执行保密原则,不得以任何形式泄露评审判别工作过程及评审结论,不得自行修改评审员给出的评审结论,如有违反,将参照相关规定予以处理。

(六)联络员工作流程

1. 联络员前期工作流程

(1)接受评审任务。

(2)撰写"关于组织评审员对××医院进行现场评价的请示"报卫生部医管司评价处,确定现场评价时间、评审员和医院。

(3)确定评审员和现场评价时间后,向评审员单位传真"关于邀请有关人员参加等级医院评审工作的函"(函中的邀请时间应从报到之日开始,便于评审员向医院请假)。

(4)告知医院所在地卫生行政部门具体的评审日程,并向卫生行政部门发送下述资料:

①三级医院评审现场检查资料清单及院长汇报要求;

②评审有关要求;

③医院"十不准";

④评审员工作室有关规定。

(5)要求卫生行政部门至少在距现场评价开始前2~3个月上报下述资料:

①医院等级评审申请书;

②医院自评报告及其明细;

③卫生行政部门核查报告及其明细;

④评审前三年的病案首页信息(电子版);

⑤医院制度目录电子版;

⑥医院建筑布局平面图和各楼层分布图;

⑦医院院徽(高清版)。

(6)收到卫生行政部门上报的资料后,立即通知评审办公室指定负责人,将评审前三年的病案首页信息发送至评审办公室,评审办公室指定技术支持单位进行医疗质量分析和 DRGs 评价。至少在距现场评价开始前两周获取医疗质量分析报告,随后发给各医院评审组队长。

（7）发送下列资料至评审员，并请评审员仔细阅读，设计检查路线。

①医院自评报告；

②卫生行政部门核查报告；

③医院申请书；

④医院制度目录和建筑平面图；

⑤评审员个人负责的条款。

（8）通知授课人准备相关课件。在现场评价开始前，将进行评审前集中再培训。

（9）请示评审办公室领导和评价处领导，评审员赴检查地的飞机（火车）票的支付方式（当地卫生行政部门、医管司），并确定带队领导。至少在距现场评价开始前两周，要求支付方为带队领导、评审员和联络员购买往返检查地的飞机（火车）票，并将票务信息以短信形式发至上述人员手机上。

（10）准备赴现场评价的工具和资料：

①胸牌（评审员、联络员和督察员，建议评审员和督察员胸牌各备份一个）；

②为每个评审团队提供4台笔记本电脑，电脑内装有《医院现场评价管理系统》，包含评审员打分表（电子版）和相关资料；

③现场评价工作手册包括以下内容：评审员"十不准"、现场评价小结模板、案例模板、现场检查信息采集提示单、评审员通讯录、评审日程安排、评审组长发言规范、每日晨会要求、医院质量管理与改进追踪会要求、院长访谈提纲；

④纸质版评审员打分表、工作量统计表等现场评价所需文件；

⑤评审前近两期的《中国医院评审评价简报》，数量＝(医院数＋1)×5。

①、③和④资料按照一人一袋的方式装好，并在文件袋上张贴人员姓名。

以上准备至少在距现场评价开始前一周准备好。

2. 联络员评审前准备工作流程

（1）会场准备：因评审过程中，至少有两次晨会和一次反馈会，联络员应与院方沟通，做好会场准备，放好资料及桌卡。

（2）提醒事宜：联络员应当提醒评审员着正装，佩戴评审员胸牌，并在会议开始前将手机调为静音状态，评审全程，评审员不照相。

（3）资料交接：在评审过程中，评审员可能会需要将部分医院的纸质资料带回驻地审阅，此项工作由联络员与医院协调。需要注意：如果资料当中涉及到病历原件，则需要与医院面对面交接。借出时应当办理书面借阅手续，并由联络员签字；归还时，一定要对照借据清点归还，收回借据。

（4）医疗保健：在评审过程中，联络员要密切注意评审员的身体健康状况。如评审员出现身体不适，应积极与医院联系、协调就诊，并将有关情况向评审队长和卫生部有关人员汇报。

（5）纪律监督：在评审过程中，联络员要做好以下纪律监督工作：监督医院严格执行医院"十不准"；监督评审员严格执行评审员"十不准"。如发现医院或评审员有违规情况,联络员应及时与医院或评审员进行沟通并及时劝阻。随身携带日程安排表,熟记评审员房间号,及时提醒各位评审员遵守时间,按时出发。

(6)每日晨会前准备:

①确定时间,原则上为第二天和第三天早上的8:00开始。如有变化,应与评审队长和医院联络人协调、确认。

②确定地点,要求为圆桌会议室,具体地点由医院自行决定。确定地点后,应提前告知评审组成员。

③通知医院安排相关人员参加。

④如医院对评审员提出的问题有不同意见,联络员统一接收医院提供补充的证据资料。如需要讨论,应与评审队长和医院联络人协调、确认。

⑤提醒医院不安排摄、录像和录音。

(7)医院质量管理与改进系统追踪会的准备:

①确定时间,原则上为第三天17:00开始,各评审队也可根据任务进展情况调整,如有变化,应与评审队长、医院联络人协调、确认。

②确定地点,要求为圆桌会议室,具体地点由医院自行决定。确定地点后,应提前告知评审组成员。

③提前半天通知医院安排相关人员参加,通常情况下,下列人员需参加:医院质量与安全管理委员会、药事管理委员会、感控管理委员会主任委员及各委员代表,院党委书记,分管后勤的副院长、分管医疗的副院长,医务处(科)负责人,护理部负责人,2名内科科室主任及护士长、外科科室主任及护士长,骨干医师和护士若干名。具体参会人员评审组可根据内容调整。

④提醒医院不安排摄、录像和录音。

(8)现场评价反馈会的准备:

①确定时间,原则上为最后一天,具体时间评审组可根据情况而定,应与评审队长和医院联络人协调、确认。

②确定地点,具体地点由医院自行决定。确定地点后,应提前告知评审组成员。检查组领队、评审队长和评审小组组长在发言席或发言准备席就座,其他评审员和联络员在会场前排就座。最后一名评审员在反馈时需用多媒体对医院的病案首页重点问题进行分析,在主席台就座的人员可在台前第一排安排相应的位置就座。

③通知医院安排相关人员参加。

④提醒医院不安排摄、录像和录音。

3.联络员评审后续工作流程

(1)收集资料:现场评价反馈会结束后,应完成收集下列资料和工具的收集:

①胸牌。

②评审员打分表(纸质版),并经评审员签名。

③各组及全队的现场评价评审小结(电子版)。

④工作量统计表（纸质版）（评审员签名后，评审结束当天上交）。
⑤所有记录医院的文字记录和有关资料。
⑥收集评审员撰写的3～5个案例（评审结束后一周内完成）。
⑦收回评审员所用笔记本电脑。

（2）撰写报告：现场评价结束后，联络员应立即整理有关资料，及时将评审员打分结果交由相关负责人统计，并限时收齐医疗质量监测分析结果、DRGs分析结果和医院医疗综合能力评估结果。力争在1个月内完成现场评价整体报告。

（3）资料归档：所有工作完成后，联络员应整理所有资料并进行归档以备查阅，归档内容包括：

①文件批示：
 A. 医管司同意核准的书面批示；
 B. 评审办上报至医管司关于确定核准模式的请示；
 C. 医管司关于核准模式的书面意见。

②上报材料：
 A. 省级卫生行政部门层面的材料：区域医疗机构设置规划，区域医院评审工作总结报告，卫生行政部门核准条款结果明细；
 B. 医院层面的材料：医院等级评审申请书；医院自评报告；院长汇报材料。

③检查记录：所有评审现场检查的原始记录和反馈报告（电子版）。

④评审工作报告。

第二节 评审员行为管理

一、评审员行为规范

为规范评审员行为，根据卫生部发布的《医院评审评审员库管理办法》（卫办医管发〔2011〕159号）和《医疗机构从业人员行为规范》，特制订评审员行为规范。各位评审员需严格遵照执行。

（一）热爱医院评审工作，刻苦学习，熟练掌握医院评审各项标准，努力提高评审能力和水平。

（二）认真履行评审职责，执行各项评审工作程序，严格按照评审标准、规范、程序和时限完成所承担的评审任务。

（三）恪守实事求是、客观公正的原则，坚持以事实为依据，以评审标准实施细则为准则，对结果予以公平、公正、准确判定。

（四）自觉执行回避制度，按照要求主动申报应回避的医院。

（五）严格执行评审信息保密制度，在接到评审通知后，不准告知医院评审相关信息；不随意散发医院评审培训的有关资料，不泄露医院信息。

（六）坚持依法、科学、民主决策，正确行使评审权力，遵守决策程序，充分发挥评审组团队作用。

二、评审员"十不准"规定

（一）不准收受医院赠送的现金、有价证券（卡）、纪念品或礼物，或出现酗酒等影响评审员形象的行为。

（二）不准对医院提出检查项目之外的额外要求，或向医院打听与评审工作无关的商业秘密。

（三）不准降低医院评审检查标准和简化检查评定程序，或以个人的好恶来随意解释和评判评审标准。

（四）不准向医院对是否通过评审发表意见。

（五）不准带随从、助手等其他人员一同参与评审工作或代替评审工作。

（六）不准利用评审员的特殊身份和影响力，为有利益关系的医院通过评审提供便利。

（七）不准在暗访检查中以任何方式向医院及其他相关人员泄露自己的真实身份、行程安排和检查情况。

（八）不准随意留取或泄漏医院的有关资料。

（九）不准以辅导、咨询、培训、管理等名义向医院推荐或洽谈与医院评审工作无关的业务事宜。

（十）不准要求、暗示和接受医院安排的旅游及其他休闲娱乐活动。

评审员在评审过程中有上述情形之一的，卫生行政部门、医院评审组织应当及时纠正；后果严重的，应当取消其参与评审工作资格；涉嫌违法犯罪的，移交司法机关依法处理。

三、评审员礼仪

为体现评审工作的严肃性和对医院的尊重，在评审过程中，评审员应注意仪表和礼仪。

（一）评审员应着正装，佩戴评审员胸牌。

（二）评审员在与医院交流时，应表现礼貌待人，态度谦和，每结束一次访谈或得到员工每一次工作配合后，均应说"谢谢"。

（三）在每日晨会和集中反馈会会议开始前，应将手机调为静音状态。

（四）在检查过程中或访谈过程中，除紧急事务外，一般不接手机。

（五）评审员只可在指定地点谈论有关医院事宜，非规定地点一律不得谈论

四、评审员回避制度

根据《医院评审暂行办法》(卫医管发〔2011〕75号)和《医院评审评审员库管理办法(试行)》(卫办医管发〔2011〕159号)的有关规定,为保证评审结果公平、公正,特制定本制度。

(一)评审员在接到评审组织的评审任务后,如与被评审医院有利害关系,可能影响评审公正性的,应当在接到评审任务后的3个工作日内将本人签名的《评审员回避申请表》传真至评审组织。

(二)评审组织在接到医院现场评价《评审员回避申请表》后的1个工作日内,回复是否同意其回避。

(三)本规定中评审员与被评审医院有利害关系的,包括以下情形:

1. 在一年内曾在该院进行过医院评审讲座及模拟评审。
2. 曾在该院工作或担任顾问。
3. 配偶或直系亲属在该院工作或担任顾问。
4. 与医院有直接经济利益关系。
5. 与医院领导是同学、朋友,难以公平评价。
6. 其他评审员认为需要提出回避。

(四)不主动提出回避者,一经发现,应立即终止其评审活动,已完成评审活动的,评审结果无效。

评审员回避申请表

姓　名		职务	
工作单位			
拟评医院			
回避理由	申请人(签名): 　　　　　　　　　　　年　月　日		
评审组织意见	□ 同意回避		□ 不同意回避
	负责人(签名): 　　　　　　　　　　　年　月　日		

五、评审员再评价制度

（一）为提升评审员评审水平、能力和工作态度，规范评审员执业行为，使新周期评审工作有效推进，完成以追踪方法为主要评审模式的工作目标，特设立评审员再评价制度。

（二）各级评审组织应不断完善对评审员的评价结果，以及在评审工作中的表现、能力和水平进行再评价的管理机制。

（三）通过跟踪评审员成长的轨迹，了解每个评审员掌握标准的水平，追踪方法掌握的能力，发现评审员在评审中的问题，以便明确培训的指向，增强培训的针对性，检验培训的效果，提高培训的质量。

（四）要建立有效监督评审员行为规范的方式方法。

（五）各评审机构应建立和不断完善评审员评价方法和考核指标，应用PDCA的管理方式，科学管理评审员，使评审员队伍的质量不断提高，能力水平、人文素质都得到不断提高，成为各级评审机构和各级医院欢迎的、对医院持续改进能起到真正帮助作用的一支队伍。

（六）可尝试实施评审员自评、委托单位评价、受评单位评价、结果分析评价等多种评价方式，多个方面验证评价结果，例如：自行填表评价、委托单位填表评价、医院多种评价结果、以便为相互验证评价结果供参考。

评审员自评/建议反馈表

评审员姓名	单位		职务/职称	
受派前往	省（市）自治区		医院（级别	等别 ）
承担观察任务				
承担带教任务				
承担评审任务	□ 医院管理组	□ 医疗药事组		□ 护理院感组
评审员工作情况总结 1. 卫生行政部门工作安排是否利于评审工作开展 2. 医院接待工作安排是否符合卫生部规定 3. 完成任务感觉困惑的问题 4. 完成任务需要补充的知识 5. 其他意见和建议				

评审员工作评价反馈表

派往省厅＿＿＿＿＿＿＿＿＿＿＿＿＿＿＿＿＿＿＿＿
受派遣评审员姓名＿＿＿＿＿＿＿＿＿＿＿＿＿＿＿＿＿
医院＿＿＿＿＿＿＿＿＿＿＿＿＿＿＿＿＿＿级别＿＿＿ 等别＿＿＿
承担观察任务
承担教学任务
承担评审员任务　　□医院管理组　　　□医疗药事组　　　□护理院感组
对其工作情况评价（提纲）
一、遵守评审员"十不准"的情况
二、工作能力情况（标准掌握准确性、检查路线设计合理性、与院方沟通、对各类问题应答能力等）
三、工作责任心如何（信息采集覆盖面、条款解释说明、反馈报告书写水平）
四、建议，希望其在以下哪方面还需加强：（标准学习、访谈技巧、追踪检查应用、知识面等）
五、对评审机构工作的建议

单位全称
（盖章）
时间

医院对评审员意见反馈表

（医院盖章）

评审员姓名		组别	
医院名称			
现场评价时间	年　月　日—年　月　日		
对评审员评价			
评价内容 （请在相应的选项内打"√"）	是		否
1. 着装得体			
2. 问话易懂			
3. 行为规范			
4. 待人客气			
5. 时间观念			
6. 尊重员工			
7. 尊重患者			
总体素质	好	一般	需提高
其他意见和建议（公正性、客观性、专业性）：			

第三章 现场评价工作实施

第一节 评审工作会议

一、评审员共识会

（一）会议目的

1. 增加评审组成员间的沟通机会，分享相关信息，形成团队意识。
2. 使组长及时掌控整体工作进展情况，按进度调整工作分工。
3. 共同研究讨论在评审过程中发现的问题，迅速达成共识，完成后续工作任务。
4. 明确需与医院统一沟通的问题。
5. 核议评审结果和评审报告，形成初步评审结论，减少评审过程中的偏颇。
6. 使评审员在各个方面最大限度达到同质化。

（二）参会人员

全体评审员，由队长召集并主持。

（三）会议时间

1. 会议分为评审前（进入医院前一天）、现场工作期间、评审结束前。
2. 频次：进入医院前一天；进入后每天午餐时、晚餐后各召开一次共识会，时间30～60分钟。
3. 评审结束前由队长选定合适的时间召开，对评审结果进行集体核议。

（四）会议内容

1. 评审员相互通告本次检查安排，明确追踪检查走访的区域。
2. 分享各自在评审过程中所发现的亮点与问题，根据发现的某些重要事项尽快调整、补充或修订检查计划和检查路径，扩大问题条款的检查样本。
3. 决定连续性追踪活动所要合作考察内容与区域，确定后续评审活动，明确各位评审员之间需要协助的内容，确定需与医院进一步沟通的问题。

4. 及时总结、归纳在个案追踪与系统追踪环节中需要写入检查报告中的内容,并对反馈内容表述达成共识。

5. 核议评审初步结果与自评结果不符的条款、不达标条款(D)、达标条款(A)、自评和评审中不适用医疗机构的条款(E)、评审报告及评审结论等,使每一项评价结论都体现评审团队的共识。

6. 各种会议由队长负责召集,队长与评审员之间无领导与被领导关系。每位评审员都是独立评审员,均应独立思考,以事实为依据,以评审标准为原则,讨论时各抒己见,达成共识后形成结论,不在会下议论。

7. 特别提醒评审员易出现、应注意的问题:

(1) 检查和访谈中不接听手机电话(必要时请联络人员代接)。

(2) 检查期间不外出就餐或会亲访友。

(3) 非指定地点不谈论医院相关事宜。

(4) 访谈谦虚和蔼,倾听访谈对象陈述。

医院评审现场评价条款结果确认单

受检医院:＿＿＿＿＿＿＿＿＿＿＿＿＿＿＿

依据《三级综合医院评审标准实施细则(2011年版)》,结合医院实际情况,对任务条款进行了现场评审与结果评判,经评审员研究并达成共识,评审结果如下:

A级-优秀:＿＿＿＿＿ B级-良好:＿＿＿＿＿ C级-合格:＿＿＿＿＿

D级-不合格:＿＿＿＿＿ E级-不适用:＿＿＿＿＿

其中,

综合管理组	医疗药事组	护理院感组
A级:＿＿＿＿	A级:＿＿＿＿	A级:＿＿＿＿
B级:＿＿＿＿	B级:＿＿＿＿	B级:＿＿＿＿
C级:＿＿＿＿	C级:＿＿＿＿	C级:＿＿＿＿
D级:＿＿＿＿	D级:＿＿＿＿	D级:＿＿＿＿
E级:＿＿＿＿	E级:＿＿＿＿	E级:＿＿＿＿

评审员签字:

＿＿＿＿＿＿ ＿＿＿＿＿＿ ＿＿＿＿＿＿
＿＿＿＿＿＿ ＿＿＿＿＿＿ ＿＿＿＿＿＿
＿＿＿＿＿＿ ＿＿＿＿＿＿ ＿＿＿＿＿＿

年　月　日

二、评审开幕会

（一）会议时间

评审第一天上午 8:00~9:00。

（二）会议地点

由医院安排，并在开会的前一天晚上向评审组联络员告知。

（三）参会人员

1. 医院院领导和职能部门负责人和院方联络人员。
2. 卫生行政部门领导、全体评审员、联络员。

（四）会议主持

由评审组带队队长主持。

（五）会议议程

1. 主持人宣布会议开始。
2. 由院长介绍医院主要领导和有关卫生行政部门领导并致欢迎词（5分钟）。
3. 上级和有关领导讲话（5分钟）。
4. 队长介绍评审组成员、日程安排及有关评审事项的说明（10分钟）。
5. 医院院长汇报《医院评审自评与持续改进工作报告》（PPT）（30分钟）。
6. 医院介绍资料查阅、访谈和临时办公地点（3分钟）。
7. 医院介绍院方为评审员配备的助手，并与评审员对接。
8. 开幕会结束。

××医院现场评价开幕会会议议程

```
时间：××年××月××日上午8:00~9:00
地点：医院行政楼会议室
内容：医院评审工作汇报和具体安排
主持：评审组队长
议程：1. 院长介绍医院领导，并致简短欢迎词（5分钟）
     2. 上级和有关领导讲话（5分钟）
     3. 评审队长介绍评审员、评审日程、此次评审任务和评审有关事项（10分钟）
     4. 院长进行医院评审工作汇报（30分钟）
     5. 医院各组联络员与评审组评审员对接（5分钟）
     6. 会议结束
```

开幕会评审带队队长讲话规范

（一）介绍评审团队成员（包括评审员和联络员）

评审员××，不介绍评审员所在单位和职务，评审期间统一称谓为姓老师，如谢老师。

（二）介绍本次评审的依据

国家××年颁布的××级综合（专科）医院评审标准及其实施细则。

（三）介绍整个医院评审过程的工作计划，如每一天的议程，召开晨会、追踪会和反馈会的时间安排。

（四）介绍评审工作分组情况。

（五）介绍评审员工作室的工作要求。

（六）介绍需要院方配合的事宜。

（七）简单介绍整个评审检查中，追踪检查方法的应用。重点理解评审过程是发现医院管理系统中的问题，促进医院质量安全体系建设，促进医院科学管理的实施和医院管理全面质量持续改进的过程。

（八）评审员公正性申明。

三、晨会简报

（一）会议目的

1. 增加评审员和医院相互沟通的机会，减少、避免医院有关评审信息的误读、误判。
2. 使医院及时了解检查中发现的问题，以便及时进行改进。

（二）会议地点

由医院安排，并在开会的前一天晚上向评审组联络员告知。

（三）参会人员

1. 医院院级领导。
2. 中层职能部门负责人。
3. 前一天评审所涉及的科室负责人。
4. 医院内审员。
5. 医院认为应参加的人员。

（四）会议时间

1. 时间　现场评价第二天开始，每天 8:00 或 8:30，不超过 20～30 分钟。
2. 综合管理组、医疗药事组、护理院感组分别由一名评审员进行简报。

（五）会议内容

1. 列举前一天检查工作中发现的问题，其问题需经过小组讨论确定。
2. 晨会前准备　对于不确定的问题，待核实、求证后，再确定是否反馈给医院，否则，不在晨会上通报。
3. 晨会上反馈的内容只列举事实，不进行分析和判定，如：在××号楼三个楼层出口处均发现防火门关闭不全；××号楼检验科的实验室出口处地面上堆放危险物品等。
4. 简单通报当日工作安排，如：继续追踪、座谈会、质量改进会议等。

（六）几点注意事项

1. 除评审员外，其余人员不在晨会期间发言。
2. 晨会内容每日不重复，即前一天已经通报过的内容，次日不再重复简报。
3. 如医院对评审员简报内容有异议，不现场申辩，医院可与联络员联系，提供补充的证据资料，以避免评审员误判。
4. 评审过程评审员或院方均不得照相及摄像，晨会简报仅以口头形式通报，不用PPT形式。

四、医院各管理委员会质量管理与持续改进工作会

（一）会议目的

1. 了解医院职能部门日常监管及相关数据的获取能力，以及应用管理工具的能力。
2. 了解委员对各自职责的熟悉程度，以及委员会解决问题的能力和运作方式。
3. 指导医院各委员会如何发挥作用，如何科学、有效地开展日常监管工作。

（二）会议地点

由医院安排，并在开会的前一天晚上向评审组联络员告知。

（三）会议时间

一般安排在第三天下午进行，通常一个小时内结束。

（四）会议主持

评审员主持。

（五）会议形式

可以按照医院管理、医疗药事和护理院感组分别进行，也可以三个组统一进行。

（六）会议程序

1. 确定议题

通过前两天评审组发现的问题，经小组讨论后，确定一个议题，并于第二天的下午或晚上告知医院，并告知医院需要召开什么类型的委员会会议，需医院做什么准备工作，需报告的人员。

2. 医院准备

根据议题，医院相关职能部门收集该议题的有关数据，并进行原因分析，由职能部门报告人做好报告准备。

3. 会议召开

（1）参会成员，各位委员自我介绍。

（2）职能部门报告人汇报该议题及有关的日常监管数据、存在的问题及进行的原因分析。

（3）参会委员进行讨论，并提出改进该问题的具体措施。

4. 评审组点评

（1）对医院提出相关问题分析过程是否规范。

（2）针对问题提出相关意见和建议。

（3）通过会议全过程演示，发现医院管理中的亮点，指导医院各层领导理解和掌握 PDCA 原理在实际管理中的运用。

（4）避免开成问答会或评审员为主体的答辩会议，应充分调动院方的主观能动性，真正实现以评促建的评审目标。

五、现场评价反馈会

（一）会议目的

1. 以最快的方式将评审员有关工作的重点内容向医院进行概括性反馈，只反馈评审员达成共识的内容。

2. 评审员通过与院方沟通，传递以评促改、以评促建、评建结合、重在内涵的评审理念，使院方感受到评审员严谨的工作作风，以事实为依据的工作态度，并对检查出的问题和不足能够快速了解，以便及时、持续改进。

3. 激励医院各级管理者正确认识和对待医院存在的问题，树立持续改进的信心，制订出有效的改进措施，使评审员提出的问题真正做到改进，促进医院整体管理水平上新台阶。

（二）会议时间

评审最后一天下午，利用 1 个小时时间进行现场反馈医院的亮点和不足。

（三）会议地点

由医院安排，并在开会的前一天晚上向评审组联络员告知。

（四）参会人员

医院领导、职能部门负责人及医院指定参会人员，卫生行政部门领导，全体评审员、联络员。

（五）会议主持

由当地卫生行政部门有关人员或医院领导主持。

（六）会议议程

1. 主持人宣布会议开始。
2. 医院管理组反馈（10 分钟）。
3. 医疗药事组反馈（10 分钟）。
4. 护理院感组反馈（10 分钟）。
5. 病案首页结果反馈（15 分钟）。
6. 院长表态性发言（5 分钟）。
7. 当地卫生行政部分负责人讲话（5 分钟）。
8. 主持人宣布会议结束。

（七）会议内容

1. 医院评审的总体情况，包括工作量、检查路线、亮点和存在的问题。
2. 医院管理存在的系统问题。
3. 对医院存在的问题进行分析。
4. 针对医院提供的病案首页中的问题进行分析。
5. 提出改进意见和建议。

（八）注意事项

1. 不反馈评审结果和结论。
2. 晨会简报说过的具体问题细节不在反馈会上重复。
3. 需院领导了解的不足之处不在反馈会上讲，只与院领导沟通。
4. 反馈仅以口头形式，而不用 PPT 形式汇报，亦不采用录像或摄像的形式展示现场所见。

第二节 现场评价日程安排

一、现场评价日程

天　数	时　间	任　务	地　点
检查第一天	08:00~09:00	开幕会，听取院长汇报	医院会议室
	09:00~12:00	现场检查	医院
	12:00~13:30	午餐并评审组共识会	午餐就餐点
	14:30~18:00	现场检查	医院
	18:30~22:00	晚餐并评审组共识会	晚餐就餐点，住地会议室
检查第二天	08:30~09:00	每日晨报	医院会议室
	09:00~12:00	现场检查	医院
	12:00~13:30	午餐并评审组共识会	午餐就餐点
	14:30~18:00	现场检查	医院
	18:30~22:00	评审组共识会	晚餐就餐点，住地会议室
检查第三天	08:30~09:00	每日晨报	医院会议室
	09:00~12:00	现场检查	医院
	12:00~13:30	午餐并评审组共识会	午餐就餐点
	14:30~17:00	查缺补漏	医院
	17:00~18:00	系统追踪会	医院会议室
	18:30~22:00	评审组共识会	晚餐就餐点，住地会议室
检查第四天	08:30~10:30	合议结果	住地会议室
	11:00~12:30	现场检查反馈会	医院会议室
返回			

二、现场评价日程安排细目（评审组可依据评审任务在此基础上加减）

	第一天
08:00～09:00	开幕会： （1）评审带队队长主持并介绍评审员，介绍评审日程安排、相关规定和注意事项，并对评审活动进行初步介绍。解答院方提出的相关问题。 （2）医院领导介绍医院与评审员对接人员，备查资料和工作室。 院长：报告医院情况，包括：医院组织结构和宗旨、概况，及其所提供服务与质量管理业绩，医院评审自评工作情况和持续改进结果。 评审组与医院各组联络员对接
09:00～12:00 备查资料 （指定房间） 评审各组时间安排细目	综合管理组、医疗药事组、护理院感组现场检查工作开始进行 评审办给医院提供的文件准备目录，包括：《医院自我评价记录表》、院长汇报资料、《医院评审申请书》、医生和其他在职员工的名单（包括聘用日期、所在科室和职位，医师处方与病历签名或印章样式）等列出的文档 院领导访谈： （1）以质量、绩效问题为主题的管理思路。 （2）介绍医院医疗质量和患者安全管理的基本情况，院长可就某一医疗质量和患者安全持续改进过程相关情况进行介绍
12:00～13:00	午餐及小组共识会
13:00～15:30	午休
15:30～17:50	临床追踪检查　　　　临床追踪检查　　　设施、设备、环境
18:00～19:20	晚餐
19:00～22:00	小组沟通（确定晨会汇报问题）、阅读病历、查阅资料
	第二天
08:00～08:15	晨会（对前一天检查的问题向医院汇报）
08:20～11:50	各评审组现场检查
12:00～13:00	午餐及小组共识会
15:30～17:50	临床追踪检查
18:00～19:20	晚餐及小组共识会
19:00～22:00	小组沟通（确定晨会汇报问题）、阅读病历、查阅资料 病历：至少抽取20份出院病历，包括：死亡病例（围术期和新生儿）、Ⅰ类切口感染、压疮、重返手术室、临床路径等

续表

第三天	
08:00～08:15	晨会（对前一天检查的问题向医院汇报）
08:20～11:50	各评审组现场检查
12:00～13:00	午餐及小组沟通会
15:30～16:50	临床追踪和文件核查及查缺补漏
17:00～18:00	质量和安全改进工作会议
18:00～19:20	晚餐及小组共识会
19:00～22:00	小组沟通：（1）各组对所有条款 A 和 D 条款进行核议，达成共识 （2）对各组现场反馈报告内容进行沟通，达成共识
第四天	
08:30～10:30	书写评审报告、合议结果
11:00～12:30	现场评价结果反馈
12:40～13:30	午餐
14:00～	现场评价结束、评审员返程

三、会场要求

（一）宾馆会议室

医院应当在评审员驻地准备能够容纳 15 人左右的圆桌会议室 1 间，用于小组共识会。该会议室应有会议桌椅、电源插座、无线网络、电脑（能够打开 office 2010 文档）、打印机、投影仪、碎纸机、A4 白纸、红（黑）签字笔、铅笔、橡皮、订书机、曲别针等办公用品。

（二）医院访谈室

医院除准备能够容纳 15 人左右圆桌会议室 1 间之外，还应准备可供 5～6 人交流使用的访谈室 1～2 间备用。

（三）其他资料

评审期间医院为每位评审员准备纸质版的评审资料汇编 4 套，内容包括：医院评审申请书、医院自评报告及其明细。

四、熟悉会场

评审组成员抵达医院安排的住地后,联络员应提前到住地会场和医院熟悉情况,查看是否满足要求。并大致查看医院有无违反医院"十不准"(如院内张贴欢迎标语、悬挂彩旗、搭建气球拱门等),如有发现应及时告知医院撤除。

五、就餐要求

根据评审员工作的要求,正式检查开始后,为方便评审员沟通,每日的午餐为便餐,评审员独立进餐,不安排酒类饮料。

在保证营养和分量的前提下,菜品适量,不安排高档菜(如鲍鱼、海参、鱼翅等)。如有必要,联络员可在每餐前审阅菜单。

六、其他事项

评审期间,医院为每位评审员配备一名助手,协助评审员记录和收集资料。

第三节 个案追踪

一、概述

1. 从现有患者住院一览表优先选择符合追踪要求的病例(可为一位患者,也可是某种特定疾病),追踪其在医院内接受诊疗服务的全程经历。
2. 评审员通常会选择接受不同学科、复杂服务并需要与不同的科室、部门联系的患者,以评估连贯的服务。
3. 评审员跟随所选择的追踪个案在医院内的经历路径,着眼于医院内不同部门、员工所提供的服务,以及如何在他们之间将患者的服务和信息进行传递,使之得到可及和连贯的服务。
4. 个案追踪检查方式能揭示医院的系统问题,观察和考虑医院内不同员工提供的服务及相互协调,是否为患者提供高质量和安全的治疗服务。
5. 患者追踪的数量根据医院的规模、服务的复杂性和检查天数而定。
6. 追踪开始于现住院患者和病例所在病房或部门,从那里检查追踪患者从入院至出院的整个治疗服务过程。
7. 整个追踪过程大约需要2~3小时左右,根据患者的复杂性或其他情形,追踪检查时间可能会缩短或延长。

8. 在追踪该患者期间也可以同时回顾其他若干个病历记录。

二、目的

追踪患者个案在医院内的经历，以评估医院的诊疗服务活动是否符合评审标准，追踪的路径是根据患者从入院前至出院后在医院接受诊疗和服务的过程，在该患者个案追踪活动期间，检查者将：

（一）用"以病人为中心"的服务理念，从"患者"角度实际感受诊疗服务的经历，了解与评价医院整体的服务品质。

（二）通过追踪个别患者在医院医疗护理系统中的经历与感受，评价医院服务整体的连贯性。

（三）评价患者在接受诊疗的服务过程品质、环境设施，注重患者安全、权益及隐私的保护、医院感染控制。

（四）评价医院对医院评审标准的遵从程度（即评价医院对规章、制度、流程、诊疗常规与操作规程、临床路径等文件的执行力）。

三、医院参与者

该追踪患者所涉及的治疗服务提供者，包括医师、护士、药房和医技科室工作人员，及其他支持患者诊疗服务的其他员工等。

四、评审员

医疗药事组、护理院感组和综合管理组。

五、实施步骤

1. 与负责提供该患者治疗服务相关的员工一起回顾病历，如负责的员工不在，评审员可能与其他员工交流。院方陪同的管理人员应限定1~2人数。另外与该患者照护相关的员工都可能被访谈或交流，如需要评审员还有可能与营养师讨论有关患者的营养问题。

2. 回顾该患者评估、诊断、治疗计划制订与审核的过程，如何为患者制定最佳的住院诊疗计划或方案。

（1）患者评估与再评估。

（2）了解如何选择患者进入医院现行的"临床路径"的过程。

（3）了解如何使用医院现行临床诊疗指南、疾病诊疗规范、药物临床应用指南、临床路径，规范诊疗行为。

（4）了解对疑难、危重、恶性肿瘤患者实施多学科综合诊疗。

3. 直接观察对患者的服务。

4. 观察医技检查项目应用适宜性、服务时限计划执行过程。

5. 观察给药流程。

（1）抗菌药物的规范使用；

（2）肠道外营养的规范使用；

（3）激素类药物与血液制剂的规范使用；

（4）肿瘤化学治疗等特殊药物的规范使用。

6. 观察医院感染控制问题。

7. 观察诊疗计划执行过程。

8. 讨论质量监测数据是如何形成和使用，从质量监测数据中学到了什么，做了什么，如基于监测数据的持续质量改进活动。

9. 如何形成和使用单病种过程质量等质控指标，监控临床诊疗质量。

10. 观察影响安全的问题及员工在减少风险中所承担的角色。

11. 如果得到患者或家属的允许，访谈患者或家属。关注诊疗服务的进程，确认在追踪检查中发现的问题。

12. 在访问急诊室期间，评审员专注于急诊管理和考察患者流动问题，患者流动问题同样在辅助科室及其他患者服务单元可能被追踪。如患者需要输血，评审员可访问血库。

13. 访谈员工。

14. 评审员到达某一患者服务区域，想要访谈的员工正好在忙而需要等待时，评审员可巡查病房，追踪其他相关项目，观察治疗、服务等。评审员尽可能避免在同一时间与另外评审员检查同一病房或部门。

15. 在个案追踪发现某一系统问题，可再做系统追踪，可交给其他组进行，也可本组进行。

六、选择追踪患者需注意问题

选择优先追踪住院患者满足以下其中 2 条者即可。但并不局限于这几条：

1. 手术后 5～7 天可以接受访问的患者；

2. 手术全麻或术后曾进入 ICU 接受呼吸机治疗与血气分析检查的患者；

3. 接受能体现本科服务能力的（不含外院支持的，属三类技术项目的，或由科主任主刀手术）手术的患者。

4. 或是术前经本院多学科/专业专家讨论过的手术后患者。

5. 或实施恶性肿瘤（乳癌、胃癌、结直肠癌、宫颈癌）手术（术前涉及放疗、化疗）的患者。

6. 或其他由评审员选定的病例。

7. 或是由科室推荐的 3~5 个病例中，再选择 1~2 个病例。

8. 评审员根据医院规模与功能、任务，还可能抽查 2~3 份其他额外病例，以寻找证据确认已发现而未最终确定的问题。根据实际情况下列标准可用于指导评审员选择病例：

（1）相似或同一诊断或检查；

（2）患者即将出院；

（3）同一诊断但不同主管医生；

（4）同一检查但不同地方；

（5）同年龄或同性别；

（6）住院时间长短。

七、个案追踪范例——急性心肌梗死患者

（一）采样地点

个案追踪的采样点可在医疗服务全程的任何环节开始。

急诊──→心导管室──→CCU──→病房

（二）采样内容

患者评估、员工资格、急救、药物管理、院感控制、疼痛管理、知情同意、危急值、患者交接、康复治疗等。

（三）具体方法

见图 3.1。

（四）覆盖条款

第二章：急诊绿色通道管理、患者合法权益、就诊环境管理（共 10 个条款）

| 2.3.1.1 | 2.3.1.2 | 2.3.2.1 | 2.3.2.2 | 2.3.3.1 |
| 2.6.2.1 | 2.6.3.1 | 2.8.2.1 | 2.8.3.1 | 2.8.4.1 |

第三章：查对、沟通、手卫生、药品、危急值、意外事件、不良事件、患者参与（共 19 个条款）

3.1.1.1	3.1.2.1	3.1.3.1	3.1.4.1
3.2.1.1	3.2.3.1		
3.4.1.1	3.4.2.1		

3.5.1.1　　3.5.1.2　　　3.5.2.1
3.6.1.1　　3.6.2.1
3.7.1.1　　3.7.2.1
3.9.1.1　　3.9.2.1
3.10.1.1　 3.10.2.1

第四章：质量组织、质量改进、介入诊疗（共20个条款）
4.1.1.3　　4.1.2.1　　　4.1.2.2
4.2.1.1　　4.2.1.2　　　4.2.2.3　　　4.2.5.1　　　4.2.6.1
4.21.1.1　 4.21.1.2　　 4.21.2.1　　 4.21.2.2　　 4.21.3.1
4.21.3.2　 4.21.3.3　　 4.21.3.4　　 4.21.4.1　　 4.21.5.1
4.21.6.1　 4.21.6.2

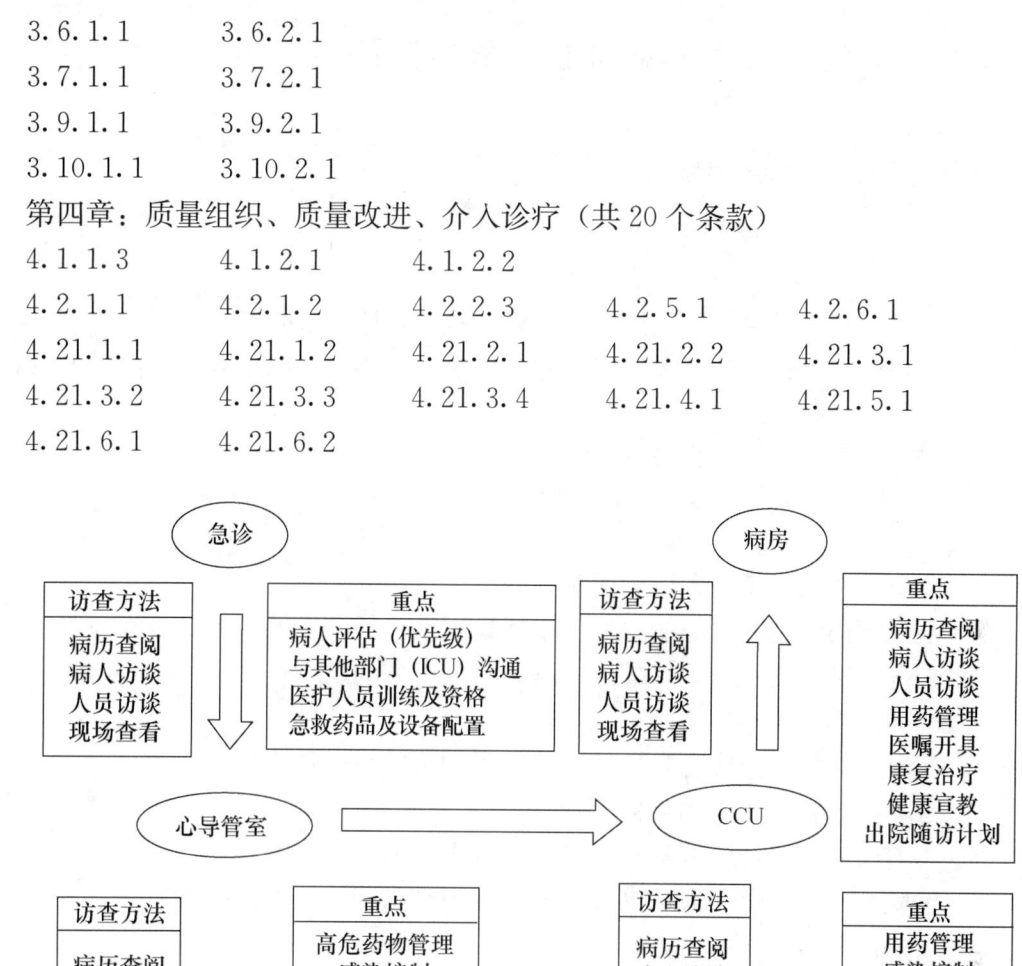

图 3.1　急性心肌梗死个案追踪方法图

第四节 系统追踪

一、医院感染控制系统追踪

（一）目的

　　1. 确定医院在感染管理工作中的优势项目（领域）或亮点。
　　2. 发现医院在感染管理中存在的薄弱环节，并确定其感染暴发风险及其对医疗质量和医疗安全的影响。
　　3. 提出今后的改进措施与建议。

（二）医院参与者

　　1. 主管医院感染管理方面的医院领导。
　　2. 医院感染管理部门专职人员（主任、医生、护士、检验人员等）。
　　3. 护理部副主任（负责医院消毒隔离方面工作的）。
　　4. 临床药师（主管药师职称以上）。
　　5. 从事微生物检测或有微生物专业知识的检验科工作人员。
　　6. 参与感染管理的兼职临床医师。
　　7. 负责医院环境清洁消毒和医疗废物管理的人员。
　　8. 医院后勤装备部门人员（如负责医疗用品采购、医院改扩建）。

（三）评审员

　　一般由负责护理院感组评审员实施，其他评审员有需要可共同实施。

（四）追踪检查方法与路径

　　可以从随机抽取下列病种的住院病历检查开始，将其从住院病历检查中获得的信息，用于评价患者在医院内接受诊疗过程中、实施各类操作中，遵循评审标准要求的程度，对各种单个因素进行追踪评价，如诊疗计划制订、围术期感染预防与控制、辅助服务部门以及各类形式的数据信息等，可随机选择以下几种病患或手术的住院患者，但不限于这几种：

　　（1）人工髋关节置换术或人工膝关节置换术患者。
　　（2）冠状动脉搭桥术患者。
　　（3）入住 ICU 发生呼吸机相关肺炎（VAP）患者。
　　（4）血液净化（HBV）伴乙肝、丙肝等特异性感染患者。
　　（5）住院期间发生多重耐药菌（MDR）感染患者。
　　（6）伴乙肝、丙肝等特异性感染患者阴道分娩或剖宫产等。

确定感染预防与控制管理系统中潜在的危险因素，参照所选择主题在实现过程中所涉及各个诊疗单元，从某一个诊疗单元开始，到另一个单元，查看各个诊疗单元的卫技人员遵循评审标准要求的程度与访谈相关人员了解评审要求与目标的知晓程度。可从以下多个选项中选择着手进行检查，但不限于：

（1）外科手术部位感染预防与控制。
（2）导尿管相关尿路感染的预防与控制。
（3）血管导管相关感染的预防与控制。
（4）呼吸机相关肺炎的预防与控制。
（5）多重耐药菌感染的预防与控制。
（6）血液透析相关感染预防与控制。
（7）医务人员的标准防护。
（8）传染病的医院感染管理等。

也可以从贯彻落实医院感染管理办法、已经发布的规范标准等方面入手进行检查。设计检查路径与内容均应符合并基本覆盖上述所列内容的评价标准与实施细则条款的基本内容。

评审员从确定的检查路径与内容开始感染控制系统的追踪，可根据现场发现情况的需要，评审员及时转移到相关的其他区域，继续追踪整个医院的感染控制流程。在整个检查期间所有涉及的部门，评审员都可以观察员工的工作情况，并了解员工的医院感染控制实际情况；评审员与医院负责感染控制项目的员工一起举行一个简短的小组会议。通过讨论和小组会议，指出亮点并确认存在的潜在的感染控制风险问题，全面了解医院感染管理的水平与能力。

（五）访谈与讨论

评审员从感染控制追踪活动或规范标准执行检查的经历、医院感染控制监测数据和其他感染控制相关数据来设定与医院讨论的案例情景。在设定的情景讨论中要求与之有关的员工一起讨论医院感染控制项目，讨论内容包括但不限于以下几个方面：

（1）如何定义感染患者和医院感染患者。
（2）感染患者如何被考虑为医院感染控制项目的对象。
（3）没有感染的患者又是如何被考虑为医院感染控制项目的对象。
（4）以往和当前的感染监测活动，一般为检查前12个月或对发现重要线索可追踪更长时间。
（5）如何分析感染控制数据，包括如何纵向与横向比较的结果。
（6）感染控制数据的报告，医务人员报告的依从度、准确性、频度和报告对象。
（7）具体的预防和感染控制活动（员工培训、患者/家属的教育、卫生清洁程序、手卫生、手术前预防抗菌药物分级管理等）中的亮点和存在的问题、潜在的风险。

（8）无论是已完成或还是正在改建中的建筑环境，是否考虑感染控制的需要。

（9）根据监测结果是否采取了感染控制行动，是否取得预期效果，没有取得预期效果的原因是什么？

（10）医院感染控制组织针对存在的问题与缺陷是如何采取行动的，哪些建议被院长采纳，针对性修改了的那些医院感染控制政策与程序，由谁监管其成效？

（11）评审员认为需要考察的其他内容，但不超越本评审标准范围的内容。

在讨论过程中务必涉及医院感染的监测数据。讨论感染控制项目涉及的监测数据和感染报告活动，另外由评审员设定情景进行讨论，同样也鼓励医院展示突出不同方面的感染控制项目监测案例进行讨论。评审员可以进行包括但不限于下列情景的案例讨论：

（1）针对出现不明原因发热的住院患者时感染控制活动如何应对。

（2）术后患者感染如何应对。

（3）患者手术后被再次收住院如何应对。

（4）如何给患者开具新的抗菌药物（有相应的药物过敏培训、血培养或血的检验结果，或其他用于给药的实验室检查）。

（5）如何根据患者的感染性疾病诊断给予患者恰当的隔离措施或预防措施。如：水痘、肺结核、流行性感冒、嗜血杆菌感染、脑膜炎球菌感染、耐青霉素肺炎球菌感染、百日咳、支原体感染、流行性腮腺炎、风疹、耐甲氧西林金黄色葡萄球菌（MRSA）感染、耐万古霉素肠球菌（VRE）感染、艰难梭菌感染、呼吸道合胞病毒（RSV）、皮肤感染（脓疱病、虱子、疥疮）等。

（6）有关紧急突发事件发生时（如不明原因肺炎、不明原因腹泻、不明原因脑膜炎、不明原因手术部位感染、不明原因传染病等）的感染控制活动。

（7）对免疫抑制剂使用的患者应该采取的隔离或预防措施。

（8）新进或大修压力蒸汽灭菌器或其他灭菌装置时的感染控制措施。

（9）清洗消毒灭菌出现问题时的感染控制措施。

（10）活动性肺结核患者在门诊就诊、入院时的感染控制措施。

（六）与医院感染管理相关条款（表3.1）

表 3.1　与医院感染管理相关条款

条款编号	评审条款
2.8.3.1	就诊、住院的环境清洁、舒适、安全。
3.4.1.1	按照手卫生规范，正确配置有效、便捷的手卫生设备和设施，为执行手卫生提供必需的保障与有效的监管措施。
3.4.2.1	医务人员在临床诊疗活动中应严格遵循手卫生相关要求（手清洁、手消毒、外科洗手操作规程等）。
4.1.2.1	有医院质量与安全管理委员会及各质量相关委员会，人员构成合理，职责明确。

续表

条款编号	评审条款
4.2.7.1	建立医疗质量控制、安全管理信息数据库，为制订质量管理持续改进的目标与评价改进的效果提供依据。
4.5.7.2	医院对科室有明确的质量与安全指标，医院与科室定期评价，有持续改进的效果。
4.5.8.1	新生儿病室符合规范。
4.5.8.3	新生儿室感染管理符合规范。
4.8.1.1	急诊科布局、设备设施符合《急诊科建设与管理指南（试行）》的要求。
4.9.1.1.1	重症医学科布局、设备设施符合《重症医学科建设与管理指南（试行)》的基本要求。
4.9.4.1	有医院感染管理相关规定，对呼吸机相关性肺炎、导管所致血行性感染、留置导尿管所致泌尿系感染有预防与监控方案、质量控制指标，并能切实执行。
4.10.1.1	健全传染病防治与医院感染管理组织架构，完善管理制度并组织实施。
4.10.2.1	根据相关法规要求设置感染性疾病科，其建筑规范、医疗设备和设施、人员应符合国家有关规定。
4.15.5.2（★）	根据《指导原则》结合本院实际情况制订"抗菌药物临床应用和管理实施细则"和"抗菌药物分级管理制度"，并检查落实情况。
4.16.7.2	有完整的标本采集运输指南、交接规范、检验回报时间控制等相关制度。
4.17.3.1	有医院感染控制与环境安全管理程序与措施，遵照实施并记录。环境保护及人员职业安全防护符合规定。
4.20.1.1	依据《医院感染管理办法》建立医院感染管理组织，负责医院感染管理工作。
4.20.1.2	有相应的规章制度，将医院感染的预防与控制贯彻于所有医疗服务中。
4.20.2.1	有医院感染管理培训计划、培训大纲和培训教材，实施全员培训。
4.20.3.1	医院感染专职人员和监测设施配备符合要求，开展目标性监测、全院综合性监测。
4.20.3.3	有医院感染暴发报告流程与处置预案。
4.20.5.1（★）	有多重耐药菌医院感染控制管理规范与程序，实施监管与改进。
4.20.5.2（★）	有多部门共同参与的多重耐药菌管理合作机制。
4.20.6.2	有细菌耐药监测及预警机制，各重点部门应了解其前五位的医院感染病原微生物名称及耐药率。
4.20.8.1	有医院感染监测指标体系，按照《医院感染监测规范》（WS/T312-2009）开展监测工作并记录。
4.20.8.2	按照卫生行政部门的要求上报医院感染监测信息。
4.21.3.4	有消毒隔离制度。
4.22.1.3	分区布局、设施设备符合相关规定。
4.22.3.1	执行医院感染管理的相关制度与流程。
4.22.3.2	患者进入血液净化室前进行血液传播性疾病检测。
4.22.3.3	医疗废物管理符合有关规定。

续表

条款编号	评审条款
4.22.4.3	各种透析器材管理符合要求。
4.22.6.1	医院对透析器复用有管理制度和流程,患者知情同意有明确的规定。
4.22.6.2	对从事血液透析器复用的人员资质有规定。
4.23.1.3	营养科(室)建立健全并落实临床营养工作管理制度,并对各级人员进行岗位培训。
4.26.4.1	特殊检查室设计及空间区域划分应符合特殊检查需求,保证检查质量。并能将有害光、射线、磁场限制在检查患者所需的范围,避免医务人员及其他人员接触有害物质。
4.26.6.1	科主任、护士长与具备资质的质量控制人员组成质量与安全管理小组或由专人负责,开展质量与安全管理,有明确的质量与安全管理指标。
5.5.1.4.1	根据《医院感染管理办法》、《医院手术部(室)管理规范(试行)》、《医务人员手卫生规范》、《医疗废物管理条例》等要求,建立手术室感染预防与控制管理制度及质量控制标准,并有培训、考核及监督。
5.5.3.4.1	对医务人员手卫生进行培训,提高依从性;新生儿暖箱、奶瓶、奶嘴消毒规范;有传染病患儿隔离护理措施。
6.3.3.2	医院建筑符合国家建设标准和消防规范,满足规模适宜、功能完善、布局合理、流程科学、环保节能、安全运行的要求。

(七)感染控制数据获取与分析

虽然检查时间较短,但感染控制问题的讨论还要借助数据信息考察以下几个方面的情况:

1. 与医院感染控制相关的数据的监测方法及可靠性。

2. 收集的数据类型:感染相关数据是否被收集,医院是否建立和实施监测系统并评价监测质量,应用监测数据来影响感染控制政策修订和采取行动。

3. 在监测过程中使用标准化的定义。

4. 监测结果反馈和通报(包括对医生、相关员工、领导、外部机构的数据传播)。

5. 基于数据结果采取的预防措施。

6.《实施细则(2011版)》"4.20医院感染管理与持续改进"相关要求有关的监测计划。

7. 医院感染监控指标数据。

至少应提供医院开展自我评价前、后各6个月对照数据,对业绩优秀的医院应能提供三年连续的医院感染监控指标数据。例如:

1.《实施细则(2011版)》第三章第四节"医务人员洗手正确率、手卫生依从性"监控指标。

2.《实施细则(2011版)》第七章第三节"(七)围术期预防感染"质量监控指标。

3.《实施细则(2011版)》第七章第六节"医院感染控制质量监测指标"中所

列数据收集的监测指标：

（1）呼吸机相关肺炎感染‰；

（2）留置导尿管相关泌尿系感染‰；

（3）血管导管相关血行感染‰；

（4）手术部位感染％（按手术感染风险分类）。

对数据进行溯源，根据报告系统记录的信息与住院病历记录的一致性，用以评价数据的可信度。

医院感染监控紧急突发事件从发生到确定控制措施的信息，传递到实施控制措施相关人员的周期时间（可用案例表达）。

二、药事和药物使用系统追踪

（一）目的

1. 根据国家现行的法律法规和《实施细则（2011版）》，评价医院在医改和抗菌药临床应用专项整治指标等相关要求是否纳入医院药事管理与药物治疗的重点工作，并且有效执行。

2. 医院在药事和药物临床应用管理中的优势项目（领域）或亮点。

3. 医院在临床治疗、预防用药的全过程中存在的薄弱环节，并确定其对医疗质量和医疗安全的影响。

4. 提出提高医院药事和药物临床应用管理水平的建议。

（二）医院参与者

在实施药事和药物临床应用管理系统追踪评价活动时，其参与者应选择那些熟知医院药品管理与使用流程，包括从药品的选择、贮存、处方、审核、配置、发送、给药到给药后的疗效监测的人员，建议下列人员参与，但不限于：

1. 负责医院药事和药物临床应用管理的院领导、职能部门与药剂科领导。

2. 直接与药品管理流程相关人员，如医生、护士、治疗师、营养师或其他员工。

3. 有药品选择和监测的专业知识，如药剂师或临床药师。

4. 负责对员工和患者进行药品安全知识教育的药师。

5. 临床医师、护师中对普通与特定患者的药物治疗有独特观点的人员。

6. 负责实施"药品质量与安全管理"方案的相关人员，了解有关药品质量与安全管理绩效改进活动的实施情况。如抗菌药物临床应用和分级管理、药品不良反应与药害事件监测等。

7. 病原学与抗菌药物检测实验室工作人员。

8. 参与输液泵、注射泵的安全使用和维护有关的员工。

为促进和有利于评审员与医院之间交流沟通，医院应选择合适的人员，人员不宜太少，至少是上述所列 1、2、3、6 项范围的人员，包括参与药事和药物临床应用管理系统追踪讨论小组成员，也可以根据检查内容变换部分人员。

在药事和药物临床应用管理系统追踪评价活动的过程中，还涉及与药品管理流程相关的科室与部门，可向相关的员工了解有关医院药品管理流程中他/她所承担的岗位职责和角色。

（三）评审员

通常由医疗药事组评审员实施，其他组评审员协助完成。

（四）追踪检查方法与路径

由于医院药事和药物使用管理是医院质量管理的重要组成部分，只有随着"以病人为中心"的追踪检查层次的深入，才能发现医院药事和药物使用管理在各个临床、护理、医技领域中存在的问题和缺陷，追踪起步常常是通过个案追踪或有关问题核查扩展时发现，条款分布在整个评审实施细则中的所有章节。

1. 现状介绍　由分管院长以某一个药事和药物临床应用质量管理与持续改进的典型案例（如围术期预防性抗菌药品的分级管理模式与质量改进成效的评价等医院优势项目），向评审组成员解释医院现行的药事和药物临床应用质量管理模式，全面展示医院使用的质量改进方法，时间控制在 10～15 分钟。

2. 现场查访　依据医院评审标准的要求，发现有关药事和药物临床应用项目中存在潜在风险的环节及区域，以及应该采取的改进措施和预期改进结果的达到程度。该阶段可以采用多样化的评价模式进行，如：小组讨论、某种药品从来自于门诊或住院患者的相关信息追踪等。对药物治疗方案、药品的选择、贮存、处方与医嘱、审核、调剂与配置、发送、给药到给药后的疗效监测等执行项目进行现场查看。

3. 实施方法

（1）评审员与被检查科室指定医师共同审查病历，根据需要可能与其他相关工作人员进行交流。其他与患者照护有关工作人员将随着追踪的扩展而参与。

（2）直接观察患者诊疗过程及患者安全目标相关条款的执行力。

（3）观察从医师下达处方与医嘱，至转抄、核对、取药、执行、观察等用药全过程。

（4）评审过程中除第四章第十五节（药事和药物临床应用管理）有关标准外，还可能涉及其他章节的标准条款（但不限于）。举例如下：

【3.5.1.2】高浓度电解质、肿瘤化疗、易混淆（听似、看似）药品贮存与使用要求。

【4.5.2.1】按照医院现行临床诊疗指南、疾病诊疗规范、药物临床应用指南、

临床路径，规范诊疗行为。

【4.5.2.3】规范使用与管理抗菌药物。

【4.5.2.4】规范使用与管理肠道外营养疗法。

【4.5.2.5】遵守激素类药物与血液制剂的使用指南或规范。

【4.5.2.6】肿瘤化学治疗等特殊药物的规范使用。

……

(五) 被追踪药物的选择

1. 追踪的目标是针对药物，非针对病患。即可通过出院病历或运行病历中记载的信息，选择某一种药物（如高危药物、限制性抗菌药、肿瘤化学治疗药、肠道外营养药、激素类药物等）来评价医院药物临床应用所涉及患者在各个服务单元的服务品质，符合医院标准各条款要素的程度进行评审。

2. 可根据小组访谈的内容或是对患者个案追踪的过程（如严重感染、有严重用药错误、有严重药物不良反应，肿瘤化疗与肠外营养，实施临床路径、单病种质量控制的病例等）中发现的问题与疑点来进行药物管理流程的系统追踪检查。

(1) 选择"药品"追踪，从医生开处方或医嘱延伸到患者的用药管理和安全监控以及临床药学服务等。类似于一个患者追踪，但追踪的是药品而非患者，而且追踪所选药品通常是高风险或高敏感药品，例如，近期使用特殊管理级别的抗菌药物、肿瘤化学治疗药物等。

(2) 扩展追踪：评审员将探讨所选择"高危药品"在医院的流动路径，从将药品选择、购入、处方到对其副作用进行监控等药品管理全过程，对此前小组访谈讨论或患者追踪中所发现的缺陷进行扩展追踪，寻找证据。

(3) 了解医院药品管理过程和在过程之间的连贯是否符合标准条款要求。在这一部分，评审员和医院工作人员将完成以下工作（但不限于）：

①探讨每个被选择药物的管理过程；

②对于每个被选择药物的管理流程将了解：对问题或缺陷的关注；其引发的直接或间接原因；拟将采取的解决方案；

③探索药品管理流程的连续性和与其他配套程序和系统的关系；

④找出医院药品管理系统中潜在的问题和可能采取的措施；

⑤找出任何需进一步探讨的具体药品"管理问题"，作为下一个追踪活动；

⑥审查与药品管理相关的患者安全目标（如查对制度与用药安全）；

⑦用药错误报告/医院药事与用药管理体系中的问题或缺陷；

⑧从结构至过程至结果层面的数据收集、分析，评价体系和采取的措施；

⑨对患者和医护人员的安全用药教育；

⑩与药品管理相关的信息管理及患者药品管理的参与度。

通常情况下，药事和药物临床应用系统追踪与个案追踪部分的内容都可能会重复安排在各检查组的活动之中,因为这部分检查旨在审查医院提供的所有涉及药事药物临床应用管理服务是否与单独系统追踪结果保持一致,因而参加系统追踪的医院员工(陪同人员)应该能与评审员一起交流有关医院药事药物临床应用服务管理。

(六)访谈与讨论

1. 主要访谈与检查药品管理流程和各药品管理流程中的交接点

(1)考察医院的药品管理流程。参加小组讨论的员工根据他(她)所承担的岗位职责和角色介绍医院药品管理的内容。

(2)每一个药品管理流程,讨论以下几点:

①你所在的部门与岗位"质量与安全隐患"的"症状";

②你所在的部门与岗位"质量与安全隐患"引起的直接或间接的原因;

③你认为"质量与安全隐患"可能的解决方法。

(3)考察药品管理制度与流程的连贯性和与其他支持系统制度、流程之间的关系。

(4)确定医院药品管理系统潜在的问题及需要实施的改进措施。

(5)确定在随后的追踪检查或其他检查活动中涉及药品管理的内容。

(6)在实施临床路径、肿瘤化疗等诊疗活动中的药学方面技术与支持服务层次与整体能力。

(7)考察科室开展药事和药物临床应用管理方面质量管理与持续改进活动的方式与成效。

2. 抗菌药物临床应用管理活动方案

(1)抗菌药物临床应用管理是否作为医疗质量和医院管理的重要内容纳入工作安排;抗菌药物临床应用管理组织机构、职责及相关工作制度和监督管理机制是否已经健全。

(2)感染专业医师、微生物检验专业技术人员和临床药师,在抗菌药物临床应用中如何发挥支撑作用

(3)按照《抗菌药物临床应用指导原则》,是否有明确的限制使用抗菌药物和特殊使用抗菌药物临床应用程序,执行情况如何。

(4)抗菌药物购用品种数量得到严格控制,逐步下降(品种不超过50种)。

(5)对因特殊感染患者治疗需求,需使用本机构采购目录以外抗菌药物的,是否可以启动临时采购程序。

(6)目前是否对抗菌药物使用率和使用强度进行监控,效果如何?是否达到要求目标?例如:住院患者抗菌药物使用率不超过60%,门诊患者抗菌药物处方比例不超过20%;Ⅰ类切口手术患者预防使用抗菌药物比例不超过30%;住院患者外科手术预防使用抗菌药物时间控制在术前30分钟至2小时,Ⅰ类切口手术患者术后预

防使用抗菌药物时间不超过 24 小时等指标监测结果。

（7）定期开展抗菌药物临床应用监测与评估，临床微生物标本检测和细菌耐药监测。接受抗菌药物治疗住院患者微生物检验样本送检率。

（8）落实抗菌药物处方、医嘱实施专项点评。

（9）参加省级抗菌药物临床应用和细菌耐药监测网。

（10）建立抗菌药物临床应用情况通报和诫勉谈话制度。

（七）与药事管理相关条款（表3.2）

表3.2　与药事管理相关条款

条款序号	评审条款
1.2.5.1	按照《国家基本药物临床应用指南》和《国家基本药物处方集》及医疗机构药品使用管理有关规定，规范医师处方行为，确保基本药物的优先合理使用。
1.3.7.1	根据《统计法》与卫生行政部门规定，完成医院基本运行状况、医疗技术、诊疗信息和临床用药监测信息等相关数据报送工作，数据真实可靠。
1.6.4.1	依法取得相关资质，并按药物临床试验管理规范（GCP）要求开展临床试验。
2.5.1.1	有基本医疗保障管理制度和相应保障措施，严格收费服务管理，减少患者医药费用预付，方便患者就医。
3.5.1.1	严格执行麻醉药品、精神药品、放射性药品、医疗用毒性药品及药品类易制毒化学品等特殊管理药品的使用与管理规章制度。
3.5.1.2	有高浓度电解质，听似、看似等易混淆的药品贮存与识别要求。
3.5.2.1	处方或用药医嘱在转抄和执行时有严格的核对程序，并由转抄和执行者签名确认。
4.5.2.1	按照医院现行临床诊疗指南、疾病诊疗规范、药物临床应用指南、临床路径，规范诊疗行为。
4.5.2.3	规范使用与管理抗菌药物。
4.5.2.5	遵守激素类药物与血液制剂的使用指南或规范。
4.5.2.6	肿瘤化学治疗等特殊药物的规范使用。
4.6.5.1	有手术预防性抗菌药物临床应用的制度。
4.8.5.1	仪器设备及药品配置符合《急诊科建设与管理指南（试行）》的基本标准。
4.11.3.1	根据医院规模和临床需要，设置规范的中药房与中药煎药室。
4.15.1.1	医院设立药事管理与药物治疗学委员会，健全药事管理体系。
4.15.1.2	有药事管理工作制度。
4.15.1.3	根据医院功能、任务及规模，配备药学专业技术人员，岗位职责明确。

续表

条款序号	评审条款
4.15.2.1	有药品采购供应管理制度与流程,有适宜的药品储备。
4.15.2.2	建立药品质量监控体系,有效控制药品质量。
4.15.2.3	有药品贮存制度,贮存药品的场所、设施与设备符合有关规定。
4.15.2.4	执行"特殊管理药品"管理的有关规定。
4.15.2.5	对全院的急救等备用药品进行有效管理,确保质量与安全。
4.15.2.6	落实药品调剂制度,遵守药品调剂操作规程,保障药品调剂的准确性。
4.15.2.8	有肠外营养液和危害药物等静脉用药的调配规定。
4.15.2.9	有药品召回管理制度。
4.15.2.10	建立完善的药品管理信息系统,与医院整体信息系统联网运行。
4.15.3.1	临床药物治疗执行有关法规、规章制度,遵循相关技术规范。
4.15.3.3	护士抄(转)录用药医嘱及执行给药医嘱应遵守操作规程,必须经过核对,确保准确无误。
4.15.3.4	已开具处方,并遵医嘱使用的药品应记入病历。
4.15.3.5	药师应按照《处方管理办法》对处方进行适宜性审核、调配发药,对临床不合理用药进行有效干预。医院有可行的监督机制与措施。
4.15.3.6	开展处方点评,建立药物使用评价体系。
4.15.4.1	医师、药师按照《国家基本药物临床应用指南》、《国家基本药物处方集》,优先合理使用基本药物,并有相应监督考评机制。
4.15.5.1(★)	抗菌药物管理有适当的组织,并制定章程,明确职责,对抗菌药物的不合理使用有检查、干预和改进措施。
4.15.5.2(★)	根据《指导原则》结合本院实际情况制订"抗菌药物临床应用和管理实施细则"和"抗菌药物分级管理制度",并检查落实情况。
4.15.5.3(★)	落实各类手术(特别是Ⅰ类清洁切口)预防性应用抗菌药物的有关规定。
4.15.5.4(★)	加强抗菌药物购用管理。
4.15.6.1(★)	实施药品不良反应和用药错误报告制度,建立有效的药害事件调查、处理程序。
4.15.6.2(★)	有完善的突发事件药事管理应急预案,药学人员可熟练执行。
4.15.7.1	开展以病人为中心、以合理用药为核心的临床药学工作。
4.15.7.2	按规定配置临床专职药师。
4.15.7.3	临床药师按其职责、任务和有关规定参与临床药物治疗。
4.15.8.2	对药剂科有明确的质量与安全控制指标,科室能开展定期评价活动,解读评价结果,持续改进药事管理工作。
4.18.1.3	科室有必要的紧急意外抢救用的药品器材,相关人员具备紧急抢救能力,有与临床科室紧急呼救与支援的机制与流程。

续表

条款序号	评审条款
4.20.5.1（★）	有多重耐药菌医院感染控制管理规范与程序，实施监管与改进。
4.20.5.2（★）	有多部门共同参与的多重耐药菌管理合作机制。
4.20.5.3（★）	有预防多重耐药感染措施培训。
4.20.6.1	有抗菌药物合理使用的管理组织，有管理制度。
4.20.6.2	有细菌耐药监测及预警机制，各重点部门应了解其前五位的医院感染病原微生物名称及耐药率。
4.20.6.3	围术期抗菌药物的预防性使用规范。
5.3.6.1	执行查对制度，能遵照医嘱正确提供治疗、给药等护理服务，及时观察、了解患者用药及治疗反应。
5.5.1.3	手术室执行《手术安全核查》制度，有患者交接核查、安全用药、手术物品清点、标本管理等安全制度，遵医嘱正确用药，有突发事件的应急预案。
5.5.1.3.1	手术室执行《手术安全核查》制度，有患者交接、安全核查、安全用药、手术物品清点、标本管理等安全制度，遵医嘱正确用药，有突发事件的应急预案。
6.6.4.2	健全、完善的医院内部医药价格管理机制和医药价格管理制度。
6.6.5.1	按照相关规定建立详细的药品及高值耗材采购制度和流程，有严格管理和审批程序。

（八）药品管理数据获取与分析

由于检查时间较短，药品系统追踪通常选择查看以下药品管理数据收集问题：

1. 医院药品管理系统和流程的绩效数据收集，包括趋势或已确定的问题和已做的改进作为结果进行回顾。

2. 医院正在收集的药品管理数据。药品管理数据的收集应与医院提供的服务、服务对象及在药品管理系统评价时已确定的相关风险点密切相关，在数据基础上评估的风险点可能包括、但不限于以下几项：

（1）药房干预的次数及向科室、医师反馈后改进成效的评价。

（2）门诊处方点评结果及向科室、医师反馈后改进成效的评价。

（3）从下达医嘱到给患者用药的周期时间（例如，肺炎的抗菌药、心肌梗死与脑梗死的溶栓药、肿瘤的化学治疗药等），尤其是保障夜间、周六、周日与节假日的服务措施。

（4）药品不良反应与药害事件从发生到确定预防再发生措施的信息，传递到实施控制措施相关人员的周期时间（可用案例表达）。

（5）围术期预防性抗菌药品的分级管理现状与成效：

- 抗菌药物处方数/每百张门诊处方（%）；
- 注射剂处方数/每百张门诊处方（%）；

- 药费收入占医疗总收入比重（%）；
- 抗菌药物占西药出库总金额比重（%）；
- 接受抗菌药物治疗住院患者微生物检验样本送检率（%）；
- 医院抗菌药物品种原则上不超过 50 或 35 种；
- 住院患者抗菌药物使用率（%）；
- 急诊患者抗菌药物处方比例（%）；
- 抗菌药物使用强度。

（九）药事和药物系统追踪范例

1. 采样地点　病房、药房及药事委员会常设部门。
2. 采样内容（图 3.2）

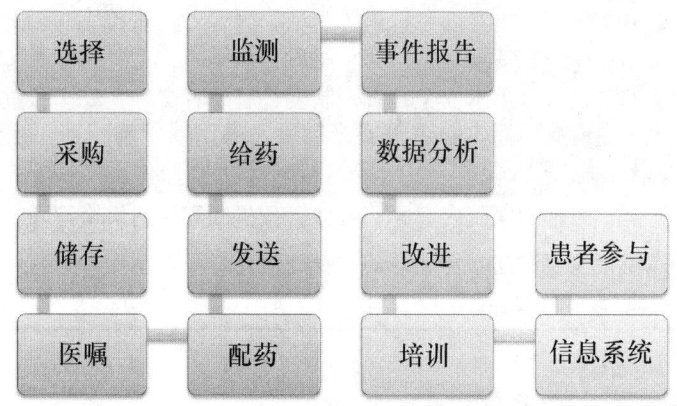

图 3.2　药事和药物系统追踪采样地点

3. 具体方法
（1）病房（图 3.3）：

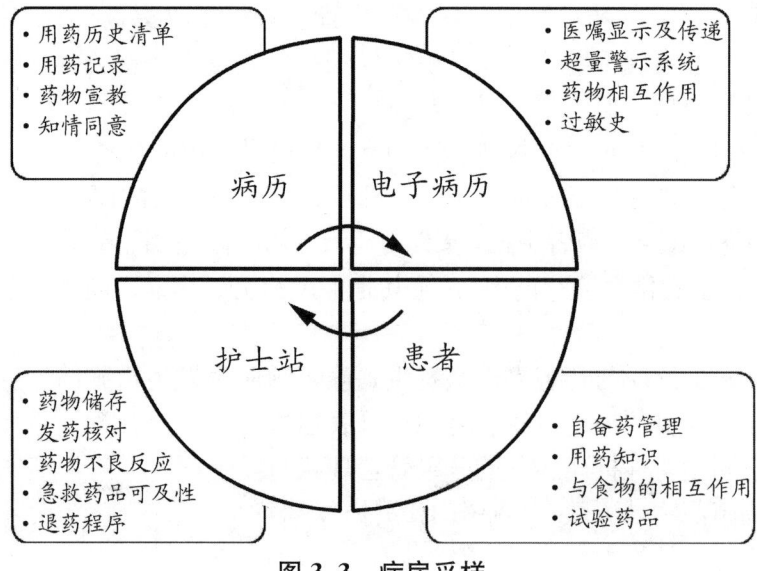

图 3.3　病房采样

(2) 药房（图3.4）：

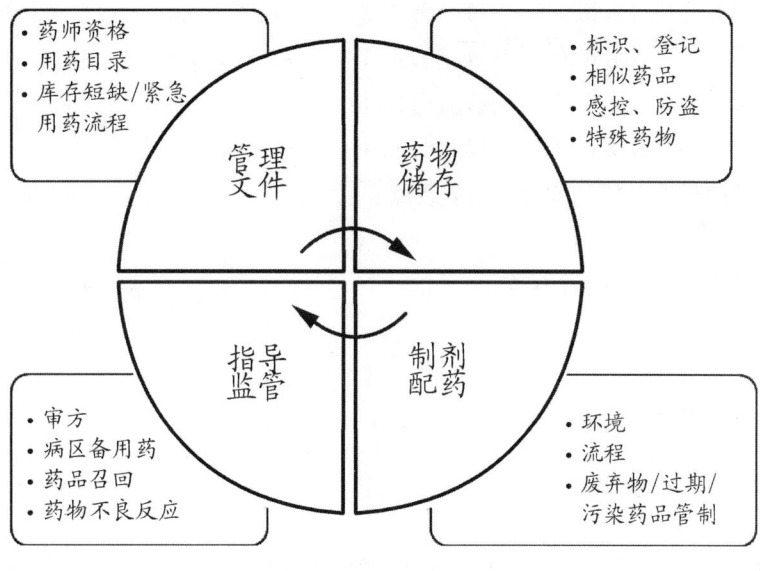

图3.4　药房采样

(3) 药事管理与药物治疗学委员会（图3.5）：

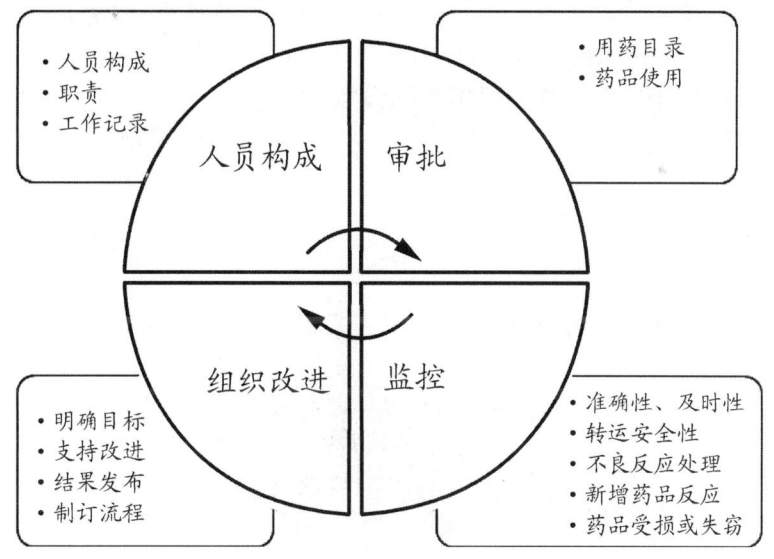

图3.5　药事管理与药物治疗委员会采样

4. 对应条款
第三章：沟通、药品、患者参与（5条款）
3.1.2.1　　3.5.1.1　　3.5.1.2　　3.5.2.1　　3.10.2.1
第四章：住院诊疗、手术治疗、急诊管理、中医管理、药事（共34条款）
4.5.2.3　　4.5.2.4　　4.5.2.5　　4.5.2.6　　4.5.6.1
4.5.7.2　　4.6.5.1　　4.6.8.2　　4.8.1.1　　4.11.3.1

4.15.2.5	4.15.2.6	4.15.2.7	4.15.2.8	4.15.2.9
4.15.2.10	4.15.3.1	4.15.3.2	4.15.3.3	4.15.3.4
4.15.3.5	4.15.3.6	4.15.4.1	4.15.5.1	4.15.5.2
4.15.5.3	4.15.5.4	4.15.6.1	4.15.6.2	4.15.7.1
4.15.7.2	4.15.7.3	4.15.8.1	4.15.8.2	

第五章：护理管理、护理安全（2个条款）

5.3.6.1　　5.4.6.1

第六章：财务与价格（2个条款）

6.6.4.1　　6.6.4.2

三、设施设备管理系统追踪

（一）目的

1. 为评价医院设施设备管理和安全风险管理提供指导。其中包括明确医院在医学装备管理与后勤保障管理流程中的优势与劣势；明确或确定所发现问题的必要措施；评价或确定医院对相关评审标准的遵从程度。

2. 查看医院整体设施、医疗和其他设备、高压容器管理及运行情况。

3. 如何保证患者和探视者安全的管理。

4. 与就诊流程与医院感染控制相关的设施设备管理。

5. 消防与安全管理。

6. 危险品管理。

（二）医院参与者

医院参与者应能够解答医院范围内与设施设备管理和安全风险管理有关的问题：

1. 分管后勤支持部门工作的副院长、安全与设施主管人员；

2. 医院安全保卫管理部门的负责人员；

3. 医院设施与设备管理部门的负责人员；

4. 医疗设备管理与维护部门的负责人员；

5. 医院就诊环境管理部门的人员；

6. 负责医院基本建设管理的人员；

7. 医院领导指定的其他人员。

（三）评审员

此部分主要由综合管理组评审员实施，但其他组评审员也要根据共同条款，在现场评价过程中对涉及的任何仪器设备要给予关注，协助完成追踪内容。

（四）追踪检查方法与路径

1. 评审员采用 2/3 的时间巡查患者服务区域和非患者服务区域的设施设备，根据访谈或讨论过程中所获得的信息，评估现场巡视设施设备安全的主要风险目标，并与现场工作人员面谈，以了解医院是如何管理设施设备的。

2. 评审员将观察那些主要风险目标的管理流程实施情况，或将跟踪一个或多个风险目标，查看医院如何进行管理的。

（1）了解已发生过的设施设备管理的风险事件与问题是如何报告的，采取了哪些应急行动，为减少风险再发生而实施了哪些改进控制措施（例如：设备、警报和建筑特色）。

（2）评价医院应急管理机制与实施应急管理预案过程（医院应急工作领导小组责任、对事件定义、启动响应、优先紧急的相应措施、恢复和成效评估）遵从标准条款的情况。

（3）评价应对公用系统中断或故障的应急预案（例如紧急替代能源供应，主要通讯系统故障时如何召集员工支持紧急医疗）。

（4）审视设备接地防雷击、火灾警报器的测试，或建筑物的功能特别是控制失火、感染风险的情况。

（5）对于医院设施存在风险因素扩散（例如设施设备相关的有害物质或废物）情况进行跟踪检查。

（6）对于医院信息系统宕机等应急管理与演练情况。

3. 医院应配备相应的工作人员，协助评审员做好下列设施的巡查，但不限于：

（1）中心供氧和氧气瓶存放室。

（2）开水房。

（3）应急发电机房、高低电压控制室。

（4）药品与器材、棉织品、后勤物资中心贮存室或仓库。

（5）洗衣房（如果有）。

（6）食物供应/厨房。

（7）洗衣车和垃圾车槽。

（8）锅炉房、冷气房、各种电梯。

（9）污水处理房。

（10）救护车。

（11）火警预报与控制系统、消防器材存放处、房屋间隔断。

（12）其他不被认为是危险的地方，如员工更衣室、干净及污染的被服室以及打开其他被锁房门。

4. 评价医院符合评审标准中设施设备管理与应急管理相关条款的依从程度，还包括以下方面的情况：

（1）认识和分析医院潜在的环境风险，如何建立完善医院应急管理机制。

（2）评价医院在社区和区域应急管理程序中扮演的角色。

（3）评价医院开展应急培训和演练，提高各级、各类人员的应急素质和医院的整体应急能力。

（4）评价医院是否有在本区域内与卫生行政部门、与其他医疗机构共享服务信息的流程。

（5）对医院应急管理访谈讨论应集中于管理流程，而不是风险类别分类。评审员不应是讨论的主要发言者，而是一个倾听者，千万不要发展成为一个面试。

（五）与设施设备相关部分条款（表3.3）

表3.3　与设施设备相关部分条款

项目编号	评审标准
1.4.5.1	制订应急物资和设备储备计划，且有严格的管理制度及审批程序，有适量应急物资储备，有应对应急物资设备短缺的紧急供应渠道。
1.5.1.1	教学师资、设备设施符合医学院校教育要求，承担研究生学历教育，具备研究生学位授权点。
1.6.1.1	有鼓励医务人员参与科研工作的制度和办法，并提供适当的经费、条件与设施。
2.3.1.1	急诊科布局、设备设施符合《急诊科建设与管理指南（试行）》的要求，实行7×24小时服务。
2.8.4.1	有保护患者的隐私设施和管理措施。
3.4.1.1	按照手卫生规范，正确配置有效、便捷的手卫生设备和设施，为执行手卫生提供必需的保障与有效的监管措施。
4.8.1.1	急诊科布局、设备设施符合《急诊科建设与管理指南（试行）》的要求。
4.8.5.1	仪器设备及药品配置符合《急诊科建设与管理指南（试行）》的基本标准。
4.8.5.2	医护人员能够熟练、正确使用各种抢救设备，掌握各种抢救技能，包括高级心肺复苏技能。
4.9.1.1（★）	重症医学科布局、设备设施、人力资源配置符合《重症医学科建设与管理指南（试行）》的基本要求。
4.9.1.1.1	重症医学科布局、设备设施符合《重症医学科建设与管理指南（试行）》的基本要求。
4.10.2.1	根据相关法规要求设置感染性疾病科，其建筑规范、医疗设备和设施、人员应符合国家有关规定。
4.15.2.3	有药品贮存制度，贮存药品的场所、设施与设备符合有关规定。
4.16.1.3	检验项目、设备、试剂管理符合现行法律法规及卫生行政部门标准的要求。
4.16.2.3	实验室配置充分的安全防护设施。

续表

项目编号	评审标准
4.17.1.3	病理科有必需的专业技术设备。
4.17.6.10	病理实验室应有仪器、试剂的质控管理制度和完善的记录。
4.18.2.2	定期校正放射诊疗设备及其相关设备的技术指标和安全、防护性能,并符合有关标准与要求。
4.18.4.1	有医学影像设备定期检测、放射安全管理等相关制度,医学影像科通过环境评估。
4.19.2.2	输血科人员结构、房屋设施和仪器设备均符合规定要求。
4.20.3.1	医院感染专职人员和监测设施配备符合要求,开展目标性监测、全院综合性监测。
4.20.7.2	有满足消毒要求的合格的设备、设施与消毒剂。
4.21.1.2	有满足介入诊疗需求的导管室、大型影像诊断设备及诊断技术人员。
4.22.1.3	分区布局、设施设备符合相关规定。
4.22.2.3	有设备的操作规范与设备维护制度。
4.22.4.2	用水处理设备的前处理和反渗机运转正常,供应充足的反渗水。
4.25.1.2	放射治疗设备具有获得国家卫生行政管理部门核准的《放射诊疗许可证》与《大型医用设备配制许可证》。
4.26.3.3	体内检测的实验室须使用合适的质量控制方法和检查设备性能。
4.27.1.1	按照《医疗机构病历管理规定》等有关法规、规范的要求,设置病案科,由具备专门资质的人员负责病案质量管理与持续改进工作。配备相应的设施、设备与人员梯队。
5.3.8.1	有保障常用仪器、设备和抢救物品使用的制度与流程。
5.5.2.1	建筑布局合理,设施、设备完善,符合规范要求,工作区域划分符合消毒隔离要求。
5.5.2.1.1	建筑布局合理,设施、设备完善,符合相关规范要求,工作区域划分符合消毒隔离要求。
6.8.6.1	安全保卫设备设施完好,重点环境、重点部位安装视频监控设施,监控室符合相关标准。
6.8.7.2	加强特种设备管理。
6.9.3.2	有大型医用设备成本效益、临床使用效果、质量等分析。
6.9.4.4	加强计量设备监测管理。
6.9.5.1	建立医疗仪器设备使用人员操作培训和考核制度,职能部门加强监管,提供咨询服务与技术指导。
6.9.6.2(★)	用于急救、生命支持系统仪器装备要始终保持在待用状态。

（六）医院提供准备工作

1. 需提供的文档/资料

（1）涉及的标准与条款的自我评价表及总结报告。

（2）外部或上级行政部门对设备设施检查监管报告等。

（3）年度工作计划、相关规章制度等执行文件。

2. 设施检查报告的内容可参阅"设施检查报告样本提纲"。检查和报告应包括患者服务区域和病房在内的所有建筑物。

3. 医院应注意相关法律、法规和设施检查要求，并将这些内容与评审员分享。

4. 医院代表应向评审员介绍医院是如何实施设施管理计划的。如：如何储存和处理有害物品。

5. 评审之前，医院应准备好所有医疗设备相关的检查、检测和维护等资料，以证实医院最近已对这些设备作了检查、检测和维护。

6. 让医院代表解释或演示如何一天 24 小时供应饮用水、电和气。

附件：设施设备自我检查报告样本提纲

（一）报告中应包括医院各建筑物、重要设备设施
1. 每一幢建筑物中的患者服务活动区域的划分。
2. 各建筑物、重要设备设施规定与实际使用年限。

（二）对建筑物、设备设施的自我检查方式方法，有具体检查结果
1. 对照相关制度、规范、要求等，建筑物的现存问题情况。
2. 对照评审条款细则查看医院相关制度、规范、要求、标准的制定。

例如：1号楼二层西面出口的防火门关闭不全；1号楼210房间，床边有一张破椅；3号楼二层实验室出口处地面上堆放危险物品；2号楼墙体密封不严；5号楼电梯安全证在有效期内，但近期运行时有异常响声；4号楼4层应急通道门上锁，楼梯中有大量杂物堆放，无法行走，并无应急照明。

（三）整改计划
1. 整改时间表。
2. 预算（长期和短期）。

（四）设施改进流程的监控计划、设施的持续监控和改进计划

通过持续地计划和检查程序来确保控制或减少设施安全问题。

四、医院质量与患者安全系统追踪

（一）目的

依据医院运行、医疗质量与安全监测指标，反映医院患者安全与医院质量管理

在一定时间和条件下的结构、过程、结果等层面的概念和数值。

1. 坚持医疗质量与患者安全管理这个医院管理永恒的主题，建立科学的医疗质量评价指标，重点关注医院通过使用数据管理，以改进患者安全与医疗质量管理措施。

2. 通过实施持续性的医疗质量评价监测，依此对医疗机构进行追踪评价，促进医疗质量持续改进。

3. 提升管理者对医疗质量改进的定义、监测、考核的要求与努力结果的认识、理解，促进改进措施的执行。

4. 通过标准第 7 章的监测指标，验证评审员对第 1～6 章相关标准条款评价达到"B"档、"A"档结论的可信度，或是作为"医院贯彻标准"达到某一等级的依据。

（二）医院参与者

所选择的医院参与者，应当能够使用与解答医院范围内各主要部门的数据问题的人员。其成员应包括以下科室与部门的人员代表：

1. 医院院长、副院长和医务处、护理部、质量监控部门；
2. 临床科室的医师、护士及其他临床工作人员；
3. 医技部和药剂科工作人员；
4. 熟知数据收集、分析和报告的病案管理和信息系统工作人员。
5. 其他了解有关数据人员。

（三）评审员

所有评审员均可实施。

（四）需要的文档和材料

1. 每种经医院批准的临床和管理评价报告、图和表，包括所有监测评价、指标选择、数据收集、分析和有效的改进措施。

2. 对医院已有监测的医疗安全（不良）事件、缺陷与差错、药害事件的根本原因分析，包括在进行根本原因分析时对被监测医疗安全（不良）事件、缺陷与差错、药害事件的定义、方法处理过程。应包括真实事例。

3. 潜在风险评价，例如失效模式与效应分析，灾害脆弱性分析和感染控制风险评价，包括每年至少进行一项潜在风险分析和改进。医院应该展示至少一项为预防问题而进行的分析和流程再造。

4. 现行的临床诊疗指南和临床路径、特定（单）病种质量监控指标。解释正在应用的指南和临床路径、质量监控指标，在过去 12 个月中对所制定的指南和临床路径、指标是如何监测的，数据是如何应用的，有效指南和路径、指标在工作中产生哪些变异。

5. 医院质量与安全管理方案或手册、各质量管理委员会的履职文件。包括各委员会记录（如质量改进和患者安全管理、感染防控管理、数据应用管理、风险管理和投诉管理等委员会的记录）。这个环节主要是确认评价决策是如何做出的，数据是如何收集的，成果是如何应用的，以及在整个医院中数据、成果和问题是如何交流沟通的。

6. 相关职能部门（医务处、护理部、质量监控等部门）对员工开展医院质量与安全管理教育的履职文件。

（五）追踪检查过程

追踪检查过程主要是通过讨论问题和审阅相关文档，了解医院质量监控和改进相关的流程对评审标准遵从程度，结果数据形成流程及溯源。评审员将从以下活动中获得审核目标所需要信息：

1. 基础数据收集和准备，包括以下内容：医院是选择哪些可量化内容、是如何进行数据收集与汇总、分析和解释、发布结果、监测改进措施和成效的。

2. 评价整个医院选择、实施和应用绩效改进策略的有效性与可持续性，如对绩效测量达不到"患者安全目标"相关标准条款的要求时，评审员将进行有选择性的全方位、多层次的焦点追踪活动。

3. 评价医院持续改进情况，例如，通过运用临床工作指南、临床路径和特定（单）病种质量控制指标，来确定指南与临床服务路径、质量控制指标的一致性，评审员还将在不同的科室和服务领域，跟踪属同一病种相关患者的服务流程，评价医院是否为患者提供了同质化服务。

4. 评估医院执行改进计划的有效性。包括对预警和缺陷的根本原因分析、潜在风险评价（例如失效模式与效应分析、灾害脆弱性分析和管理质量与安全投诉）。在这一过程中，评审员将会整合前期个案或病例追踪获得的案例信息，再扩展追踪在前期个案和系统追踪中没有追踪到的问题缺陷及其改进措施是否可行有效。

（六）形成结论

明确医院在医疗质量与患者安全管理实施方案或计划中的优势和劣势，包括质量、绩效、数据应用、可改进领域和改进措施；明确在后续调查活动中需进一步探讨的特定的数据应用问题；明确是否需要提供合适的教育培训。

第五节　检查路径实施和设计原则

一、综合管理组

（一）评审责任条款

该评审组共包括213个条款，其中包含15个核心条款，也包含共同条款的责任条款（表3.4）。

表 3.4　综合管理组任务条款明细

条款代码	评审内容
1.1.1.1	医院的功能、任务和定位明确，保持适度规模，符合卫生行政部门规定的三级医院设置标准。
1.1.3.1	科室一二级诊疗科、目设置人员梯队与诊疗、技术能力符合省级卫生行政部门规定的标准。
1.1.4.1	医技科室服务能满足临床科室需要，项目设置、人员梯队与技术能力符合省级卫生行政部门规定的标准。
1.2.1.1	坚持公立医院公益性，把维护人民群众健康权益放在第一位。
1.2.2.1	按照规范开展住院医师规范化培训工作，做到制度、师资与经费落实，做好培训基地建设。
1.2.4.1	提高工作效率，优化医疗服务流程，缩短患者诊疗等候时间和住院天数。
1.2.6.1	控制公立医院特需服务规模。
1.3.1.1（★）	将对口支援县医院和乡镇卫生院（以下简称受援医院）及支援社区卫生服务工作纳入院长目标责任制。
1.3.2.1	承担政府分配的为社区、农村培养人才的指令性任务，制订相关的制度、培训方案，并有具体措施予以保障。
1.3.5.1	开展健康教育与健康促进、健康咨询等多种形式的公益性社会活动。
1.3.6.1	在国家医疗保险制度、新型农村合作医疗制度框架内，医院应建立与实施双向转诊制度与相关服务流程。
1.4.1.1	遵守国家法律、法规，严格执行各级政府制定的应急预案，承担突发公共事件的医疗救援和突发公共卫生事件防控工作。
1.4.2.1（★）	建立健全医院应急管理组织和应急指挥系统，负责医院应急管理工作。
1.4.3.1（★）	开展灾害脆弱性分析，明确医院需要应对的主要突发事件及应对策略。
1.4.3.2（★）	编制各类应急预案。
1.4.4.1	开展全员应急培训和演练，提高各级、各类人员的应急素质和医院的整体应急能力。
1.4.4.2	医院有停电事件的应急对策。
1.4.5.1	有应急物资和设备储备计划且有严格的管理、制度及审批程序，有适量应急物资储备，有应对应急物资设备短缺的紧急供应渠道。
1.5.1.1	教学师资、设备设施符合医学院校教育要求，承担研究生学历教育，具备研究生学位授权点。
1.5.2.1	承担本科及以上医学生的临床教学和实习任务。
1.5.3.1	承担住院医师规范化培训和县级医院骨干医师培养任务。
1.5.4.1	开展继续医学教育工作。
1.5.5.1	指导和培训下级医院卫生技术人员提高诊疗水平，推广适宜卫生技术。

续表

条款代码	评审内容
1.6.1.1	有鼓励医务人员参与科研工作的制度和办法,并提供适当的经费、条件与设施。
1.6.2.1	承担各级各类科研项目,获得院内外研究经费,并取得研究成果。
1.6.3.1	医院有将研究成果转化实践应用的激励政策,并取得成效。
2.1.1.1	实施多种形式的预约诊疗与分时段服务,对门诊和出院复诊患者实行中长期预约。
2.1.2.1	有预约诊疗工作制度和规范,有可操作流程,提高患者预约就诊比例。
2.1.3.1	建立与挂钩合作的基层医疗机构的预约转诊服务。
2.2.1.1	优化门诊布局结构,完善门诊管理制度,落实便民措施,减少就医等待,改善患者就医体验,有急危重症患者优先处置的制度与程序。
2.2.2.1	公开出诊信息,保障医务人员按时出诊。提供咨询服务,帮助患者有效就诊。
2.2.3.1	根据门诊就诊患者流量调配医疗资源,做好门诊和辅助科室之间的协调配合。
2.2.3.2	有门诊突发事件预警机制和处理预案,提高快速反应能力。
2.2.4.1	有制度与流程支持开展多学科综合门诊,并取得成效。
2.2.5.1	有改善门诊服务、方便患者就医的绩效考评和分配政策,支持医务人员从事晚间门诊和节假日门诊。
2.3.3.1	根据重大突发事件应急医疗救援预案,制订大规模抢救工作流程,保障绿色通道畅通。
2.4.1.1	完善患者入院、出院、转科服务管理工作制度和标准,改进服务流程,方便患者。
2.4.3.1	加强转诊、转科患者的交接,及时传递患者病历与相关信息,为患者提供连续医疗服务。
2.5.2.1	公开医疗价格收费标准和基本医疗保障支付项目。
2.5.3.1	保障各类参加基本医疗保障人员的权益,强化参保患者知情同意。
2.6.4.1	试验性临床医疗应严格遵守国家法律法规及部门规章,有审核管理程序并征得患者书面同意。
2.6.5.1	保护患者的隐私权,尊重民族习惯和宗教信仰。
2.7.1.1(★)	贯彻落实《医院投诉管理办法(试行)》,实行"首诉负责制",设立或指定专门部门统一接受、处理患者和医务人员投诉,及时处理并答复投诉人。
2.7.1.2(★)	妥善处理医疗纠纷。
2.7.2.1	公布投诉管理部门、地点、接待时间、联系方式以及投诉电话,建立健全投诉档案。
2.7.3.1	根据患者和员工的投诉,持续改进医疗服务。

续表

条款代码	评审内容
2.7.4.1	对员工进行纠纷防范及处理的专门培训，有记录。
2.8.1.1	为患者提供就诊接待引导、咨询服务。
2.8.2.1	急诊与门诊候诊区、医技部门、住院病区等均有明显、易懂的标识。
2.8.3.1	就诊、住院的环境清洁、舒适、安全。
2.8.4.1	有保护患者隐私的设施和管理措施。
2.8.5.1	执行《无烟医疗卫生机构标准（试行）》及《关于 2011 年起全国医疗卫生系统全面禁烟的决定》。
2.8.6.1	落实创建"平安医院"九点要求，有措施，构建和谐医患关系，优化医疗、执业环境有成效。
3.9.1.1（★）	有主动报告医疗安全（不良）事件的制度与工作流程。
3.9.2.1	有激励措施鼓励医务人员参加"医疗安全（不良）事件报告系统"网上自愿报告活动。
3.9.3.1	定期分析医疗安全信息，利用信息资源改进医疗安全管理。
4.1.1.1	有健全的质量管理体系，院长是第一责任人。
4.1.1.2	职能部门履行指导、评审、考核、评价和监督职能。
4.1.1.3	科主任是科室质量与安全管理第一责任人，负责组织落实质量与安全管理及持续改进相关任务。
4.1.2.1	有医院质量与安全管理委员会及各质量相关委员会，人员构成合理，职责明确。
4.1.2.2	医院质量与安全管理委员会及各质量相关委员会能在质量与安全管理中发挥作用。
4.2.5.1	职能部门领导接受全面质量管理培训与教育，至少掌握 1～2 项质量管理改进方法及质量管理常用技术工具，改进质量管理工作。
4.2.6.1	有全员质量与安全教育和培训。
4.3.4.1	有临床科研项目中使用医疗技术的管理制度与审批程序，充分尊重患者的知情权和选择权。
4.6.8.1	由科主任、护士长与具备资质的人员组成质量与安全管理小组，并有开展工作的记录。
4.11.1.1	中医科设置符合卫生部《综合医院中医临床科室基本标准》等法规基本要求。
4.11.2.1	有中医科的工作制度、岗位职责及体现中医特色的诊疗规范。
4.11.2.2	充分发挥中医特色，建立并完善中医与西医临床科室的协作机制，为患者提供适宜的诊疗服务。
4.11.2.3	开展辨证施护，提供具有中医特色的优质护理服务。

续表

条款代码	评审内容
4.11.4.1	科主任、护士长及具备资质的人员组成的质量管理小组,根据中医特色,应用质量管理工具开展质量管理与持续改进活动。
4.14.1.1	精神科设置获卫生行政部门批准,取得执业许可登记,服务范围明确。
4.14.2.1	建立患者入院评估、住院说明、诊疗规范疗效评估以及病历书写等相关制度,用临床路径指导诊疗活动。
4.23.1.1	设营养科(室),并配备与其规模相适应的(医师、技师、护士、厨师、护理员等)营养专业人员。
4.23.1.2	开展临床营养工作。
4.23.1.3	营养科(室)建立健全并落实临床营养工作管理制度,并对各级人员进行岗位培训。
4.23.2.1	医院现行的规章制度,有"住院患者的各类膳食的适应证和膳食应用原则"。
4.23.2.2	住院医师遵循规章制度,执行膳食医嘱。
4.23.3.1	对住院患者实施营养评估,接受营养会诊,提供营养支持方案,按照《病历书写基本规范(试行)》的要求进行记录。
4.23.4.1	患者提供适合其病情治疗需要的膳食,住院患者治疗膳食就餐率≥80%。
4.23.5.1	科室有质量管理小组或专人负责质量管理,开展质量与安全管理。
4.24.1.1	医用氧舱的准入、设置与布局符合规范。
4.24.1.2	有医用氧舱使用的制度与流程。
4.24.2.1	人员合理配置,能履行岗位职责。
4.24.2.2	对进舱人员进行安全教育。
4.24.2.3	有控制氧浓度的制度与流程。
4.24.3.1	掌握高压氧治疗的适应证、禁忌证,执行医嘱,有完整的工作流程及记录。
4.24.4.1	由经培训并具备相应资格的医师负责,操作人员、维护人员取得相应资格证书。
4.24.5.1	按照规定定期检验医用氧舱。
4.24.5.2	制订紧急情况时的处理措施和方案,并定期演练。
4.24.6.1	有科室质量与安全管理小组并履行职责。
4.24.6.2	有质量与安全管理培训计划并实施。
4.24.6.3	定期开展高压氧治疗质量评价。
4.27.1.1	按照《医疗机构病历管理规定》等有关法规、规范的要求,设置病案科,由具备专门资质的人员负责病案质量管理与持续改进工作。配设相应的设施、设备与人员梯队。
4.27.1.2	制定病案管理、使用等方面的制度、规范、流程等执行文件。并对相关人员进行培训与教育。

续表

条款代码	评审内容
4.27.2.1	按规定为门诊、急诊、住院患者书写病历记录。
4.27.2.2	为每一位门诊、急诊患者建立就诊记录或急诊留观病历。
4.27.2.3	为每一位住院患者建立并保存病案。
4.27.2.4	住院病案首页应有主管医师签字,应列出患者所有与本次诊疗相关的诊断与手术、操作名称。
4.27.2.5	病程记录及时、完整、准确,符合卫生部《病历书写基本规范》。
4.27.2.6	保持病案的可获得性。
4.27.3.1	医院有保护病案及信息安全的相关制度,有应急预案。
4.27.4.1	有《病历书写基本规范》的实施文件,发至每一位医师。
4.27.4.2	有病历质量控制与评价组织。
4.27.5.1（★）	采用卫生部公布的疾病分类 ICD10 与手术操作分类 ICD9-CM-3,对出院病案进行分类编码。
4.27.5.2（★）	建立出院病案信息的查询系统。
4.27.6.1	有病案服务管理制度,为医院医务人员及管理人员、患者及其代理人、有关司法机关及医疗保险机构人员提供病案服务。
4.27.7.1	医院有电子病历系统的建设的方案与计划,电子病历符合《电子病历基本规范》。
4.27.7.2	有文字处理软件编辑、打印的病历文档,病历记录全部内容、格式、时间、签名均以纸版记录为准,而非模版拷贝生成的病历记录。
6.1.1.1	院及科室命名规范,提供的诊疗项目与执业许可证上核准的诊疗科目全部相符。凡医院内命名为"中心"、"研究所"等机构者,均持有省级及以上卫生行政部门批准的文件。
6.1.2.1（★）	在国家医疗卫生法律、法规、规章、诊疗护理规范的框架内开展诊疗活动。
6.1.2.2	医院开展法律法规教育,有教育评价。
6.1.3.1（★）	在医院执业的卫生技术人员全部具有执业资格,注册执业地点在本院或符合卫生行政部门相关规定(如多点执业、对口支援等),具有执业资格的研究生、进修人员在上级医师(含护理、医技)指导下执业。
6.1.4.1	按照卫生行政部门规定按时完成医疗机构校验,发布的医疗信息真实可靠。
6.1.5.1	制订完整的医院管理规章制度、岗位职责和诊疗规范。定期对职工进行培训与教育,提高职工认真履行本岗位职责及执行相关规章制度的自觉性。
6.2.1.1	实行院长负责制,院级领导应把主要精力用于医院管理工作,职责范围明确,认真履责。
6.2.1.2（★）	医院对重大决策、重要干部任免、重大项目投资、大额资金使用等事项(三重一大)须经集体讨论,集体决策并按管理权限和规定报批与公示,由职工监督。

续表

条款代码	评审内容
6.2.2.1	医院有明确的组织架构图,能清楚反映医院组织架构。
6.2.2.2	依据医院组织架构,制订全院性工作制度和流程,明确各部门职能划分,体现分层管理。各部门据此制订内部工作制度和流程。
6.2.2.3	加强管理部门的效能建设,实行目标管理责任制。
6.2.3.1	部门内或部门间建立恰当的信息传达和沟通协调机制。建立多部门共同参与的联席会议制度,定期召开会议并有记录。
6.2.4.1	医院与科室领导掌握现行的有关法律、法规和部门规章,并能够定期参加管理技能培训,掌握管理技能。
6.2.5.1	建立医院运行与医疗业务指标体系,定期进行分析、评审、改进管理工作。
6.3.1.1	明确所在区域内本医院的功能、任务与目标。
6.3.2.1	根据医院的功能、任务,明确医院规模,制订医院远期与中长期规划以及年度计划。
6.3.3.1	医院总体发展建设规划经相关部门批准。
6.3.3.2	医院建筑符合国家建设标准和消防规范,满足规模适宜、功能完善、布局合理、流程科学、环保节能、安全运行的要求。
6.4.1.1	设置人力资源管理部门,人事管理制度健全。
6.4.1.2	医院有人力资源发展规划、人才梯队建设计划和人力资源配置方案。
6.4.1.3	卫生专业技术人员配置及其结构适应医院规模任务的需要。
6.4.1.4	专业技术人员具备相应岗位的任职资格。
6.4.1.5	有人员紧急替代机制,以保持患者获得连贯诊疗。
6.4.2.1	卫生专业技术人员资质的认定与聘用。
6.4.2.2	外来短期工作人员的技术资质管理。
6.4.3.1	实行卫生专业技术人员岗前培训制度。
6.4.3.2	实施住院医师规范化培训。
6.4.3.3	实施卫生专业技术人员继续教育制度。
6.4.4.1	加强重点专科的学科建设和人才培养。
6.4.4.2	重点专科带头人专业技术水平领先。
6.4.5.1	贯彻与执行《劳动法》等国家法律法规的要求,建立与完善职业安全防护与伤害的措施、应急预案、处理与改进的制度,上岗前有职业安全防护教育。
6.5.1.1	建立以院长为核心的信息化管理组织及负责信息管理的专职机构。
6.5.1.2	制定信息化建设中长期规划和年度工作计划。
6.5.1.3	有保障信息系统建设、管理的规章制度。

续表

条款代码	评审内容
6.5.2.1	管理信息系统应用满足医院管理需求。
6.5.2.2	临床信息系统应用满足医疗工作需求。
6.5.3.1	根据国家相关规定,实现信息互联互通、交互共享。
6.5.4.1	加强信息系统的安全保障和患者隐私保护。
6.5.4.2	加强信息系统运行维护。
6.5.5.1	信息化建设有经费保障。
6.5.5.2	信息系统专职技术人员配置合理并有专业培训。
6.5.6.1	图书馆基本设置和藏书数量能满足临床科研教学需求,实施支持网上预约、催还、续借和馆际互借,能提供网络版医学文献数据库检索服务。
6.6.1.1	执行相关法律法规,财务管理制度健全,财务管理体制和机构设置合理。
6.6.1.2	财务管理人员配置合理,岗位职责明确。
6.6.2.1	有规范的经济活动决策机制和程序,实行重大经济事项集体决策制度和责任追究制度。
6.6.2.2	医院实行总会计师制。
6.6.3.1	实现成本核算,降低运行成本。
6.6.3.2	控制医院债务规模,加强资产管理,提高国有资产使用效益。
6.6.4.1	按照有关政策规定,合理配置医院价格管理部门和人员。
6.6.4.2	建立健全完善的医院内部医药价格管理机制和医药价格管理制度。
6.6.4.3	积极开展并不断改进医院内部价格管理工作。
6.6.5.1	按照相关规定建立详细的药品及高值耗材采购制度和流程,有严格管理和审批程序。
6.6.6.1	建立与完善医院内部控制,实施内部和外部审计制度,有工作制度与计划,对医院经济运行进行定期评价与监控,审计结果对院长负责。
6.6.7.1	按照预算管理制度,编制医院年度预算。
6.6.7.2	严格执行预算,加强预决算管理和监督。
6.6.8.1	医院有绩效工资管理制度,明确规定个人收入不与业务收入直接挂钩。
6.7.1.1	医院有负责医德医风管理的组织体系,有明确的职能主管部门负责医德医风管理与考核。
6.7.1.2	将医德医风的要求纳入各级各类医务人员和窗口服务人员的岗位职责。
6.7.1.3	文明行医,严禁推诿、拒诊患者。
6.7.2.1	建立医德医风建设规章制度、奖惩措施并认真落实。

续表

条款代码	评审内容
6.7.3.1	有制度与相关措施对医院及其工作人员不得通过职务便利谋取不正当利益的情况进行监控与约束。
6.7.4.1	开展医院文化建设。
6.7.4.2	建立以病人为中心导向、根植于本院服务理念,并不断物化的特色价值趋向、行为标准。
6.8.1.1	后勤保障管理组织机构健全,规章制度完善,人员岗位职责明确。后勤保障服务坚持"以病人为中心",满足医疗服务流程需要。
6.8.2.1(★)	水、电、气等后勤保障满足医院运行需要。严格控制与降低能源消耗,有具体可行的措施与控制指标。
6.8.2.2	有完善的物流供应系统,物资供应满足医院需要。
6.8.3.1	有专职部门或专人负责医院膳食服务,并建立健全各项食品卫生安全管理制度和岗位责任。
6.8.3.2	食品原料采购、仓储和食品加工规范,符合卫生管理要求。
6.8.3.3	有突发食品安全事件应急预案。
6.8.4.2	工作人员的安全防护符合规定。
6.8.5.1	安全保卫组织健全,制度完善;保卫科人员配备结构合理,岗位职责明确。
6.8.5.2	有应急预案,定期组织演练。
6.8.6.1	安全保卫设备设施完好,重点环境、重点部位安装视频监控设施,监控室符合相关标准。
6.8.6.2	合理使用视频监控资源。
6.8.7.1(★)	消防安全管理。
6.8.7.2	加强特种设备管理。
6.8.7.3	加强危险品管理。
6.8.8.1	遵守国家法律、法规要求,相关岗位操作人员应具有上岗证、操作证,且操作人员应掌握技术操作规程。
6.8.9.1	环境卫生符合爱国卫生运动和无烟医院的相关要求,环境美化、绿化、道路硬化,做到优美、整洁、舒适。
6.8.10.1	制订外包业务管理制度。
6.9.1.1	建立医学装备管理部门。
6.9.2.1	建立医学装备管理组织技术队伍,人员配置合理。
6.9.2.2	制订相关工作制度、职责和工作流程。
6.9.3.1	制订常规与大型医学装备配置方案。
6.9.3.2	有大型医用设备成本效益、临床使用效果、质量等分析。

续表

条款代码	评审内容
6.9.4.1	加强医学装备安全有效管理,对医疗器械临床使用安全控制与风险管理有明确的工作制度与流程。建立医疗器械临床使用安全事件监测与报告制度。
6.9.4.2	放射与放疗等装备相关机房环境安全符合要求。
6.9.4.3	加强特殊装备技术安全管理。
6.9.4.4	加强计量设备监测管理。
6.9.5.1	建立医疗仪器设备使用人员操作培训和考核制度,职能部门加强监管,提供咨询服务与技术指导。
6.9.6.1	建立保障装备的管理制度与规范。
6.9.6.2(★)	用于急救、生命支持系统仪器装备要始终保持在待用状态。
6.9.6.3	建立全院保障装备应急调配机制。
6.9.7.1	加强医用耗材(包括植入类耗材)和一次性使用无菌器械管理。
6.9.8.1	成立科室医学装备质量与安全管理的团队。
6.9.8.2	有明确的质量与安全指标,科室能开展定期评价活动,解读评价结果,有持续改进效果的记录。
6.10.1.1	医院有信息公开管理部门、工作制度与程序。
6.10.1.2	按照有关规定,明确应当公开的信息。
6.10.1.3	向患者提供查询服务或提供费用清单。
6.10.1.4	通过便于公众知晓的方式公开信息。
6.10.2.1	院务公开内容完整,信息发布及时。
6.10.3.1	广大职工充分行使民主权利,积极参与院务公开。
6.11.1.1	医院定期收集院内、外对医院服务的意见和建议,并以此为动力,改进工作,持续提高医院服务质量。
6.11.2.1	根据患者的服务流程,设计与确定医院社会满意度测评指标体系,实施社会评价活动。
6.11.3.1	建立社会评价质量控制体系与数据库,确保社会评价结果的客观公正。

(二) 确定问题聚焦点

根据已有的资料、信息,评审员要在短时间内对一所陌生医院实施高效、高质量、公平公正评价确实是一项非常具有挑战性的工作。实践告诉我们,确定好问题聚焦点,是完成好这项工作的基础,通过对医院上报的文字资料、数据分析资料、医院网络等信息作为寻找问题的起步点,使评审员初步了解到医院的基本结构设置、运营模式以及运行结果,根据这些信息以医院评审标准为原则,针对问题多发环节和潜在环节设计出现场评价路径。

为了完成评审责任条款所要求的任务内容,综合管理组需要研读的信息如下

（但不限于），包括：

1. 医院提供的执业许可证和组织架构图，这个信息各组评审员均要用到，对医院执业基础和能力有一个基本了解，是评价一些特殊技术的准入资质需要的基本信息。

2. 医院长期建设规划中对人、财、物的需求计划是否有明确要求，这是检查部门落实情况的基础；医院的年度总结中对规划内容是否有回应，如何依据每年的运行成绩和问题对年度计划进行调整和修订。

3. 对口支援相关资料，包括任务书、合同或协议、执行计划、各部门落实年度总结是否与任务书吻合。

4. 医院基本建设或设备购置相关资料，包括需求论证和决定形成过程、资金管理、相关技术人员筹备、运营情况、效益分析报告等。

5. 不良事件数据及相关分析资料，显示医院对不良事件统一管理情况。

6. 二、三类技术管理相关资料，等等。

（三）现场检查路线设计

综合管理组评审员在进入医院前，根据每所医院所提交的评审资料（医院申请书、自评报告和病案首页分析报告）分析所发现的问题，设计出现场评价的初步行走路线的框架。评审员还要根据实际发现的问题不断调整相关内容和思路，最终目标是依据所分配的责任条款，将医院所存在的问题准确定位。图3.6展示的是综合管理组检查中行走路线的简图，供评审员参考。

（四）现场查看和访谈

现场查看和访谈是整个现场评价的重要和关键环节，是对医院管理各项措施落实情况的求证、求实过程，评审员在现场访查中可能要完成（但不限于）如下内容：

1. 三重一大：重大决策过程及职代会相关议题资料；公示资料。

2. 操作者、文字记录者书写文书（病历、诊断报告）。

3. 信息化程度（危急值、行政管理、能源节约、病案管理、信息孤岛或一体化）。

4. 关键部位和机房警示标识、操作规范、原理图规范醒目。

5. 水、电、气供应部门持证上岗、巡查记录、演练资料、维护记录、上级主管部门检查结论。

6. 消防安全管理（培训、病区、仓库、配电房、氧气站、信息中心、医技部门等特殊部门管理）、巡查记录、消防设施管理、消防器材管理（所有经过地方灭火器情况）、应急演练及问题处理结果，查原始记录、资料。

7. 员工手中的应急手册可用性（应急事件自身角色及各种事件报告流程）。

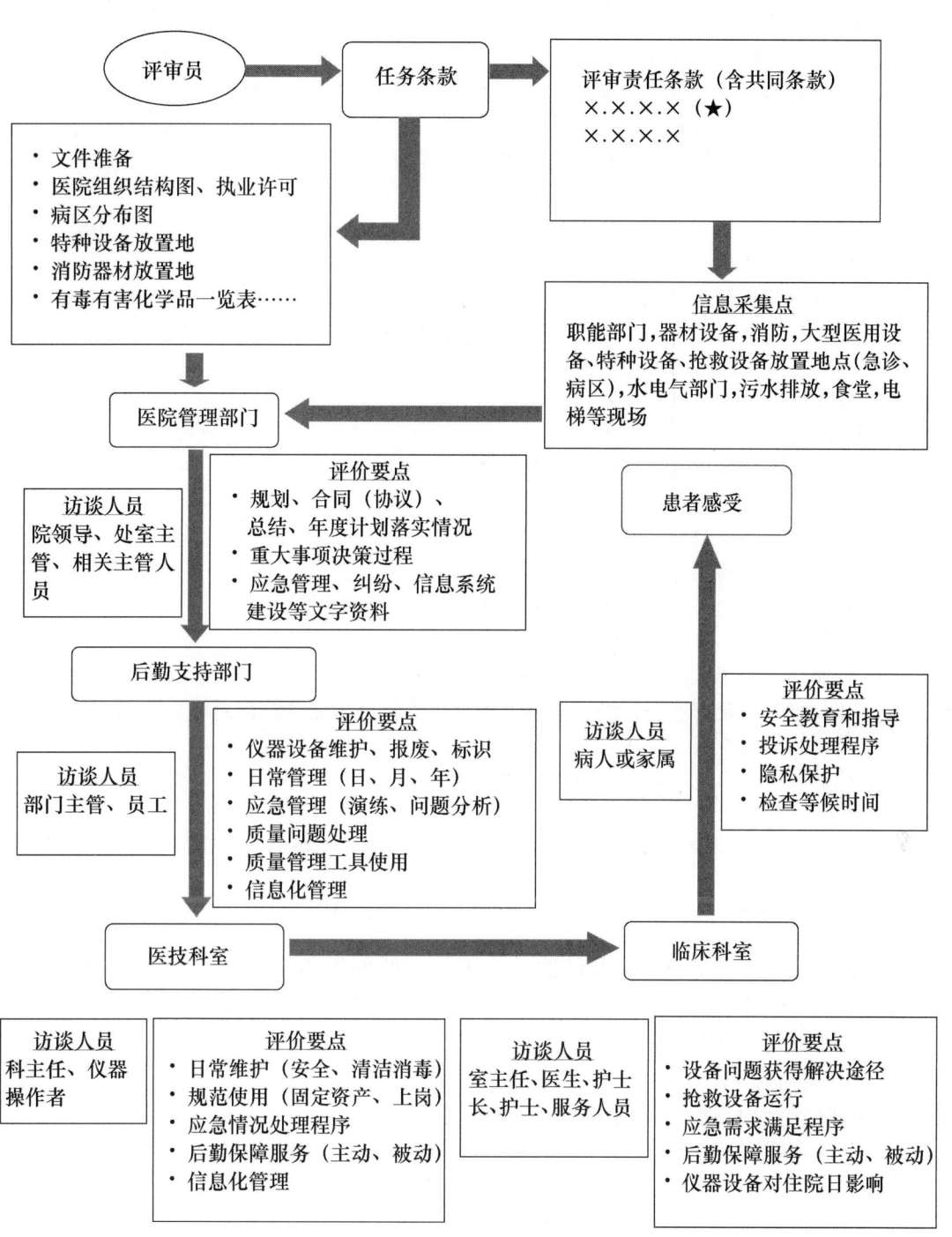

图 3.6　综合管理组追踪路线图

综合管理组现场访谈问题模式

(一) 对口支援
1. 你参加对口支援是哪家医院?
2. 去了多长时间?住在哪里?伙食如何解决?你对口的科室主任是谁?
3. 该科室哪些方面最需要支持?
4. 你在对口支援期间开展了哪些工作?
5. 你对对口支援有哪些建议?

(二) 应急管理
1. 医院有应急手册发给大家吗?
2. 你参加过应急培训和应急演练吗?你掌握了哪些应急技能?
3. 你今天上班,如果发生火灾,你承担什么任务(角色)?如何处置?
4. 你知道医院制订了哪些应急预案?
5. 你会使用灭火器吗?

(三) 员工权益
1. 医院召开职工代表大会吗?多少时间召开一次?
2. 你参加了哪次会议?
3. 有哪些主要议程?
4. 你对医院评聘工作有哪些看法?
5. 对医院的绩效分配了解吗?有什么建议?

(四) 患者权益
1. 你拍过 X 线片或 CT 吗?其他部位是否有保护措施?
2. 你的饭菜软硬程度合适吗?如果不可口你提出过意见吗?得到解决了吗?
3. 你住院期间哪项检查等候时间最长?
4. 你知道这家医院投诉电话和管理部门吗?
……

(五) 信息核实内容

综合管理组经过现场走访和访谈,为了使某些问题得到确认,需要评审员核实部分信息,下面列举的一些通常核实的项目,但不限于这些,如:
1. 人员资质、比例。
2. 诊疗科目。
3. 对口支援项目履行合同情况进行追踪。
4. 应急预案形成过程及可执行程度(脆弱性分析、问题解决、预案本土化、员工角色)。
5. 相关特殊感染患者使用本院采购目录以外抗菌药物制度与程序。
6. 医疗技术准入、二、三类技术证明,等等。
7. 计算机显示数据的准确性。

二、医疗药事组

(一) 评审责任条款

该评审组共包括221个条款,其中包含18个核心条款,也包含共同条款的责任条款(表3.5)。

表3.5 医疗药事组任务条款明细

条款代码	评审要点
1.1.2.1	急危重症和疑难疾病的诊疗。医学影像与介入诊疗部门可提供24小时急诊诊疗服务。
1.2.3.1	推进规范诊疗临床路径管理和单病种质量控制作为推动医疗质量持续改进的重点项目。
1.2.5.1	按照《国家基本药物临床应用指南》、《国家基本和药物处方集》及医疗机构药品使用管理有关规定,规范医师处方行为,确保基本药物的优先合理使用。
1.3.4.1	建立院前急救与院内急诊"绿色通道"有效衔接的工作流程。
1.3.7.1	根据《统计法》与卫生行政部门规定完成医院基本运行状况、医疗技术、诊疗信息和临床用药监测信息等相关数据报送工作,数据真实可靠。
1.6.4.1	依法取得相关资质,并按药物临床试验管理规范(GCP)要求开展临床试验。
2.3.1.1	急诊科布局、设备设施符合《急诊科建设与管理指南(试行)》的要求,实行7×24小时服务。
2.3.1.2	急诊科应当配备足够数量,受过专门训练,掌握急诊医学的基本理论、基础知识和基本操作技能、具备独立工作能力的医护人员。
2.3.2.1(★)	加强急诊检诊、分诊,落实首诊负责制,及时救治急危重症患者。
2.3.2.2(★)	建立急性创伤、急性心肌梗死、急性心力衰竭、急性脑卒中、急性颅脑损伤、急性呼吸衰竭等重点病种的急诊服务流程与规范。
2.4.2.1	有为急诊患者提供合理、便捷的入院相关制度与流程,危重患者应先抢救并及时办理入院手续。
2.5.1.1	有基本医疗保障管理制度和相应保障措施,严格收费服务管理,减少患者医药费用预付,方便患者就医。
2.6.1.1(★)	患者或其近亲属、授权委托人对病情、诊断、医疗措施和医疗风险等具有知情选择的权利。医院有相关制度保证医务人员履行告知义务。
2.6.2.1	患者或其近亲属、授权委托人说明病情及治疗方式、特殊治疗及处置,并获得其同意说明,内容应有记录。
2.6.3.1	对医务人员进行知情同意和告知方面的培训,主管医师能够使用患者易懂的方式、语言与患者及其近亲属沟通并履行书面同意手续。

续表

条款代码	评审要点
3.2.1.1	按规定开具完整的医嘱或处方。
3.2.2.1	有紧急情况下下达口头医嘱的相关制度与流程。
3.5.1.1	严格执行麻醉药品、精神药品、放射性药品、医疗用毒性药品及药品类易制毒化学品等特殊管理药品的使用与管理规章制度。
3.5.1.2	有高浓度电解质、听似、看似等易混淆的药品贮存与识别要求。
3.5.2.1	处方或用药医嘱在转抄和执行时有严格的核对程序并由转抄和执行者签名确认。
4.2.1.1	有医疗质量管理和持续改进实施方案及相配套制度、考核标准、考核办法、质量指标、持续改进措施。
4.2.1.2	有医疗质量关键环节、重点部门管理标准与措施。
4.2.2.1	根据法律法规、规章规范以及相关标准,结合本院实际,制订完善的覆盖医疗全过程的质量管理规章制度,并及时更新,切实保证医疗质量。
4.2.2.2	执行医疗质量管理制度,重点是核心制度。
4.2.2.3	有临床技术操作规范和临床诊疗指南。
4.2.3.1	坚持"严格要求、严密组织、严谨态度",强化"基础理论、基本知识、基本技能"培训与考核。
4.2.4.1	有医疗风险管理方案。
4.2.4.3	开展防范医疗风险、确保患者安全的相关知识、技能的教育与培训。
4.2.5.2	科室质量与安全管理小组成员,具有相关质量管理技能,开展质量管理工作。
4.2.7.1	建立医疗质量控制、安全管理信息数据库,为制订质量管理持续改进的目标与评价改进的效果提供依据。
4.3.1.1	依据法律法规开展医疗技术服务,与功能、任务相适应。
4.3.1.2	医学伦理委员会承担医疗技术伦理审核工作。
4.3.2.1	建立医疗技术管理制度,实行医疗技术分级分类管理,不应用未经批准或已经废止和淘汰的技术。
4.3.3.1	有医疗技术风险预警机制和医疗技术损害处置预案,并组织实施。
4.3.3.2	有新技术准入与风险管理。
4.3.5.1(★)	实行高风险技术操作的卫生技术人员授权制度。
4.3.5.2(★)	建立相应的资格许可授权程序及考评标准,对资格许可授权实施动态管理。
4.4.1.1	有临床路径工作组织体系,将实施"临床路径与单病种质量管理"工作纳入规范临床诊疗行为的重要内容之一,有协调机制。
4.4.2.1	遵照循证医学原则,结合本院实际,制订本院执行文件,实施教育培训。

续表

条款代码	评审要点
4.4.3.1	建立临床路径与单病种质量管理信息平台,定期召开联席会议,总结分析并不断改进临床路径与单病种质量管理。
4.4.4.1	"临床路径"的病例,将平均住院日、诊疗效果、30日内再住院率、再手术率、并发症与合并症等指标列入监测范围。
4.4.5.1	对执行临床路径管理相关的医务人员和患者进行满意度调查,总结分析影响病种实施临床路径的因素,不断完善和改进路径标准。
4.4.6.1	有单病种质量指标信息台账。
4.4.6.2	专人负责上报单病种质量信息。
4.5.1.1	具有法定资质的医务人员为患者提供病情评估/诊断。
4.5.2.1	按照医院现行临床诊疗指南、疾病诊疗规范、药物临床应用指南、临床路径,规范诊疗行为。
4.5.2.2	根据病情,选择适宜的临床评审。
4.5.2.3	规范使用与管理抗菌药物。
4.5.2.4	规范使用与管理肠道外营养疗法。
4.5.2.5	遵守激素类药物与血液制剂的使用指南或规范。
4.5.2.6	肿瘤化学治疗等特殊药物的规范使用。
4.5.2.7	开展单病种过程质量管理。
4.5.2.8	疑难危重患者、恶性肿瘤患者,实施多学科综合诊疗,为患者制订最佳的住院诊疗计划/方案。
4.5.3.1	加强住院诊疗活动质量管理。
4.5.3.2	每一位住院患者均有适宜的诊疗计划,由高级职称医师负责评价与核准。
4.5.4.1	有院内会诊管理制度与流程。
4.5.4.2	有医师外出会诊管理制度与流程。
4.5.5.1	定期更新医院临床诊疗工作的指南/规范。
4.5.5.2	按照新制订与更新后的临床诊疗工作的指南/规范培训相关人员,并在临床诊疗工作中遵照执行。
4.5.6.1	医院对患者的出院指导与随访有明确的制度与要求。
4.5.6.2	对特定患者采用多种形式定期随访。
4.5.6.3	出院患者有出院小结,主要内容记录完整,与住院病历记录内容保持一致。
4.5.7.1	由科主任、护士长与具备资质的人员组成质量与安全管理小组,负责本科室医疗质量和安全管理。
4.5.7.2	医院对科室有明确的质量与安全指标,医院与科室定期评价,有持续改进的效果。
4.5.7.3	根据《病历书写基本规范》,对住院病历质量实施监控与评价。

续表

条款代码	评审要点
4.5.7.4（★）	对各临床科室出院患者平均住院日有明确的要求。
4.5.7.5（★）	对住院时间超过30天的患者进行管理与评价。
4.6.4.1	有重大手术报告审批制度。
4.6.4.2	有急诊手术管理措施，保障急诊手术及时与安全。
4.7.1.1	实行麻醉医师资格分级授权管理，并有明确的制度。
4.7.1.2	对麻醉医师有定期执业能力评价和再授权制度。
4.7.1.3	麻醉医师经过严格的专业理论和技能培训，完成继续教育。
4.7.1.4	手术麻醉人员配置合理。
4.7.2.1	有患者麻醉前病情评估和麻醉前讨论制度。
4.7.2.2	由具有资质和授权的麻醉医师进行麻醉风险评估，制订麻醉计划。
4.7.3.1	履行麻醉知情同意。
4.7.4.2	有麻醉过程中的意外与并发症处理规范。
4.7.4.3	有麻醉效果评定。
4.7.5.1（★）	麻醉后复苏室合理配置，管理措施到位。
4.7.5.2（★）	有麻醉复苏室患者转入、转出标准与流程。
4.7.6.1	建立术后、慢性疼痛、癌痛患者的镇痛治疗管理的规范与流程，能有效地执行。
4.7.7.1	建立麻醉科与手术科室和输血科的有效沟通，严格掌握术中输血适应证，合理、安全输血。
4.7.8.1	由科主任、护士长与具备资质的人员组成质量与安全管理小组，开展质量与安全管理。
4.7.8.2	开展质量与安全管理培训。
4.7.8.3	定期开展麻醉质量评价。
4.7.8.4	建立麻醉质量管理数据库。
4.8.1.1	急诊科布局、设备设施符合《急诊科建设与管理指南（试行）》的要求。
4.8.1.2	急诊科应当配备足够数量，受过专门训练，掌握急诊医学的基本理论、基础知识和基本操作技能，具备独立工作能力的医护人员。
4.8.1.3	急诊医务人员经过专业培训，能够胜任急诊工作，考核达到"急诊医师、护理人员技术和技能要求"。
4.8.1.4	急诊抢救工作由主治医师以上（含主治医师）主持与负责，急诊服务及时、安全、便捷、有效，提高急诊分诊能力。
4.8.2.1	落实首诊负责制，与挂钩合作的基层医疗机构建立急诊、急救转接服务制度。

续表

条款代码	评审要点
4.8.2.2	医院管理部门对急诊实施管理与协调。
4.8.3.1	加强急诊检诊、分诊，及时救治急危重症患者，有效分流非急危重症患者。
4.8.3.2	有急诊留观患者管理制度与流程，控制留观时间原则上不超过72小时。
4.8.3.3	有急诊患者优先住院的制度与机制，保证急诊处置后需住院治疗的患者能够及时收入相应的病房。
4.8.4.1	实施急诊分区救治，有与医院功能、任务相适应的急诊服务流程与规范，各科室职责明确。
4.8.4.2	对急性创伤、急性心肌梗死、急性心力衰竭、急性脑卒中、急性颅脑损伤、急性呼吸衰竭等重点病种的急诊服务流程与服务时限有明文规定，能落实到位。
4.8.4.3（★）	有保证相关人员及时参加急诊抢救和会诊的相关制度。其他科室接到急诊科会诊申请后，应当在规定时间内进行急诊会诊。
4.8.5.1	仪器设备及药品配置符合《急诊科建设与管理指南（试行）》的基本标准。
4.8.5.2	医护人员能够熟练、正确使用各种抢救设备，掌握各种抢救技能，包括高级心肺复苏技能。
4.8.6.1	由科主任、护士长与具备资质的质量控制人员组成质量与安全工作小组，并有开展工作的记录。
4.8.6.2	医院对急诊有明确的质量与安全指标，医院与科室能定期评价，有能够显示持续改进效果的记录。
4.9.1.1.1	重症医学科布局、设备设施符合《重症医学科建设与管理指南（试行)》的基本要求。
4.9.1.1.2（★）	重症医学科床位设置与人力资源配置符合《重症医学科建设与管理指南（试行）》的基本要求。
4.9.2.1（★）	有重症医学科工作制度、岗位职责和技术规范、操作规程。重症监护患者入住、出科符合指征，实行"危重程度评分"。
4.9.3.1	医护人员实行资格、技术能力准入及授权管理。
4.9.3.2	执行核心制度，建立多学科协作机制。
4.9.5.1	由科主任、护士长与具备资质的人员组成的质量与安全管理小组，负责医疗质量和安全管理。
4.9.5.2	重症医学科有质量与安全管理相关预案、制度、质量与安全指标，医院与科室能定期评价，提出持续改进的具体措施。
4.11.3.1	根据医院规模和临床需要，设置规范的中药房与中药煎药室。
4.13.1.1	实施疼痛治疗医院与医师需具备卫生行政部门规定的诊疗科目及医师资质，疼痛治疗服务范围有明确界定。
4.13.2.1	依据服务范围，建立疼痛评估、疗效评估与追踪随访等相关制度，规范开展诊疗活动。

续表

条款代码	评审要点
4.13.3.1	依据服务的范围,为患者提供疼痛知识教育,履行知情同意手续。
4.13.4.1	有疼痛治疗常见并发症的预防规范与风险防范程序,有相关培训教育。
4.13.5.1	有质量与安全管理小组或专人负责科室质量与安全管理工作。
4.15.1.1	医院设立药事管理与药物治疗学委员会,健全药事管理体系。
4.15.1.2	有药事管理工作制度。
4.15.1.3	根据医院功能、任务及规模,配备药学专业技术人员,岗位职责明确。
4.15.2.1	建立完善的药品管理信息系统,与医院整体信息系统联网运行。
4.15.2.1	有药品采购供应管理制度与流程,有适宜的药品储备。
4.15.2.2	建立药品质量监控体系,有效控制药品质量。
4.15.2.3	有药品贮存制度,贮存药品的场所、设施与设备符合有关规定。
4.15.2.4	执行"特殊管理药品"管理的有关规定。
4.15.2.5	对全院的急救等备用药品进行有效管理,确保质量与安全。
4.15.2.6	落实药品调剂制度,遵守药品调剂操作规程,保障药品调剂的准确性。
4.15.2.7	制剂的配制与使用符合有关规定。
4.15.2.8	有肠外营养液和危害药物等静脉用药的调配规定。
4.15.2.9	有药品召回管理制度。
4.15.3.1	临床药物治疗执行有关法规、规章制度,遵循相关技术规范。
4.15.3.2	医师开具处方应按照《处方管理办法》的要求执行。
4.15.3.3	护士抄(转)录用药医嘱及执行给药医嘱应遵守操作规程,必须经过核对,确保准确无误。
4.15.3.4	已开具处方,并遵医嘱使用的药品应记入病历。
4.15.3.5	药师应按照《处方管理办法》对处方进行适宜性审核、调配发药,对临床不合理用药进行有效干预。医院有可行的监督机制与措施。
4.15.3.6	开展处方点评,建立药物使用评价体系。
4.15.4.1	医师、药师按照《国家基本药物临床应用指南》、《国家基本药物处方集》,优先合理使用基本药物,并有相应监督考评机制。
4.15.5.1(★)	抗菌药物管理有适当的组织,并制定章程,明确职责,对抗菌药物的不合理使用有评审、干预和改进措施。
4.15.5.2(★)	根据《指导原则》结合本院实际情况制订"抗菌药物临床应用和管理实施细则"和"抗菌药物分级管理制度",并评审落实情况。
4.15.5.3(★)	落实各类手术(特别是I类清洁切口)预防性应用抗菌药物的有关规定。
4.15.5.4(★)	加强抗菌药物购用管理。
4.15.6.1(★)	实施药品不良反应和用药错误报告制度,建立有效的药害事件调查、处理程序。

续表

条款代码	评审要点
4.15.6.2（★）	有完善的突发事件药事管理应急预案，药学人员可熟练执行。
4.15.7.1	开展以病人为中心、以合理用药为核心的临床药学工作。
4.15.7.2	按规定配置临床专职药师。
4.15.7.3	临床药师按其职责、任务和有关规定参与临床药物治疗。
4.15.8.1	由科主任和具备资质的人员组成的质量与安全管理小组负责质量与安全管理工作。
4.15.8.2	对药剂科有明确的质量与安全控制指标，科室能开展定期评价活动，解读评价结果，持续改进药事管理工作。
4.16.1.1.1	临床检验项目满足临床需要。
4.16.1.1.2	提供24小时急诊检验服务。
4.16.1.2	实施危急值报告制度。
4.16.1.3	检验项目、设备、试剂管理符合现行法律法规及卫生行政部门标准的要求。
4.16.1.4	有新项目审批及实施流程。
4.16.2.1	有实验室安全管理制度和流程。
4.16.2.2	实验室进行生物安全分区并合理安排工作流程以避免交叉污染。
4.16.2.3	实验室配置充分的安全防护设施。
4.16.2.4	有消防安全保障。
4.16.2.9	实验室建立化学危险品的管理制度。
4.16.3.1	有明确的临床检验专业技术人员资质要求。
4.16.3.2	不同实验室组织有针对性的上岗、轮岗、定期培训及考核，对通过考核的人员予以适当授权。
4.16.4.1	保证每一项检验结果的准确性。
4.16.4.2	严格执行检验报告双签字制度。
4.16.4.3	检验结果的报告时间能够满足临床诊疗的需求。
4.16.4.4	检验报告格式规范、统一。
4.16.5.1	有管理试剂与校准品制度，保证检验结果准确合法。
4.16.6.1	实验室与临床建立有效的沟通方式。
4.16.7.1	由科主任与具备资质的质量控制人员组成质量与安全管理小组，制订质量与安全管理计划和质量控制指标，开展质量管理工作。
4.16.7.2	有完整的标本采集运输指南、交接规范、检验回报时间控制等相关制度。
4.16.7.3	常规开展室内质控。
4.16.7.4	参加室间质评或能力验证计划。
4.16.7.5	保证检测系统的完整性和有效性。
4.16.7.6	所有POCT项目均应开展室内质控，并参加室间质评。

续表

条款代码	评审要点
4.16.7.7	实验室信息管理完善。
4.17.1.1	病理科应具有与其功能和任务相适应的服务项目。
4.17.1.2	病理科应具有与其功能和任务相适应的工作场所。
4.17.1.3	病理科有必需的专业技术设备。
4.17.2.1	病理科的人员配备和岗位设置应满足工作需要，岗位职责明确。
4.17.2.2	由具备病理学诊断所规定资质的医师从事术中快速病理、常规组织病理、细胞病理、免疫病理、超微病理及分子病理的诊断工作。
4.17.2.3	由具备病理专业资质的技术人员制作细胞涂片、冰冻切片、石蜡切片、免疫组化、电镜切片和各种分子检测，其质量与时限符合相关规定。
4.17.4.1	病理诊断应按照相应的规范，有复查制度、科内会诊制度。
4.17.4.2	病理诊断报告书应准时、规范，文字准确，字迹清楚。
4.17.4.3	有病理诊断报告补充或更改或迟发的管理制度与程序。
4.17.4.4	有保证细胞学诊断规范、准确的相关制度。
4.17.4.5	建立规范的院际病理切片会诊制度。
4.17.5.1	有病理医师与临床医师随时沟通的相关制度与流程，解释病理评审结果，为临床诊断与外科手术方案提供支持。
4.17.5.2	支持下级医院解决病理诊断问题。
4.17.6.1	病理实验室应有仪器、试剂的质控管理制度和完善的记录。
4.17.6.1	参加行业内组织的各种实验室质控活动。
4.17.6.1	病理评审的质量管理措施到位。
4.17.6.2	病理评审申请单必须完整填写患者相关的资料，字迹清晰、内容完整。
4.17.6.3	保证从病理标本采集到标本运送到病理科不出现差错，除特别要求外，标本需用10％中性甲醛缓冲液固定。
4.17.6.4	病理标本评审和取材规范，有质控措施和记录。
4.17.6.5	常规病理制片应按照相应的规范，有质量控制措施和记录。
4.17.6.6	有制度保证术中快速病理（含快速石蜡）诊断的规范、准确。
4.17.6.7	有制度保证特殊染色操作规范。
4.17.6.8	有制度保证免疫组织化学染色操作的规范和准确。
4.17.6.9	有制度保证尸体检验病理诊断的规范、准确。
4.18.1.1	医学影像科通过医疗机构执业诊疗科目许可登记，符合《放射诊疗管理规定》，取得《放射诊疗许可证》，提供诊疗服务满足临床需要。
4.18.1.2	根据医院规模和任务配备医疗技术人员，人员梯队结构合理。
4.18.1.3	科室有必要的紧急意外抢救用的药品器材，相关人员具备紧急抢救能力，有与临床科室紧急呼救与支援的机制与流程。
4.18.2.1	建立健全各项规章制度和技术操作规范，落实岗位职责，开展质量控制。

续表

条款代码	评审要点
4.18.2.2	定期校正放射诊疗设备及其相关设备的技术指标和安全、防护性能，并符合有关标准与要求。
4.18.2.3	采用多种形式，开展图像质量评价活动。
4.18.3.1	医学影像诊断报告及时、规范，有审核制度与流程。
4.18.3.2	有重点病例随访与反馈制度，有疑难病例分析与读片会。
4.18.4.1	有医学影像设备定期检测、放射安全管理等相关制度，医学影像科通过环境评估。
4.18.4.2	有受检者和工作人员防护措施。
4.18.4.3	制订放射安全事件应急预案并组织演练。
4.18.5.1	有科室质量与安全管理小组，能够用质量管理工具，开展质量与安全管理，持续改进科室医疗质量。
4.25.1.1	具有卫生行政部门核准的"放射治疗"诊疗科目。机房建筑应取得国家的合格证书。
4.25.1.2	放射治疗设备具有获得国家卫生行政管理部门核准的《放射诊疗许可证》与《大型医用设备配制许可证》。
4.25.1.3	具备开展放射治疗的基本技术。
4.25.2.1	根据需求配备相应资质的专业技术人员，结构合理。
4.25.2.2	有放射诊疗各级各类人员岗位职责与技术能力标准。实行授权管理。
4.25.3.1	放射治疗前由主管医生、物理师共同制订放射治疗计划。
4.25.3.2	放射治疗过程中根据患者情况及时调整放疗计划，有放射治疗后患者随访。
4.25.4.1	有各项医疗管理规章制度和措施，保证医疗质量和安全。
4.25.4.2	对放射治疗有效果评价。
4.25.5.1	有放射治疗装置操作和维护维修制度与质量保证和检测制度。
4.25.5.2	有患者与工作人员放射防护制度。
4.25.6.1	加强对放射治疗意外事件管理，有放射治疗意外应急预案及处置措施。
4.25.6.2	放射诊疗工作人员能掌握心肺复苏基本技能。
4.25.6.3	放射诊疗工作场所、放射性同位素储存场所的辐射水平符合有关规定。

（二）确认问题聚焦点

医疗药事组现场检查内容多、范围广、工作量大，为了能够快速准确地聚焦在一些体现医院整体管理的问题上，评审员需要仔细研读医院提供的如下（但不限于）资料：

1. 医疗质量监测分析报告；
2. 二、三类技术管理；
3. 各类质量管理委员会工作内容；
4. 不良事件数据；
5. 医院规划、总结、年度计划；
6. 基本建设或设备购置等；
7. 医院制度目录清单。

(三) 现场检查路线图

医疗药事组评审员在进入医院前，根据每所医院所提交的评审资料（医院申请书、自评报告和病案首页分析报告）分析所发现的问题，设计出现场评价的初步行走路线的框架。评审员还要根据实际发现的问题不断调整相关内容和思路，最终目标是依据所分配的责任条款，将医院所存在的问题准确定位，图3.7展示的是医疗药事组检查中行走路线的简图，供评审员参考。

(四) 现场查看和访谈

1. 临床科室（至少涵盖如下科室和内容）
(1) 非手术科室（含急诊、麻醉科和介入）；手术科室（含使用高值耗材的手术科室、手术室、ICU）。
(2) 运行病历：诊疗方案确定、多学科协作、手术授权、知情同意、预防性抗生素使用、输血管理。
(3) 临床路径、手术授权、质量安全、不良事件等科室质量管理情况。
(4) 重点药品管控（毒、麻、精、高浓度、自备等药品）。
2. 信息化程度
(1) 医生、护士工作站。
(2) 危急值。
(3) 统计指标对科室管理支持。

(五) 信息核实内容

1. 人员资质；
2. 诊疗科目；
3. 重大手术报批；
4. 伦理（二、三类技术，临床试验）；
5. 相关特殊感染患者使用本院采购目录以外抗菌药物制度与程序；
6. 数据准确性，如人员、床位、病区等数据一致性。

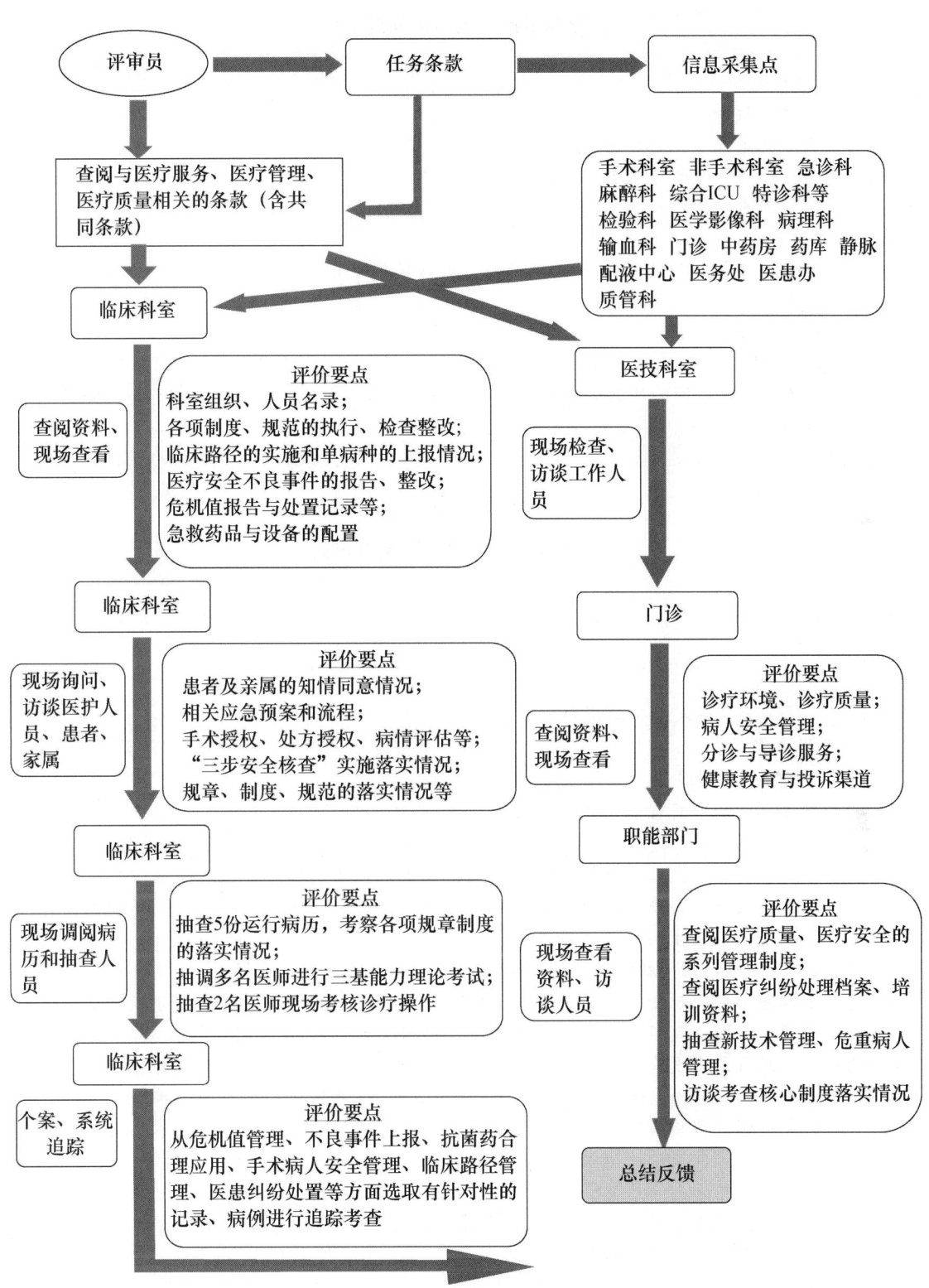

图 3.7 医疗药事组追踪路线图

医疗药事组现场访谈问题模式

（一）科室管理
1. 如何进行授权管理？
2. 科室存在哪些质量问题，怎么发现的？
3. 科室管理过程中从哪里获得信息？
4. 分析数据时会使用管理工具吗？如何体现改进？
（二）员工管理
1. 知道如何报不良事件吗？报过吗？有什么鼓励形式？
2. 心肺复苏技能
3. 接受过哪些技术培训
（三）患者权益
1. 询问患者这次主要因为什么住院？平时有哪些病？需要服哪些药？是否都有护士分发？
2. 自备药品谁来把关
3. 用高值耗材的患者是否还知道其他治疗选择（如：治疗方法或其他类别的耗材)？
……

医疗药事组现场个案追踪检查模式一

一、检查目标：医疗技术分级分类管理制度，新技术、新项目管理制度
二、检查方法
（一）采样地点
骨科、外科病区、手术室等临床科室和医务科。
（二）采样内容
1. 检查医院医疗技术分级分类制度的制订、实施和监管。
2. 检查新技术、新项目管理制度的落实。
（三）实施步骤
1. 走访骨科、外科病区，询问医生能够开展的手术，医生均回答，只开展医院规定的本科手术，否认有跨科手术，也否认有跨级别手术，对应病历查看手术医生与授权是否相符，从而验证医生回答的正确与否。
2. 询问本科室主任，询问本科室医生能够开展的手术，回答医院：有规定，没有违规手术。
3. 走访手术室，询问护士长查看近期本院所有手术登记本，对照医院手术分级目录，判定是否有超范围、超级别和跨科手术存在，结果发现"腰椎内固定取出术"，在医院的手术分级目录中没有该手术名称，认为手术分级目录没有涵盖本院目前已经开展的所有手术。（4.3.2.1. 技术目录未全覆盖；4.3.5.2. 开展未经许可的手术）
4. 走访医务科阅读医院医疗技术分级管理制度，发现医生的手术授权范围不明确，文件规定某个医生可以做四级（最高级）手术，但没有说明是否可以做三级或二级手术。（4.3.5.1. 高风险技术操作授权）
5. 走访医务科阅读本年度新技术、新项目目录和管理记录，发现该院申报一个新技术"腹腔镜胃肠道手术"，申报时间是2011年1月1日，按新技术管理制度管理，2012年1月初审核通过，建议进入常规手术管理，但发现2011年12月的医院手术分级目录中已经把相当数量的腹腔镜胃肠手术列入目录。违反了新技术在没有审核通过前不能广泛开展的规定（4.3.3.2. 新技术准入管理）

医疗药事组现场追踪检查模式二

一、检查目标：从医疗纠纷案例中查找流程与管理规范执行的缺陷。
二、检查方法
(一) 采样地点
医务科、临床科室。
(二) 采样内容
一个已经处理的医疗纠纷事件。
(三) 实施步骤
1. 病史摘要

　　患者，男性，65岁，糖尿病20余年，右足感染，门诊换药后未见好转收治本院内分泌科病房。既往因糖尿病行左下肢截肢。

　　入院后，经常规检查后请外科会诊，同意择期清创术，患者不转科，由会诊医师手术。数日后经管医生与患者本人及儿子谈话并由儿子签署手术同意单。

　　手术同意签字单上，手术方式为"清创术"，麻醉方式填写为"腰麻"。

　　麻醉医师在麻醉知情告知签字单的麻醉选择"其他"一栏打钩，未注明具体何种麻醉。

　　次日手术，由麻醉师监护，麻醉记录单的麻醉方式是局麻强化，实际完成的手术为右足踇趾清创＋坏死趾骨截除术。手术记录麻醉为"硬膜外麻醉"。

　　术后当日出现心力衰竭，病危通知其儿子，签字认可，抢救后好转，一周后再次出现气急、胸闷等状态，积极抢救无效死亡。

2. 案例追踪分析（确定未达标的条款）
(1) 追踪第一层（医疗文书书写及规范管理）
①入院后没有行入院评估。(4.5.1.1. 病情评估制度缺乏)
②手术前知情告知签字由经管医生（内分泌科医生）谈话，而非手术医生（主刀或一助）完成并签字，知情同意内容未提供替代治疗方式。（2.6.1.1. 患者知情告知权利；2.6.2.1. 医生知情告知义务；4.5.7.3. 病历书写规范；4.6.3.1. 术前知情告知）
③手术名称或麻醉方式不准确，名称更换时未履行患者知情同意。手术通知单和与家属沟通都写明"清创术"，但术中手术改为"清创＋截趾术"，涉及手术方式更改，未实施知情同意；麻醉方式应该由麻醉医师决定，但麻醉医师仅在麻醉知情告知签字单上"其他"栏打钩，尤其是术中麻醉方式更改，未获得家属签字认可；手术同意签字单上麻醉方式写为"腰麻"，手术记录单上写为"硬膜外麻醉"。(2.6.1.1. 患者知情告知权利；2.6.2.1. 医生知情告知义务；4.5.7.3. 病历书写规范；4.7.2.2. 麻醉计划及更改)
④手术记录为非手术医师书写，对手术过程和麻醉方式书写均有误。(4.5.7.3. 病历书写规范；4.6.6.1. 手术记录和术后病程记录)。
⑤无授权委托书，仅在手术知情告知签字单上有儿子签名（注明与患者的关系），特别是手术后发生心力衰竭，病危通知由儿子签字，但没有授权委托书。(2.6.1.1. 患者知情告知权利；2.6.2.1. 医生知情告知义务)
⑥术前会诊提示该手术可能要截趾，根据该医院规定，截趾手术属于致残手术，必须要报重大手术审批，但未报。(4.6.4.1. 重大手术审批)
⑦截趾的标本没有送检。(4.6.6.2. 离体标本送检)
⑧手术后并发症的风险评估未做。(4.6.7.2. 术后并发症风险评估)。

⑨手术后医疗计划未做。(4.6.7.1. 术后医疗计划)。
(2) 追踪第二层（相关培训体系是否健全，内容是否有针对性）：
①重大手术审批培训：4.6.4.1
②全员质量与安全教育培训：4.2.6.1
③医疗风险培训：4.2.4.3
④知情同意告知培训：2.6.3.1
⑤科室质量与安全管理培训（麻醉科）：4.7.8.2
(3) 追踪第三层（院科两级管理制度保障）：
①质量安全管理制度全覆盖：4.2.2.1
②执行医疗质量管理制度：4.2.2.2
③科室质量安全小组工作：4.2.5.2，4.5.7.1，4.6.8.1，4.7.8.1

（六）住院病历检查及关注重点

1. 检查目的

选择现场评价前一年的已归档的住院病历主要有两个目的：

（1）发现以往在医疗诊治管理中的问题，以便评审员在实施现场"追踪评价"活动过程中查看有关问题是否被院科两级质控组织所关注，采取哪些改进措施，完善和修订了哪些制度，管理效果如何。

（2）针对既往病历中存在的问题，选择相同科室或病种的运行病历，看相同质量管理问题的落实情况，由此确认医院执行医院评审标准的相关条款的执行力。

2. 病历抽取

（1）医疗组、护理组评审员根据评审前医院所提供的病案首页信息，经过相关数据分析，确定好某些待查的病例，具体抽选的病例包括（但不限于）：

①死亡病历（围术期、新生儿、择期手术或急诊手术且年轻患者）；
②Ⅰ类切口术后感染、压疮、跌倒或坠床而致外伤；
③单病种（急性心肌梗死、冠状动脉搭桥、髋关节置换术）、临床路径病例（某一病种实施科室和其他收治同类疾病科室，如脑梗死抽取神经内科和其他收治科室）；
④多重耐药重症感染者，肿瘤首次化疗病例；
⑤住院时间超过30天，移植或三类技术病例，能体现诊疗及时性的病例（查房、术后文书、麻醉访视、危急值）；
⑥抽取病例总数量20～30份备选即可。

（2）终末病历检查可使用"医院评审病历登记表"。

（3）运行病历通常是对终末病历问题改进情况的核查，同时也是对某些管理制度落实情况的追溯，如多学科合作、诊疗合规；镇痛、营养评估；患者知情同意、约束医嘱执行情况等。

3. 关注重点

（1）医院病案管理的历史与现状。

（2）了解医疗服务技术过程实施情况，确定现场追踪检查的聚焦点。

（3）在对评审条款熟练掌握的基础上，发现医院临床技术实施过程中存在的人员资质、质量监管、患者权益维护等质量安全问题，并将存在的问题对照条款，看其广度（所否定条款的数量）和深度（被否定条款在哪个层面，即D/C/B）。

（4）对电子病历、信息传递程度和质量、信息安全等问题进行检查。

（5）每个评审团队所抽取的病历，所有的评审员均可从不同角度发现其相关责任条款的问题，因此抽取病历的问题类别要有足够的覆盖面，避免抽取过多或过少的病历，检查病历时可参照"病历检查参考条款"（表3.6）。

表3.6 病历检查参考条款

条款编号	评审条款内容
1. 知情同意	
2.6.3.1	应履行书面知情同意手续，包括：手术、麻醉、高危诊疗操作、特殊诊疗（如化疗）、输血、使用血液制品、贵重药品、耗材
2.6.4.1	开展试验性临床医疗
4.6.3.1	在患者手术前履行知情同意，知情同意书应由手术医师先签署，然后由患者或近家属、授权委托人签署 （1）手术前谈话由手术医师进行，知情同意结果记录于病历之中。 （2）手术前应向患者或近亲属、授权委托人充分说明手术指征、手术风险与利弊、高值耗材的使用与选择、可能的并发症及其他可供选择的诊疗方法等，并签署知情同意书。 （3）肿瘤手术应以病理诊断为决定手术方式的依据。根据术中冰冻病理诊断结果需要调整手术方式的，在手术前要向患者、近亲属、授权委托人充分说明，征得患方同意并签署知情同意书。 （4）手术前应向患者、近亲属、授权委托人充分说明使用血与血制品的必要性，使用的风险和利弊及其他可选择方法等
4.7.3.1	履行麻醉知情同意 1. 有麻醉前由麻醉医师向患者、近亲属或授权委托人进行知情同意的相关制度。 2. 向患者、近亲属或授权委托人说明所选的麻醉方案及术后镇痛风险、益处和其他可供选择的方案。 3. 签署麻醉知情同意书并存放在病历中
4.12.2.1	1. 康复医师、治疗师向患者及其家属、授权委托人说明康复治疗计划/方案，包括各种程序的内容与训练目的、方向性、期间、预后预测、禁忌等

续表

条款编号	评审条款内容
4.14.3.1	4. 向监护人就实施医疗保护措施可能导致意外情况履行书面知情同意
	5. 执行上述制度与流程并在病历中完整记载
4.19.3.2	1. 按照相关规定，对准备输血的患者进行血型及感染筛查（肝功能、乙肝五项、HCV、HIV、梅毒抗体）的相关检测。
	2. 有相关规定要求医师向患者、近亲属或委托人充分说明使用血液成分的必要性、使用的风险和利弊及可选择的其他办法，并记录在病历中
	（1）取得患者或委托人知情同意后，签署"输血治疗知情同意书"。
	（2）"同意书"中须明确其他输血方式的选择权。
	（3）"同意书"中可明确同意输血次数。
	（4）"输血治疗知情同意书"入病历保存。
	（5）因抢救生命垂危的患者等特殊情况需紧急输血，不能取得患者或者其近亲属意见的，经医疗机构负责人或者授权的负责人批准后实施。
4.21.3.2	4. 在实施介入诊疗前，由手术者或者第一助手向患者或近亲属进行知情同意告知。
4.21.3.1	2. 在实施介入诊疗前，必须经2名以上具有介入诊疗资格的医师决定（其中至少1名为副主任医师），并有记录。
	包括手术目的、手术风险、术后注意事项、可能发生的并发症及预防措施以及高值耗材的选择等，并签署知情同意书，保存在病案中。
4.25.3.1	1. 有讨论制订放射治疗计划的制度与流程。
	2. 有患者及家属、授权委托人知情同意的制度与确认程序，有记录完整的资料、知情同意书，存放在病历中。

2. 诊疗方案

条款编号	评审条款内容
4.5.1.1	患者病情评估的结果为诊疗方案提供依据和支持。
4.5.2.2	3. 依据检查、诊断结果对诊疗计划及时进行变更与调整。对重要的检查、诊断阳性与阴性结果的分析与评价意见应记录在病程记录中。
4.5.3.2	诊疗方案包括检查计划、治疗计划、护理计划，上述诊疗活动由高级职称医师负责评价与核准签字，并在病历中体现。
4.6.2.2	为每位手术患者制订手术治疗计划或方案。
	手术治疗计划记录于病历中，包括：术前诊断、拟施行的手术名称、可能出现的问题与对策。
4.6.7.1	制订患者术后医疗、护理和其他服务计划
	（1）手术后医嘱必须由手术医师或由手术者授权委托的医师开具。
	（2）每位患者手术后的生命指标监测结果记录在病历中。
	（3）在术后适当时间，依照患者术后病情再评估结果，拟定术后康复、再手术或放化疗等方案。
	（4）对特殊治疗、抗菌药物和麻醉镇痛药品按国家有关规定执行。

续表

条款编号	评审条款内容
3. 手术或有创操作管理	
4.6.2.1	术前讨论制度 （1）患者术前病情评估的重点范围。 （2）手术风险评估。 （3）术前准备。 （4）临床诊断、拟施行手术方式、手术风险与利弊。 （5）明确是否需要分次完成手术等。
4.6.6.1	按照《病历书写基本规范》完成手术记录与术后首次病程记录。 手术主刀医师在术后 24 小时内完成手术记录，特殊情况下，一助书写，主刀医生签名。 手术记录内容包括一般项目（患者姓名、性别、科别、病房、床位号、住院病历号或病案号）、手术日期、术前诊断、术中诊断、手术名称、手术者及助手姓名、麻醉方法、手术经过、术中出现的情况及处理等。 参加手术医师在术后即时完成术后首次病程记录。
4.6.7.2	对骨关节与脊柱等大型手术、高危手术患者有风险评估，有预防"深静脉栓塞"、"肺栓塞"的常规与措施。
4. 麻醉管理	
4.7.2.1	有患者麻醉前病情评估制度，内容包括： （1）明确患者麻醉前病情评估的重点范围。 （2）手术风险评估。 （3）术前麻醉准备。 （4）对临床诊断、拟施行的手术、麻醉方式与麻醉的风险、利弊进行综合评估。 对高风险择期手术、新开展手术或麻醉方法，进行麻醉前讨论。
4.7.2.2	1. 由具有资质和授权的麻醉医师为每一位手术患者制订麻醉计划。 2. 麻醉计划记录于病历中，包括拟施行的麻醉名称、可能出现的问题与对策等。 3. 根据麻醉计划进行麻醉前的各项准备。 4. 按照计划实施麻醉，变更麻醉方法要有明确的理由，并获得上级医师的指导和同意，家属知情，记录于病历/麻醉单中。
4.7.4.1	1. 按照规定，执行手术安全核查。 3. 麻醉的全过程在病历/麻醉单上得到充分体现。
4.7.4.2	麻醉过程中的意外与并发症处理过程记录于病历/麻醉单中。
4.7.5.2	2. 患者在复苏室内的监护结果和处理均有记录。 3. 转出的患者有评价标准（全身麻醉患者 Steward 评分或改良 Aldrete 评分等），评价结果记录在病历中。

续表

条款编号	评审条款内容
	4. 有患者转入、转出麻醉复苏室交接流程与内容规定。
	5. 准确记录患者进、出麻醉术后复苏室的时间。
	患者的监护和处理记录真实、准确、完整，病历记录完整。

5. 患者治疗管理

条款编号	评审条款内容
4.9.2.1	重症监护患者入住、出科符合指征，实行"危重程度评分"。
4.12.1.1	对每个康复患者有明确诊断与功能评估并制订康复治疗计划。
4.12.1.2	住院患者的康复治疗由康复医师会诊，根据患者的病情与主管医生共同商定治疗计划/方案。
4.12.3.3	3. 康复治疗情况在病历中记载。
4.13.2.1	1. 建立疼痛的评估、再评估制度与程序，对疼痛强度进行量化评估。
4.14.2.1	1. 有精神医学行为能力评估、住院说明、疗效评估等均在病历中规范、完整记录。
4.15.3.3	2. 用药医嘱抄（转）录须经核对，确保准确无误，并有转抄者签名。
4.15.3.4	病程记录中有明确的用药依据及分析。
	所有的用药信息在出院或转院时归入其病历留存。
	患者就诊前和正在使用的所有处方及医嘱用药应在病历中记录。
4.15.6.1	4. 将患者发生的药品不良反应如实记入病历中。
4.16.4.4	1. 检验报告单格式规范、统一，有书写制度。
	2. 报告单提供中文或中英文对照的检测项目名称，项目名称符合相关规定。
	3. 检验报告采用国际单位或权威学术机构推荐单位，并提供参考范围。
	4. 检验报告单包含充分的患者信息、标本类型、样本采集时间、结果报告时间。
	5. 有双签字（急诊除外）。
4.17.4.2	1. 对病理诊断报告内容与格式有明确规定。
	（1）病理号、送检标本的科室、患者姓名、性别、年龄、标本取材部位、门诊号和（或）住院号。
	（2）标本的大体描述、镜下描述和病理诊断。
	（3）其他需要报告或建议的内容。
	（4）报告医师签名（盖章），报告时间。
	（5）病理诊断报告内容的表述和书写应准确和完整，用中文或者国际通用的规范术语。
4.19.3.3	有临床用血前评估和用血后效果评价

续表

条款编号	评审条款内容
4.19.3.5	1. 医院有输血治疗病程记录的相关规范。 （1）输血治疗病程记录完整详细，至少包括输血原因，输注成分、血型和数量，输注过程观察情况，有无输血不良反应等内容。 （2）不同输血方式的选择与记录。 （3）输血治疗后病程记录有输注效果评价的描述。 （4）手术输血患者其手术记录、麻醉记录、护理记录、术后记录中出血与输血量要完整一致；输血量与发血量一致。
4.22.2.2	2. 透析病历包括首次病历、透析记录、化验记录、用药记录等。
4.23.3.1	2. 对住院患者实施营养评估，接受特殊、疑难、危重及大手术患者的营养会诊。 3. 提供各类营养不良/营养失衡患者的营养支持方案。 4. 按照《病历书写基本规范》的要求进行记录。
4.26.2.1	2. 特殊检查部门出具"临床诊断报告"由经过授权、具备执业医师资质的人员签发。
4.27.2.2	为每一位门诊、急诊患者建立就诊记录或急诊留观病历。
4.27.2.3	为每一位住院患者建立并保存病案。 入院记录、再次或多次入院记录应当于患者入院后24小时内完成。 24小时内入出院记录应当于患者出院后24小时内完成。 24小时内入院死亡记录应当于患者死亡后24小时内完成。
4.27.2.3	住院病历内容包括住院病案首页、入院记录、病程记录、手术同意书、麻醉同意书、输血治疗知情同意书、特殊检查（特殊治疗）同意书、病危（重）通知书、医嘱单、辅助检查报告单、体温单、医学影像检查资料、病理资料等。
4.27.2.4	1. 病案首页中的疾病诊断顺序、主要诊断与主要手术、操作选择应符合卫生部与国际疾病分类规定要求。 2. 病案首页中的诊断在病程、检查化验报告中获得支持依据。 3. 病历中各种手术与操作并发症、使用药物、器材所致不良反应、病程记录或检查化验报告所获得的诊断应规范地填写在病案首页中，无遗漏。
4.27.2.5	病程记录及时、完整、准确，符合卫生部《病历书写基本规范》。 首次病程记录应当在患者入院8小时内完成。 首次病程记录的内容包括病例特点、拟诊讨论（诊断依据及鉴别诊断）、诊疗计划等。 主治医师首次查房记录应当于患者入院48小时内完成。 对病危患者应当根据病情变化随时书写病程记录，每天至少1次，记录时间应当具体到分钟。

续表

条款编号	评审条款内容
4.27.2.5	对病重患者，至少 2 天记录一次病程记录。
	对病情稳定的患者，至少 3 天记录一次病程记录。
	接班记录应当由接班医师于接班后 24 小时内完成。
	转入记录由转入科室医师于患者转入后 24 小时内完成。
	常规会诊意见记录应当由会诊医师在会诊申请发出后 48 小时内完成。
	急会诊时会诊医师应当在会诊申请发出后 10 分钟内到场，会诊结束后即刻完成会诊记录。
	手术记录应当在术后 24 小时内完成，特殊情况下由第一助手书写时，应有手术者签名。
	出院记录应当在患者出院后 24 小时内完成。
	死亡记录应当在患者死亡后 24 小时内完成。
4.5.6.3	出院患者有出院小结。
	应当在患者出院后 24 小时内完成。
	内容主要包括入院日期、出院日期、入院情况、入院诊断、诊疗经过、出院诊断、出院情况、出院医嘱、医师签名等。
6. 患者护理记录	
5.3.11.1	按照《病历书写基本规范》书写护理文件，定期质量评价（病重、病危）患者护理记录是指护士根据医嘱和病情对病重（病危）患者住院期间护理过程的客观记录。
	病重（病危）患者护理记录应当根据相应专科的护理特点书写。内容包括患者姓名、科别、住院病历号（或病案号）、床位号、页码、记录日期和时间、出入液量、体温、脉搏、呼吸、血压等病情观察、护理措施和效果、护士签名等。
	记录时间应当具体到分钟。

（二）检查用表

终末病历是多部门、多位医护人员、多个医疗环节协作努力结果的集中体现。为了能够从多维度、多层面查看病历质量，并由此了解一所医院在临床技术实施过程中管理，诊疗服务过程中各学科、各部门间的协作状态，本次现场评价对病历质量的评价采用多位评审员共同评价一份病历的设计方法。每个评审团队根据所抽取的 20 份病历，依据评审条款中的具体实施细则，多位评审员完成一份病历的评价。最终对每一份病历能够得出如下结论（详见《医院评审病历登记表》）：

1. 所有不符合条款的总数量、程度（D/C 的数量），由此查看一所医院对病案质量监管程度。

2. 完成与病历检查相关的条款内容。

3. 对相关管理问题,通过对运行病历的验证看其改进情况确定是否达到 B 或 A。

《医院评审病历登记表》

医院:　　　　　　　　　　　　病历号:

评审日期:

住院日期:　　　　　　　　　　手术日期:

出院/死亡日期:

主要诊断:

主要手术:

病历类型(可多选√):①死亡——①a 围术期、①b 新生儿(全部);②Ⅰ类切口——②a 关节手术、②b 冠脉搭桥;③压疮;④急性心肌梗死;⑤超过 30 天;⑥临床路径;⑦院内感染;⑧其他

序号	评审员	评审组	未达标条款编号	具体说明
例	×××	综合管理组	4.27.2.4	手术后出现药物过敏未记录
	×××	护理院感组	4.19.3.3	5 次输血,仅有 2 次有输血前评估
	×××	医疗药事组	4.6.3.1	术前知情同意书缺乏手术医师签署,仅有授权委托人签署

三、护理院感组

(一)评审责任条款

该评审组共包括 203 个条款,其中包含 15 个核心条款,也包含共同条款的责任条款表 3.7。

表 3.7 护理院感组任务条款

条款代码	评审要点
1.3.3.1	根据《中华人民共和国传染病防治法》、《突发公共卫生事件应急条例》等相关法律法规承担传染病的发现、救治、报告、预防等任务。
2.4.2.2	为患者提供办理入院、出院手续个性化服务和帮助。
2.4.4.1	加强出院患者健康教育和随访预约管理,提高患者健康知识水平和出院后医疗、护理及康复措施的知晓度。
3.1.1.1	对就诊患者施行唯一标识(医保卡、新型农村合作医疗卡编号、身份证号码、病历号等)管理。
3.1.2.1(★)	在诊疗活动中,严格执行"查对制度",至少同时使用姓名、年龄两项等项目核对患者身份,确保对正确的患者实施正确的操作。
3.1.3.1	完善关键流程(急诊、病房、手术室、ICU、产房、新生儿室之间流程)的患者识别措施,健全转科交接登记制度。
3.1.4.1	使用"腕带"作为识别患者身份的标识,重点是重症监护病房、新生儿科(室)、手术室、急诊室等部门,以及意识不清、语言交流障碍的患者等。
3.2.3.1	有危急值报告制度与处置流程。
3.3.1.1	有手术患者术前准备的相关管理制度。
3.3.2.1	有手术部位识别标示相关制度与流程。
3.3.3.1(★)	有手术安全核查与手术风险评估制度与流程。
3.4.1.1	按照手卫生规范,正确配置有效、便捷的手卫生设备和设施,为执行手卫生提供必需的保障与有效的监管措施。
3.4.2.1	医务人员在临床诊疗活动中应严格遵循手卫生相关要求(手清洁、手消毒、外科洗手操作规程等)。
3.6.1.1	根据医院实际情况确定"危急值"项目,建立"危急值"管理制度与工作流程。
3.6.2.1(★)	严格执行"危急值"报告制度与流程。
3.7.1.1	对患者进行风险评估,主动向高危患者告知跌倒、坠床风险,采取有效措施防止意外事件的发生。
3.7.2.1	有患者跌倒坠床等意外、事件报告制度处置预案与工作流程。
3.8.1.1	有压疮风险评估与报告制度,有压疮诊疗及护理规范。
3.8.2.1	落实预防压疮的护理措施。
3.10.1.1	对患者疾病诊疗为患者及其近亲属提供相关的健康知识教育,协助患者对诊疗方案做出正确理解与选择。
3.10.2.1	主动邀请患者参与医疗安全活动。
4.2.4.2	落实患者安全目标。
4.5.8.1	新生儿病室符合规范。

续表

条款代码	评审要点
4.5.8.2	医护人员配备符合要求，人员梯队结构合理。
4.5.8.3	新生儿室感染管理符合规范。
4.6.1.1	有手术医师资格分级授权管理制度与规范性文件。
4.6.1.2	有定期手术医师能力评价与再授权的机制。
4.6.2.1	有患者病情评估与术前讨论制度。
4.6.2.2	根据临床诊断、病情评估的结果与术前讨论，制订手术治疗计划或方案。
4.6.3.1	在患者手术前履行知情同意。
4.6.5.1	有手术预防性抗菌药物临床应用的制度。
4.6.6.1	按照《病历书写基本规范》完成手术记录与术后首次病程记录。
4.6.6.2	手术离体组织必须做病理学检查，明确术后诊断，并记录。
4.6.7.1	制订患者术后医疗、护理和其他服务计划。
4.6.7.2	手术后并发症的风险评估和预防措施到位。
4.6.8.2（★）	医院对手术科室有明确的质量与安全指标，医院与科室能定期评价，有能够显示持续改进效果的记录。
4.6.8.3（★）	有"非计划再次手术"的监测、原因分析、反馈、整改和控制体系。
4.7.4.1	执行手术安全核查，麻醉的全过程在病历/麻醉单上得到充分体现。
4.9.4.1	有医院感染管理相关规定，对呼吸机相关性肺炎、导管所致血行性感染、留置导尿管所致泌尿系感染有预防与监控方案、质量控制指标，并能切实执行。
4.10.1.1	健全传染病防治与医院感染管理组织架构，完善管理制度并组织实施。
4.10.2.1	根据相关法规要求设置感染性疾病科，其建筑规范、医疗设备和设施、人员应符合国家有关规定。
4.10.2.2	对感染性疾病科工作人员进行岗前培训。
4.10.2.3	落实预检分诊制度，实行首诊负责制，及时报告疫情，规范接诊和治疗传染病患者，协助专业公共卫生机构及有关部门进行突发公共卫生事件和传染病疫情调查、采样与处理以及相关控制传播措施。
4.10.3.1	为医务人员提供符合国家标准的消毒与防护用品，根据标准预防的原则，采取标准防护措施。
4.10.3.2	按照《医疗废物管理条例》要求，规范处理医疗废物。
4.10.4.1	有专门部门或专职人员负责传染病疫情报告与管理工作，突发公共卫生事件与传染病疫情监测信息报告规范，实行网络直报。
4.10.5.1	定期对全体医务人员进行传染病防治知识和技能的培训与传染病处置演练。
4.10.5.2	开展常见传染病预防知识的教育、咨询。

续表

条款代码	评审要点
4.12.1.1	根据康复诊疗指南/规范，康复医师对每位康复患者有明确诊断与功能评估，制订康复治疗计划。开展了临床早期康复介入服务。
4.12.1.2	住院患者康复治疗。
4.12.2.1	患者及家属、授权委托人知情同意，主动参与康复治疗。
4.12.3.1	康复治疗训练人员具备相应的资质。
4.12.3.2	制订康复相关的医疗文书书写要求、质量控制标准、康复意外紧急处置预案。
4.12.3.3	对康复治疗训练过程有记载。
4.12.4.1	有定期的康复治疗与训练效果评定标准与程序。
4.12.4.2	对康复治疗训练效果、舒适程度、愿望与意见、并发症、预防二次残疾等有评价。
4.12.5.1	由科主任、护士长与具备资质的人员组成质量与安全管理小组，开展质量与安全管理。
4.12.5.2	开展质量与安全的教育与培训。
4.14.3.1	依据服务的范围，为患者提供适当的医疗保护措施，向监护人或授权委托人提供医疗保护措施的知情同意和教育。
4.14.4.1	为精神残障者其他躯体疾患提供多科联合诊疗服务。
4.14.4.2	有常见并发症的预防规范与风险防范流程，有相关培训教育。
4.14.5.1	为精神残障者提供出院康复指导与随访。
4.14.6.1	有科室质量与安全管理小组负责科室医疗质量与安全管理。
4.14.6.2	运用质量与安全监控指标，加强诊疗质量全程监控管理。
4.16.2.5	实验室制订各种传染病职业暴露后的应急措施，并详细记录处理过程。
4.16.2.6	实验室制订针对不同情况的消毒措施，并保留各种消毒记录。定期监控各种消毒用品的有效性。
4.16.2.7	实验室废弃物、废水的处置符合要求。
4.16.2.8	实验室应建立微生物菌种、毒株的管理规定，并安排专人进行监督。
4.17.3.1	有医院感染控制与环境安全管理程序与措施，遵照实施并记录。环境保护及人员职业安全防护符合规定。
4.19.1.1	建立临床输血管理委员会并履行工作职能。
4.19.1.2	依据输血管理的法律、法规和临床输血技术规范制订输血管理文件。
4.19.1.3	制订医院用血计划，实行用血申请分级管理，建立临床用血评价公示制度。
4.19.2.1	有独立建制的输血科，职责明确并执行到位，开展质量与安全管理，持续改进输血工作。

续表

条款代码	评审要点
4.19.2.2	输血科人员结构、房屋设施和仪器设备均符合规定要求。
4.19.2.3	为临床提供24小时供血服务的能力,满足临床工作需要。
4.19.3.1	开展对临床医师输血知识的教育与培训,开展临床用血评价,促进临床合理用血。
4.19.3.2	执行输血前相关检测规定,输血前向患者及其近亲属告知输血的目的和风险,并签署"输血治疗知情同意书"。
4.19.3.3	有临床用血前评估和用血后效果评价制度,严格掌握输血适应证,做到安全、有效、科学用血。
4.19.3.4	医疗机构应当积极开展血液保护相关技术,建立自身输血、围术期血液保护等输血技术管理制度。
4.19.3.5	输血治疗病程记录完整详细。
4.19.4.1	落实临床用血申请、申请审核制度,履行用血报批手续。
4.19.4.2	建立输血管理信息系统,做好血液入库、贮存和发放管理。
4.19.4.3(★)	建立输血标本采集流程,执行输血前核对制度。
4.19.5.1(★)	有血液贮存质量监测与信息反馈的制度。
4.19.5.2(★)	有临床输血过程的质量管理监控及效果评价的制度与流程。
4.19.5.3	医院有应急用血预案,并能得到落实。
4.19.5.4(★)	有控制输血严重危害(SHOT)的方案与实施情况记录。
4.19.6.1	有输血相容性检测实验室的管理制度。
4.19.6.2	做好相容性检测质量管理,开展室内质量控制,参加输血相容性检测室间质评。
4.19.6.3	建立紧急抢救配合性输血管理制度。
4.20.1.1	依据《医院感染管理办法》建立医院感染管理组织,负责医院感染管理工作。
4.20.1.2	有相应的规章制度,将医院感染的预防与控制贯彻于所有医疗服务中。
4.20.2.1	有医院感染管理培训计划、培训大纲和培训教材,实施全员培训。
4.20.3.1	医院感染专职人员和监测设施配备符合要求,开展目标性监测、全院综合性监测。
4.20.3.2(★)	有重点环节、重点人群与高危险因素的监测。对下呼吸道、手术部位、导尿管相关尿路、血管导管相关血流、皮肤软组织等主要部位感染有具体预防控制措施并实施。
4.20.3.3	有医院感染暴发报告流程与处置预案。
4.20.4.1	执行手卫生规范,实施依从性监管。
4.20.5.1(★)	有多重耐药菌医院感染控制管理规范与程序,实施监管与改进。

续表

条款代码	评审要点
4.20.5.2（★）	有多部门共同参与的多重耐药菌管理合作机制。
4.20.5.3（★）	有预防多重耐药感染措施培训。
4.20.6.1	有抗菌药物合理使用的管理组织，有管理制度。
4.20.6.2	有细菌耐药监测及预警机制，各重点部门应了解其前五位的医院感染病原微生物名称及耐药率。
4.20.6.3	围术期抗菌药物的预防性使用规范。
4.20.7.1	根据国家法规，结合医院的具体情况，制订全院和不同部门的消毒与隔离制度。
4.20.7.2	有满足消毒要求的合格的设备、设施与消毒剂。
4.20.7.3	医院消毒供应中心清洗消毒及灭菌符合规范与标准的要求，有清洗消毒及灭菌效果监测的原始记录与报告。
4.20.8.1	有医院感染监测指标体系，按照《医院感染监测规范》（WS/T312-2009）开展监测工作并记录。
4.20.8.2	按照卫生行政部门的要求上报医院感染监测信息。
4.21.1.1	介入诊疗技术与医院功能、任务相适应，符合医疗机构基本要求。
4.21.1.2	有满足介入诊疗需求的导管室、大型影像诊断设备及诊断技术人员。
4.21.2.1	执行卫生行政部门制定的介入诊疗技术管理规范。
4.21.2.2	医师、医技和护理人员经介入治疗专业技术培训合格。
4.21.3.1	有介入诊疗医师资质的授权管理。
4.21.3.2	掌握介入诊疗技术的适应证和禁忌证，履行知情同意，保障患者安全。
4.21.3.3	有介入诊疗工作制度、技术操作常规，开展质量控制，定期质量评价。
4.21.3.4	有消毒隔离制度。
4.21.4.1	有介入诊疗器材购入、使用登记制度，保证器材来源可追溯。
4.21.5.1	环境保护及工作人员职业健康防护符合规定。
4.21.6.1	有具备资质的人员组成的质量与安全管理小组，开展质量与安全管理，保证医疗质量与医疗安全。
4.21.6.2	有质量与安全指标，定期开展评价。
4.22.1.1	血液透析室设置符合规范。
4.22.1.2	医、护、技岗位设置满足医院功能与任务要求。
4.22.1.3	分区布局、设施设备符合相关规定。
4.22.2.1	有质量管理制度与岗位职责。
4.22.2.2	有血液透析患者登记及病历管理制度。
4.22.2.3	有设备的操作规范与设备维护制度。
4.22.2.4	有紧急意外情况与并发症的紧急处理预案。

续表

条款代码	评审要点
4.22.3.1	执行医院感染管理的相关制度与流程。
4.22.3.2	患者进入血液净化室前进行血液传播性疾病检测。
4.22.3.3	医疗废弃物管理符合有关规定。
4.22.4.1	血液透析机符合国标要求。
4.22.4.2	用水处理设备的前处理和反渗机运转正常,供应充足的反渗水。
4.22.4.3	各种透析器材管理符合要求。
4.22.5.1	有透析液和透析用水质量监测制度与执行的流程,有完整的水质量监测记录。
4.22.5.2	透析液配制符合要求。
4.22.6.1	医院对透析器复用有管理制度和流程,患者知情同意有明确的规定。
4.22.6.2	对从事血液透析器复用的人员资质有规定。
4.22.7.1	有科室质量与安全管理小组,负责科室质量与安全管理。
4.22.7.2	建立与完善运行中的数据库,做到实时记录,有质量与安全管理指标。
4.26.1.1	根据医院的功能、任务设置特殊检查室,满足临床科室诊疗需求。
4.26.2.1	特殊检查室卫生技术人员应依法获得资质,负责日常管理及医疗业务工作。
4.26.3.1	由具备专业资质的执业医师出具诊断报告,解读检查结果。
4.26.3.2	放射性分析程序除符合临床生物化学的质量控制要求外,还应有书面质量控制流程。
4.26.3.3	体内检测的实验室须使用合适的质量控制方法和检查设备性能。
4.26.4.1	特殊检查室设计及空间区域划分应符合特殊检查需求,保证检查质量。并能将有害光、射线、磁场限制在检查患者所需的范围,避免医务人员及其他人员接触有害物质。
4.26.5.1	开展诊断核医学活动应符合 GBZ120-2002《临床核医学卫生防护标准》中的要求。
4.26.5.2	有明确的事故应急预案。
4.26.5.3	临床核医学诊断时的防护符合要求。
4.26.6.1	科主任、护士长与具备资质的质量控制人员组成质量与安全管理小组或由专人负责,开展质量与安全管理,有明确的质量与安全管理指标。
5.1.1.1	有在院长(或副院长)领导下的护理组织管理体系,对护理工作实施目标管理。
5.1.1.2	医院有护理工作中长期规划、年度计划和年度总结。
5.1.2.1	执行三级(医院-科室-病区)护理管理组织体系。
5.1.2.2	按照《护士条例》的规定,实施护理管理工作。

续表

条款代码	评审要点
5.1.3.1	实施护理人员分级管理,落实岗位责任制,明确临床护理内涵及工作规范。
5.1.4.1	实行护理目标管理责任制,岗位职责明确。
5.1.4.2	落实护理常规、操作规程等,有相应的监督与协调机制。
5.1.4.3	护理单元有专科护理常规,具有专业性、适用性。
5.1.4.4	能提供体现适时修订并有修订标识的护理制度,修订部分均遵守相关法律、法规和规章。
5.1.4.5	定期开展护理管理制度的培训,有培训记录。
5.2.1.1	有护理人员管理规定,对各项护理工作有统一、明确的岗位职责和工作标准,有考评和监督。
5.2.1.2	对各级护理人员资质进行严格审核。
5.2.1.3	有聘用护理人员资质、岗位技术能力及要求、薪酬的相关制度规定和具体执行方案,并有执行记录。
5.2.1.4	有全院护理人员的人员名册、薪酬、享有福利待遇、参加社会保险等信息,落实同工同酬。薪酬向临床一线和关键岗位倾斜,体现多劳多得、优绩优酬。
5.2.1.5	护理人员能够获得与其从事的护理工作相适应的卫生防护与医疗保健服务。
5.2.2.1	有护理单元护理人员人力配置的依据和原则。
5.2.2.2	有各级护理管理部门紧急护理人力资源调配的规定,有执行的方案。
5.2.3.1	根据收住患者特点、护理等级比例、床位使用率,合理配置人力资源。
5.2.3.2	对护理人力资源实行弹性调配。
5.2.4.1	建立基于护理工作量、质量、患者满意度、护理难度及技术要求的绩效考核办法,与评优、晋升、薪酬挂钩。
5.2.5.1	有护理人员在职继续教育培训和考评。
5.2.5.2	落实专科护理培训要求,培养专科护理人才。
5.3.1.1	根据分级护理的原则和要求,实施护理措施。
5.3.11.1	按照《病历书写基本规范》书写护理文件,定期质量评价。
5.3.12.1	定期进行护理查房、护理病例讨论。对疑难护理问题组织护理会诊。
5.3.2.1(★)	优质护理服务落实到位。
5.3.3.1(★)	实施"以病人为中心"的整体护理,为患者提供适宜的护理服务。
5.3.4.1	护理人员具备危重患者护理的相关知识与操作技能。
5.3.4.2	有危重患者护理常规及技术规范、工作流程及应急预案,对危重患者有风险评估和安全防范措施。
5.3.5.1	有围术期的护理常规和处置流程,并有效执行。
5.3.6.1	执行查对制度,能遵照医嘱正确提供治疗、给药等护理服务,及时观察、了解患者用药及治疗反应。

续表

条款代码	评审要点
5.3.7.1	遵照医嘱为患者提供符合规范的输血治疗服务。
5.3.8.1	有保障常用仪器、设备和抢救物品使用的制度与流程。
5.3.9.1	为患者提供心理与健康指导服务和出院指导。
5.4.1.1	有护理质量与安全管理组织，职责明确，有监管措施。
5.4.2.1	有主动报告护理不良事件制度与激励措施。
5.4.3.1	有针对护理安全（不良）事件案例成因分析及讨论记录。
5.4.5.1	执行临床护理技术操作常见并发症的预防及处理指南。
5.4.6.1	有重点环节应急管理制度，有紧急意外情况的应急预案及演练。
5.5.1.1.1	手术室建筑布局合理，分区明确，标识清楚，符合功能、流程合理和洁污区域分开的基本原则。
5.5.1.2.1	建立手术室各项规章制度、岗位职责及操作常规，有考核及记录。工作人员配备合理。
5.5.1.3.1	手术室执行《手术安全核查制度》，有患者交接、安全核查、安全用药、手术物品清点、标本管理等安全制度，遵医嘱正确用药，有突发事件的应急预案。
5.5.1.4.1	根据《医院感染管理办法》、《医院手术部（室）管理规范（试行）》、《医务人员手卫生规范》、《医疗废弃物管理条例》等要求，建立手术室感染预防与控制管理制度及质量控制标准，并有培训、考核及监督。
5.5.2.1.1	建筑布局合理，设施、设备完善，符合相关规范要求。工作区域划分符合消毒隔离要求。
5.5.2.2.1	实施集中管理，合理配备工作人员，符合卫生部管理消毒供应中心管理规范要求。
5.5.2.3.1	规章制度、工作职责、工作流程健全，建立与相关科室的联系制度，根据需要及时改进工作。
5.5.2.4.1	建立清洗、消毒、灭菌效果监测制度，加强质量管理。消毒供应中心行业标准要求，专人负责质量监测工作。
5.5.2.5.1	建立工作人员的在职继续教育制度，根据专业进展，开展培训，更新知识。
5.5.3.1.1	有护理管理制度、规范、岗位职责、工作流程、护理常规，有突发事件的应急预案或流程。
5.5.3.2.1	新生儿室护理人力资源合理配备，经专业理论与技术培训，考核合格，实施责任制护理。
5.5.3.3.1	有护理专项质量管理考核标准、培训及记录。安全措施落实到位。
5.5.3.4.1	对医务人员手卫生进行培训，提高依从性；新生儿暖箱、奶瓶、奶嘴消毒规范；有传染病患儿隔离护理措施。
6.8.4.1	建立健全医疗废物和污水处理管理规章制度和岗位职责。
6.8.4.3	医疗废物处置和污水处理符合规定。

（二）确认问题聚焦点

　　1. 三级护理管理组织和医院感染管理委员会架构图；
　　2. 医院感染监测的指标、措施及持续改进的情况；
　　3. 优质护理落实情况，责任制护理、岗位管理、护士分级管理实施情况；
　　4. 护理和医院感染人力资源配置情况；
　　5. 绩效考核和薪酬方案及执行情况，同工同酬的情况；
　　6. 护理、医院感染长期规划、年度计划、培训计划的落实情况；
　　7. 护理、医院感染规章制度、操作常规与操作规程的落实情况；
　　8. 全院医疗护理安全（不良）事件上报和成因分析；
　　9. 护理和医院感染经费（培训、设施设备）年度预算。

（三）现场检查路线图

　　护理院感组评审员在进入医院前，根据每所医院所提交的医院申请书、自评报告和病案首页分析报告等评审资料进行分析，依据发现的问题，设计出现场评价的初步行走路线的框架。评审员还要根据实际发现的问题不断调整相关内容和思路，最终目标是依据所分配的责任条款，将医院所存在的问题准确定位，图3.8展示的是护理院感组检查中行走路线的简图，供评审员参考。

（四）现场查看和访谈

　　1. 分级护理落实情况，分级公示资料；护士分工明确，实施责任制护理，护士知晓不同患者的护理要点和观察重点情况。
　　2. 临床护士配置与实际收治患者总数之比例（人力资源调配、弹性排班）演练资料。
　　3. 护理核心制度知晓和落实情况，如：分级护理、身份识别、交接班、安全输血、医嘱执行、危急值等制度。
　　4. 疾病护理常规、操作规范及操作流程，护理人员操作急救设备的能力等（保养、维修记录）。
　　5. 优质护理服务落实情况，如：护理模式、岗位管理、责任护士职责落实、整体护理实施、护士弹性调配、护士排班、护士培训、激励机制、同工同酬、个性化服务、心理护理、健康指导、出院指导等。
　　6. 重点环节管理，包括患者用药（口服药、静脉用药）、输血、治疗、标本采集、围术期管理、安全管理等有应急预案及演练；病区药品管理情况。
　　7. 医护在诊治过程中配合如何体现以病人为中心。
　　8. 医院感染管理
（1）医院感染管理委员会人员配备。

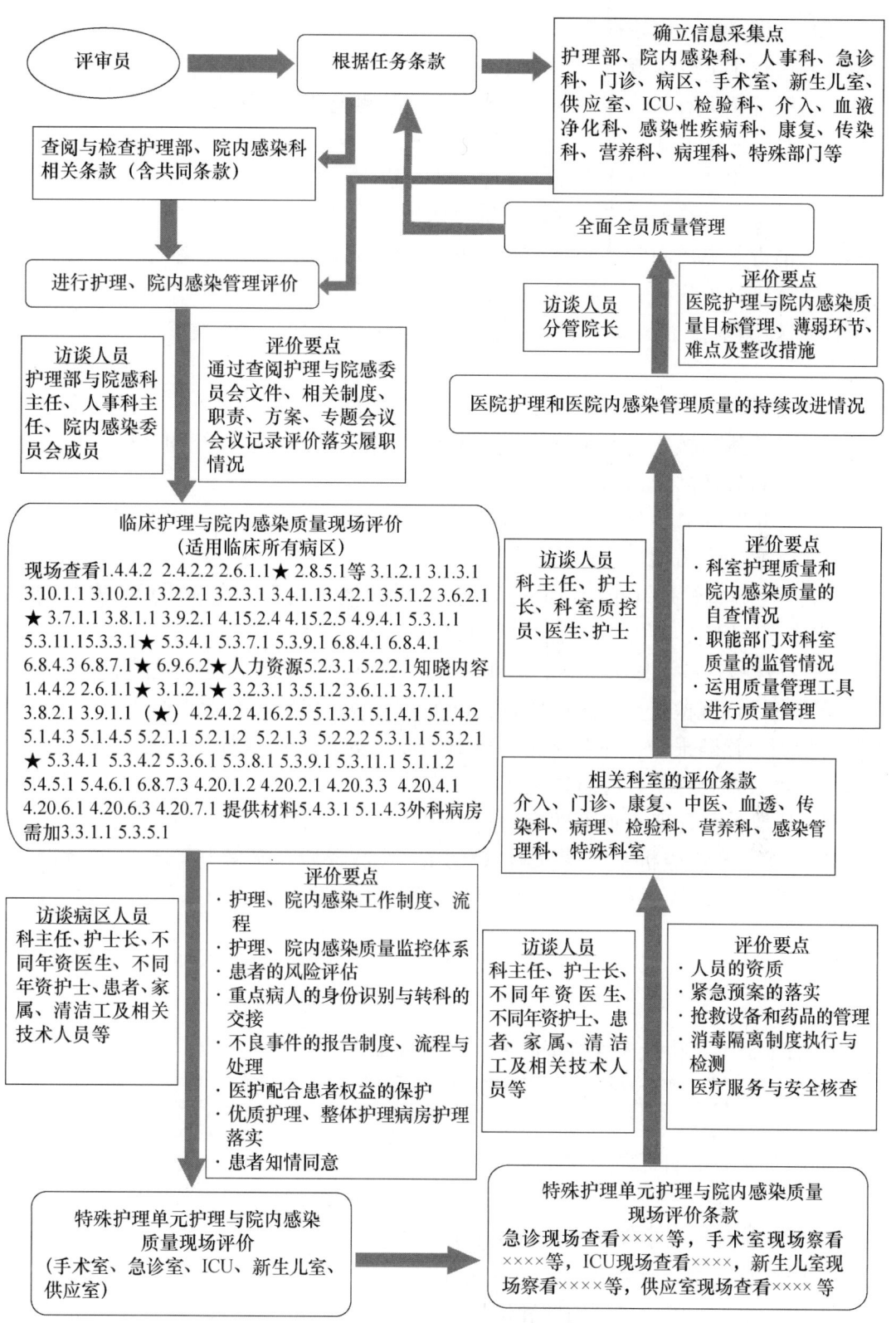

图 3.8 护理院感组追踪路线图

(2) 培训考核，原始资料。

(3) 执行手卫生规范。

(4) 医院感染监测、感染风险、感染率、监测记录与分析报告。

(5) 有医院感染暴发报告流程与处置预案。

(6) 多重耐药菌医院感染控制管理规范与程序。

(7) 抗菌药物合理使用管理组织与制度。

(8) 消毒与隔离制度（如重症医学科、新生儿病房、产房、手术室、导管室、内镜室、感染性疾病科、口腔科、消毒供应中心等）。

(9) 医用耗材、消毒隔离相关产品符合国家的有关要求，证件齐全，质量和来源可追溯。

9. 手术室管理（分区、标识、培训、制度、常规、人员配备、手术安全核查、医疗设备、手术器械、物品消毒灭菌、高值耗材管理、医疗废弃物处理、手卫生、高危药品、特殊药品及标本管理）。

10. 消毒供应中心管理（布局设施、集中管理、配置人员、制度职责、清洗、消毒、消毒灭菌、培训）。

11. 新生儿室管理（布局、设备设施、人员配备、培训、专项质量、安全措施、身份识别、手卫生、传染病患儿隔离、暖箱、奶瓶等消毒）。

12. 特殊检查室　核医学科、脑电图室、肌电图检查室、呼吸功能检查室、心电图检查室、内镜检查室（区域划分、设备、仪器、药品、专业人员资质、数量与梯队、培训、诊断报告、辐射监测、放射性废物处理、质量控制流程、人员安全、放射性核素、药物保管、应急预案演练、抢救设备等）。

13. 其他科室管理　感染性疾病科、中医科、康复医学科、实验室、病理科、介入诊疗科、血液透析室、营养科（布局、人员资质、制度与职责、抢救设施、药品、疫情报告、特色专科、诊疗科目、放射防护监测、职业暴露应急预案、信息化）。

（五）信息核实内容

1. 临床护士及特殊检查科室医务人员资质证书。

2. 床位编制、实际开放床位与临床实际护士比例，感染控制专职工作人员配备。

3. 医院领导定期研究护理和院感工作会议记录。

4. 护理和院感专项培训经费、院感控制相关的设施设备年度预算报表。

5. 医疗护理不良事件的预案与成因分析。

6. 医院感染委员会会议记录或会议简报。

7. 护士培训和院感培训内容和记录。

现场访谈问题模式

（一）优质护理服务与院感工作
1. 卫生部开展优质护理服务的主要内涵是什么？
2. 医院领导层和有关部门对护理具体支持措施有哪些？
3. 医院如何实施将护士按身份管理转变为按岗位管理？
4. 医院如何做到聘用的合同制护士与编制内护士享有同等待遇，做到同工同酬？
5. 医院对多重耐药菌管理合作机制是如何运作的？
6. 医院对医院感染管理部门支持力度如何？每年投入经费比例多少？

（二）专科护理与风险管理
1. 医院是如何以病人为中心，依据患者病情变化调配护士的？护理部如何制订护士人力紧急调配预案，遇有突发事件和特殊情况时，保证护士的应急调配？
2. 专科护士是如何培训与管理的，在临床护理工作中发挥了怎样的作用？
3. 如何创新培训的方式方法，注重人文精神和职业素养的培养，提高护士服务能力和专业技术水平？
4. 如何提高对高危患者的风险评估率，减少意外事件的发生？
5. 对风险质量管理怎样运用科学管理工具，进行质量持续改进？

（三）护士权益
1. 您是否有参加培训、外出学习、进修机会？
2. 您了解医院开展优质护理服务，医院给予的支持吗？
3. 医院在工资奖金及福利待遇上是否体现同工同酬？
4. 医院在职业防护、健康体检方面采取了什么样的措施？
5. 您对医院职称评聘工作有哪些看法？
6. 您对医院的绩效分配了解吗？有什么建议？

（四）患者权益
1. 您住院期间知道患者有哪些权益？
2. 您知道您所患的是什么疾病？有没有医生、护士给您作疾病的相关治疗、护理、药物、饮食的健康指导？
3. 当您呼叫时能否及时得到医护人员帮助？您不呼叫有护士主动来看您吗？
4. 当您因疾病影响生活不能自理时，护士是否及时协助您的生活护理？
5. 您感受护士给您操作时是否核查了您的身份？您对护士的操作技术水平满意吗？

四、共同条款

共同条款的设置是由于这些问题需要各组评审员共同协作，广泛采集信息，才能使评审员从多层面、多角度、多维度查看医院的问题，并能够给予准确定位和定性，同时也可以提升评审员跨专业的能力和水平，共包括30个条款，其中包含9个核心条款。为了填写结果判定说明、调整各评审组工作量，故将结果判定说明的书写责任落实到每个评审组（综合管理组、医疗药事组和护理院感组），三组的评审员在完成本组信息采集的同时均应采集涉及到共同条款的问题，将这些问题带到评审共识会上，经过评审员们共识后，给予相关条款ABCD判定。详见表3.8。

表 3.8　共同条款细目

责任组	条款代码	条款内容
综合管理组	1.4.3.1（★）	开展灾害脆弱性分析，明确医院需要应对的主要突发事件及应对策略。
综合管理组	1.4.3.2（★）	编制各类应急预案。
综合管理组	1.4.4.1	开展全员应急培训和演练，提高各级、各类人员的应急素质和医院的整体应急能力。
医疗药事组	2.6.1.1（★）	患者或其近亲属、授权委托人对病情、诊断、医疗措施和医疗风险等具有知情选择的权利。医院有相关制度保证医务人员履行告知义务。
综合管理组	2.7.1.1（★）	贯彻落实《医院投诉管理办法（试行）》，实行"首诉负责制"，设立或指定专门部门统一接受、处理患者和医务人员投诉，及时处理并答复投诉人。
综合管理组	2.8.5.1	执行《无烟医疗机构标准（试行）》及《关于2011年起全国医疗卫生系统全面禁烟的决定》。
护理院感组	3.1.2.1（★）	在诊疗活动中，严格执行"查对制度"，至少同时使用姓名、年龄两项等项目核对患者身份，确保对正确的患者实施正确的操作。
护理院感组	3.4.2.1	医务人员在临床诊疗活动中应严格遵循手卫生相关要求（手清洁、手消毒、外科洗手操作规程等）。
医疗药事组	3.5.1.2	有高浓度电解质、听似、看似等易混淆的药品贮存与识别要求。
护理院感组	3.7.1.1	对患者进行风险评估，主动向高危患者告知跌倒、坠床风险，采取有效措施防止意外事件的发生。
护理院感组	3.8.1.1	有压疮风险评估与报告制度，有压疮诊疗及护理规范。
综合管理组	3.9.1.1（★）	有主动报告医疗安全（不良）事件的制度与工作流程。
综合管理组	3.9.2.1	有激励措施鼓励医务人员参加《医疗安全（不良）事件报告系统》网上自愿报告活动。
护理院感组	3.10.2.1	主动邀请患者参与医疗安全活动。
护理院感组	4.2.4.2	落实患者安全目标。
综合管理组	4.2.5.1	医院与职能部门领导接受全面质量管理培训与教育，至少掌握1～2项质量管理改进方法及质量管理常用技术工具，改进质量管理工作。
综合管理组	4.2.6.1	有全员质量与安全教育和培训。
综合管理组	4.6.8.1	由科主任、护士长与具备资质的人员组成质量与安全管理小组，并有开展工作的记录。
医疗药事组	4.15.2.4	执行"特殊管理药品"管理的有关规定。
医疗药事组	4.15.2.5	对全院的急救等备用药品进行有效管理，确保质量与安全。
护理院感组	4.20.4.1	执行手卫生规范，实施依从性监管。
护理院感组	4.20.5.2（★）	有多部门共同参与的多重耐药菌管理合作机制。
护理院感组	4.20.6.3	围术期抗菌药物的预防性使用规范。
护理院感组	5.2.3.2	对护理人力资源实行弹性调配。
护理院感组	5.5.1.3.1	手术室执行《手术安全核查》制度，有患者交接、安全核查、安全用药、手术物品清点、标本管理等安全制度，遵医嘱正确用药，有突发事件的应急预案。
综合管理组	6.6.4.2	健全、完善的医院内部医药价格管理机制和医药价格管理制度。
综合管理组	6.6.5.1	按照相关规定建立详细的药品及高值耗材采购制度和流程，有严格管理和审批程序。
综合管理组	6.8.7.1（★）	消防安全管理。
综合管理组	6.8.7.3	加强危险品管理。
综合管理组	6.9.6.2（★）	用于急救、生命支持系统仪器装备要始终保持在待用状态。

第六节 现场评价常用表格

一、工作量统计表

评审采样的大小及范围,直接影响现场评价工作的公平和公正性。通过对现场评价工作量的统计,一方面指导评审员在评审过程中对于问题需要关注的广度和深度,另一方面也有助于评价每个评审员在评审核查过程中的工作强度、工作内容及工作责任心等情况,同时也对评审员给出的评审结论的客观性和准确性有一个初步了解。如下表显示的是评审员在完成责任条款过程中需要覆盖的维度。

评审员工作量统计表

项目	合计
科室(个)	
部门(个)	
病房(个)	
院领导(人)	
管理者(人)	
主任(人)	
医生(人)	
护士(人)	
药师(人)	
医技人员(人)	
工程技术人员(人)	
患者(人)	
家属(人)	
设备(台)	
运行病历(份)	
终末病历(份)	

二、现场评价小结撰写

(一)撰写要求

1. 各小组在现场评价结束时,要撰写检查评价小结上交队长和联络员。
2. 联络员协助队长,在各小组上交的报告基础上,统一撰写现场评价总结,现场反馈结束后,电子版由联络员上报评审办。
3. 现场评价总结使用规范的公文格式书写,段落清晰、主题鲜明、实事求是、逻辑性强、语句通顺,不写套话、大话,不绕圈子,直截了当,写清问题所在。
4. 描述医院存在的问题和工作亮点要与评审条款结果判定说明内容保持一致,各组应该做好沟通,做好问题归类,避免同类问题重复提出,而某种重要问题遗漏。对问题的提出要经过充分提炼即客观、准确、有实例,又能体现医院管理系统问题，改进此类问题，医院整个管理可以提升一大步。对医院亮点要通过对医院现有运行合理性上寻找和深入挖掘，这些亮点对医院未来发展能够起到引导作用，已经客观存在的、显示出精细化和科学化管理的一些内容。

(二) 现场评价反馈意见书写模板

××医院××组现场评价反馈意见

一、评审概况

评审员姓名、评审工作量（走访部门或科室名称，访谈人员数量、查看的设施设备和病历情况等）、现场评价所采取的方式（医院数据统计信息、医院自评报告、院长汇报综合分析确定问题聚焦点，设计检查线路，查阅文件资料和病历，访谈领导、员工和患者，查看现场，考核技术操作等），依据哪些标准条款，走访过程中医院配合情况，是否如期完成评审计划等。

二、存在问题

（一）体系结构建设存在问题

1. 人力资源管理（包括资质、人员准入、人员配置、人员培训、员工权益、激励与同工同酬）
2. 制度建设（管控、制定、落实）和职责落实（委员会和管理组织）
3. 管理流程设计

（二）医院质量与安全管理存在的问题

1. 医疗技术、患者服务安全的制度落实和流程设计
2. 后勤、环境、设备安全的制度落实和监管

（三）院科两级对质量管控落实中存在的问题

1. 科室层面问题所反映出系统管理缺位
2. 职能部门对科室监管能力和水平

（四）以病人为中心的医院服务存在的问题

1. 患者权益、隐私、健康宣教、饮食等
2. 患者诊疗活动知情同意
3. 特殊患者随访

（五）医院公益性存在的问题（包括医院功能、对口支援、社会责任、科研与教学等）

（六）医院应急管理存在的问题

三、医院亮点

（一）医院整体概况，尤其对医院评审工作的认识和态度

（二）从检查判定的 A 条款中挖掘亮点

（三）医院评审贯彻过程中显示出医院院科两级人员对科学化、精细化管理的重视

（四）医院管理特色且值得推广的管理内容和经验

四、改进建议

评审员
年　　月　　日

三、医院存在问题改进跟踪表

为了提升医院管理能力和水平,真正做到以评促建、以评促改,达到评审预期目标,本周期医院评审从总体设计上采取对预评审、评审和评审后问题跟踪等方式。当评审员完成现场预评审后,医院通过晨会简报、现场反馈及详细的书面反馈等途径获得评审员对医院的评价,医院各级各层管理者应着手应用管理工具逐条进行根因分析,并提出行之有效的整改措施,并有明确的整改时间表加以落实,同时,医院应填写好"医院存在问题持续改进跟踪表",以便接受各级评审员的复核。卫生行政部门应组织好有关评审员,对相关问题进行详细阅读和了解,安排适当的时间进驻医院完成复核工作。

医院存在问题持续改进跟踪表(案例)

评审条款	项目级别	评审要点	结果判定说明
2.3.2.2 建立急性创伤、急性心肌梗死、急性心力衰竭、急性脑卒中、急性颅脑损伤、急性呼吸衰竭等重点病种的急诊服务流程与规范。(★)	C.1	建立急性创伤、急性心肌梗死、急性心力衰竭、急性脑卒中、急性颅脑损伤、急性呼吸衰竭等重点病种的急诊服务流程。	
	C.2	有重点病种患者紧急会诊和优先入院抢救的相关规定。	
	C.3	重点病种相关科室及医务人员熟悉本科室重点病种急诊抢救流程和职责。	
	B.1	有重点病种急诊抢救登记、总结、分析、反馈及持续改进措施。	急诊抢救患者登记不完整、缺乏定期总结和分析。
	A.1	持续改进重点病种急诊服务有成效。	

评价结果:【C】
存在问题:
1. 急诊抢救患者登记不完整、缺乏定期总结和分析。

评审组(□省级 □国家级):日期 ×年×月×日

改进措施:
1. 修订和完善急诊患者登记管理相关制度(一周内完成相关内容,提交院领导讨论,由门诊部落实,评审办负责跟踪)。
2. 接诊护士要按照设计的相关信息详细登记,由护理部负责监控。
3. 急诊科应对重点病种收治情况进行总结,尤其对存在的问题要提出建议,门诊部协调信息中心对相关数据获要给予支持。

改进成效:
1. 对存在的问题如何改进,效果如何?
2. 近6个月急诊患者病种变化和管理有哪些效果?
3. 显示6个月或更长时间医院对重点病种救治情况。

负责部门:评审办/门诊部/护理部 日期 ×年×月×日

第四章 现场评价案例

第一节 概 述

现场评价采用追踪检查方式，无论是个案追踪还是系统追踪方法所实施的现场评价，其目的都是在"以人为本，以病人为中心"的理念指导下，以评审标准实施细则为准绳，以质量安全为主线，对医院整体管理、各项管理措施落实以及质量持续改进行全方位的综合评价。

为了使所有评审员能够有效地依从标准、运用标准，准确地定位风险点或问题聚焦点，准确地把握标准，为医院给予公正、公平的评价，同时实现评审员之间评价结果达到或趋近同质化，本章总结了部分参与过现场评价的评审员在实际实施过程中的实践案例。

作为评审员，应该认识到，任何评审需要标准，需要依从标准，这样才能同质化。尽管我们对某一阶段的标准的认识会随着时间的流逝有更深刻的认识，甚至会认为该标准不尽完美，但不完美比没有好，事实上也没有尽善尽美的标准，也不可能随时修订标准。因此，评审员一定不要在评审过程中评价标准的好坏，这个标准是目前我国医院评审唯一的尺度，只有运用它，才能够完成评审工作。期望一段时间后，将标准的不足收集后，在适合的时间对标准加以修订，但在修订以前，切记这个标准是完成评审的唯一武器，不能丢弃。

标准所含的内容就是检查的内容，标准未包含的内容，不需要去检查。评审员应牢记："不扩大"，不能将自己认为的内容加入评审而随意扩大评审范围；"不缩小"，也不能将自己认为不重要的评审内容忽略而缩小评审范围。

在评审中严格按照评审标准进行评审，虽然每个医院都有独特的发展方式和管理模式，但评审员不能因为评审的医院多做了，超出了评审内容的要求而随意加分（无评审依据），也不能因为没有达到自己所在医院的要求而随意减分（超越评审标准要求）。评审员既不能依据自身管理经验进行检查和评价，也不能凭借对某些技术的理解进行评价，而是紧紧依从标准进行衡量和判别。评审员的工作更像一名测量工，用好手中的尺子，而不是随意改变测量工具的刻度和量程。

评审员通过下面列举的具体案例可以更进一步体会"以病人为中心"服务理念

指导下评审标准的实际应用,如:手术患者管理、统计数据准确性、特殊药品管理等,每个评审员可以根据该思路,设计出适合具体评审医院的评审路径、信息采集地点和人群。也可以使评审员体会到,新周期评审运用的追踪方法,是从一点可看到一个剖面,从一点可看到多点,可看到医院管理系统中的问题,也可体会到从多个角度检查、验证一个问题的方式方法。这些案例都是评审员在实践中摸索出来的,总结出来供大家学习。

第二节 追踪检查案例书写格式及要求

案例书写和培训是评审员积累经历、总结经验的一个有效途径。根据评审培训项目的总体设计要求,每一位评审员在接受实地培训或完成现场检查后,应根据评审标准实施细则,把在实践中发现问题的方法进行规范总结,并按照书写体例要求进行书写,建立评审员相互有效学习的平台,指导评审员尽快掌握和运用好追踪检查的思维方式,准确、客观、高效率地完成医院评审任务。

撰写案例的模板

案例:×××检查

一、案例描述
    1. 写清依据什么检查此案例
    2. 检查此案例要达到什么目标

二、检查方法
(一)采样地点
    1. 评审员需要选择哪些地点能够达到信息采集的要求
    2. 信息采集地点应能够反映出系统管理问题(至少3个以上)
(二)采样内容
    1. 具体采集哪些内容能够做出对评审标准的肯定或否定结论
    2. 信息采集包括:环境、设备、人员、操作、耗材、药品等
(三)具体方法
    写清楚如何切入此问题,具体寻找问题的路径或线索

三、对应条款
    在寻找和核实此问题时,发现该医院的管理在哪些评审标准的实施细则上未能达到要求(写出具体条款的编号)

第三节 追踪检查案例

案例1 护理人力配置

一、案例描述

评审标准要求根据医院的规模合理配置护理人员。每位护士平均负责患者数≤8人,责任护士的能力与分管患者危重程度相符。

二、检查方法

(一)采样地点

重症监护病房:如 ICU、CCU、NICU;病房:手术科室,如神经外科、骨科、普通外科;非手术科室:如神经内科、呼吸内科、康复科、血透室等。

(二)采样内容

根据收住患者特点、护理等级比例、床位使用率,合理配置人力资源。一般情况下病房护理人员总数与实际床位比为 0.4:1,如床位使用率≥93%时,病房护理人员总数与实际床位比不低于 0.5:1。

(三)具体方法

临床现场查看病房编制数、实际收治患者数、病房护士配备总数、当日护士数,查看医院医疗工作量月报表、床位分布表、护士执业证书。

三、对应评审条款

2.3.1.2	4.1.1.1	4.7.1.4	4.8.1.2	4.9.1.1.2
4.10.2.1	4.22.1.2	4.24.2.1	5.1.1.1	5.2.2.1
5.2.3.1	5.5.3.2.1	6.4.1.2	6.4.1.3	

案例2 手术患者管理

一、案例描述

评审标准 4.3.5.1"实行高风险技术操作的卫生技术人员授权制度"是核心条款,要求医院对所"实施手术、麻醉、介入、腔镜诊疗等高风险技术操作的卫生技术人员实行授权的管理制度与审批程序,要有授权许可的高风险诊疗技术项目的目录"。

二、检查方法

（一）采样地点

急诊室、内科病区、外科病区、手术室等临床科室和医务科。

（二）采样内容

1. 检查医院高风险技术操作授权制度的制定、实施和监管。
2. 选择有介入诊疗项目的科室3～4个病区对有关制度落实、医疗质量管理及持续改进工作落实情况进行核查。

（三）具体方法

1. 选择手术科室病区，询问病区床位数、各级医师名单及排班表，查看在岗手术医师资质。
2. 到相应科室病区中选择1～2名患者进行追踪。检查该患者的病历，评价手术医师对患者病情评估及再评估是否符合相关的授权管理要求。
3. 到重症监护病房，询问中心静脉置管由谁操作，回答：本科室人员可以做，但需要授权。
4. 到疼痛科，检查病历发现一例锁骨下静脉置管，插管医生为一个乳腺外科医生。
5. 到骨科，询问医生，本病区的深静脉置管由谁完成。
6. 到医务科，查阅高风险技术操作授权制度的内容，询问制订流程和监管内容。
7. 以标准为依据，判断访谈问题正确性

（1）麻醉科、重症医学科、疼痛科、骨科医生对有创操作权限回答正确。

（2）医务科阅读到医院有《高风险技术操作授权制度》，但该院高风险技术操作目录制订和实施欠规范：

①发现部分手术名称与医疗技术分级目录层次关系不清晰；

②在授权名单中麻醉科等部分科室医生未涵盖，造成其置管无资质；

③心内科医生有起搏器安装资质，但没有深静脉置管资质，得到的回答是他们仅仅可以做起搏器的时候允许深静脉置管，而在急诊科发现全院深静脉置管会诊排班上发现了心内科医生名单；

④疼痛科患者请乳腺外科医生进行锁骨下静脉置管，医院授权名单上没有该医生名字；

⑤麻醉科麻醉资质未在高风险技术操作授权范围内，医疗技术分级目录内也没有涵盖。

三、对应评审条款

4.3.2.1　　4.3.5.1　　4.3.5.2　　4.8.1.1　　4.8.1.2
4.8.5.2

案例3 手术室《手术安全核查》

一、案例描述

评审标准要求医院手术室执行《手术安全核查》制度，手术医生、麻醉师、手术护士对手术患者、手术部位、手术术式和用物等相关信息进行严格核查。

二、检查方法

（一）采样地点

医院手术室患者交接间、手术等待间、手术间、麻醉苏醒室、病区等。

（二）采样内容

对手术患者交接、手术患者身份、手术部位及手术方式进行安全核查。

（三）具体方法

1. 从当日手术一览表中选取需要进行手术核查的患者。
2. 选择几种手术患者核查现场（手术室、复苏室、病区等）查看手术患者交接及核查情况。

（1）查看接送手术患者交接过程、交接内容；

（2）在手术间查看准备切开皮肤前，巡回、洗手护士及手术医师、麻醉师再次确认患者身份、手术部位、手术名称、麻醉分级等，并正确记录。

3. 访谈手术医生或麻醉师对手术标识规定是否知晓。

三、对应评审条款

3.1.2.1　　3.3.3.1　　4.7.4.1　　4.7.8.1　　4.7.8.3
5.1.4.2　　5.5.1.3.1

案例4 非计划再次手术

一、案例描述

非计划再次手术是指在同一次住院期间，因各种原因导致患者需进行的计划外再次手术，原因分为医源性因素，即手术或特殊诊疗操作造成严重并发症必须施行再次手术；非医源性因素，即由于患者病情发展或出现手术或并发症而需要进行再次手术。

评审标准要求："医院对科室有明确的质量与安全指标，包括：住院重点疾病的总例数、死亡例数、两周与一个月内再住院、非预期手术例数等；患者安全类指标；单病种质量监测指标；合理用药监测指标；医院感染控制质量监测指标。"

二、检查方法

（一）采样地点

医务部、质控办、手术或有创操作的外科病房。

（二）采样内容

医院在过去一年中非计划再次手术管理情况。

（三）具体方法

1. 查看医务部或质控办非计划再次手术管理制度、上报流程、发生的例数、监管的情况，抽取较典型的1~2例追踪到相关科室。

2. 访谈医生和科主任有关非计划再次手术的概念、医院和科室对相关问题的认识、分析、管理情况。

3. 根据院科两级对非计划再手术管理情况，抽取手术科室的运行病历、科室病例管理相关记录，查看对发生的非计划再次手术的分析及整改情况。

三、对应评审条款

4.4.4.1　　4.5.7.2　　4.6.8.2　　4.6.8.3

案例5　医院会诊管理

一、案例描述

在进行个案病例追踪检查过程中，发现医院临床实际工作中大多数会诊均由总住院医生完成，其资质与医院会诊制度规定的专科会诊由主治医师以上人员完成不符；而且对部分重症与疑难患者没有实施多学科联合会诊。

二、检查方法

（一）采样地点

医务部、人事科、相关临床科室（如肿瘤科、ICU、急诊科、内科病区与外科病区）。

（二）采样内容

1. 医务部提供的会诊制度、监管记录以及医师外出会诊档案。
2. 人事科提供的相关医师职称一览表。
3. 重症与疑难患者病历中的会诊记录单。

（三）具体方法

1. 查医院会诊制度，看其中会诊医师资质、会诊时限、会诊流程等管理要求是否符合卫生部的规定。

2. 查是否建立有医师外出会诊档案及管理情况。

3. 查病历中的会诊记录单，追踪对重症与疑难患者是否实施了多学科联合会诊、会诊时限是否符合要求（查会诊申请与完成时间），根据人事科提供的医师职称一览表核实会诊的医师是否具有资质。

4. 查医务部的监管记录，看其是否履行监管职责，对会诊相关科室间沟通、会诊及时性和有效性定期评价，对问题进行反馈并整改。

5. 访谈相关科室会诊医师对医院相关会诊制度知晓情况。

三、对应评审条款

2.3.2.1　　4.2.2.2　　4.5.1.1　　4.5.2.8　　4.5.4.1
4.5.7.4　　4.8.4.3

案例6　住院患者自带药品管理

一、案例描述

评审标准中 4.15.3.3 规定："有特殊情况使用患者自带药品的相关规定。凡住院患者治疗需要的药品均由药学部门供应，一般不得使用患者自带药品。确需使用应符合规定。"评审员在个案追踪时发现患者有自备药品情况，为此，对该项条款内容进行核查。

二、检查方法

（一）采样地点

病区、急诊留观室等护士站治疗室冰箱、放置药品容器、患者病区抽屉等所有地方。

（二）采样内容

检查当日住院患者治疗用药品。

（三）具体方法

1. 核对药品和医嘱相符性，并核实医院药品目录。

2. 访谈患者和家属某些药物的使用情况，看患者是否有正在使用的、但在医嘱中未显示的药物。

三、对应评审条款

4.15.1.2　4.15.3.3　4.15.3.4　4.15.8.1

案例7　急救药品管理

一、案例描述

抢救药品是医院药学部门和各临床、医技科室必备的药品，其质量和管理直接影响到医疗质量与安全。医院的抢救药品应由药学部门统一管理，定期检查、及时补充，并有适用的应急预案。

二、检查方法

（一）采样地点

急诊科、手术室、重症医学科、内科和外科病区（随机抽取）、医学影像科、超声科、放疗科、药库、药房等。

（二）采样内容

管理制度、应急预案、检查记录、药品贮备。

（三）具体方法

查看管理制度、规定；访谈医生、护士及药学人员对管理制度和应急预案的知晓情况；现场检查急救药品的配备、贮存和质量效期情况等。

三、对应评审条款

4.8.5.1　　4.15.2.5　　4.18.1.3　　4.21.1.2　　4.25.6.2
4.26.5.2

案例8　药品说明书用药管理

一、案例描述

药品说明书是伴随药品注册审批而获得批准的对药品使用、管理相关信息的说明。药品的用法、用量以及适应证是伴随其日益广泛的临床应用和对这种药物日益深入的研究、认识不断发展的。说明书的内容更新具有明显的滞后性，需要多种研究，积累到一定程度，并经过相应的注册申请程序才能获得新用法或新适应证的批准。医学本身又是实践性很强的学科，需要不断突破和发展，正是这种认识发展与法规程序上的时间差，造成了临床上诸多"超说明书用药"。超说明书用药在临床比较常见，但说明书是药品使用的法律依据，超说明书用药具有一定法律风险，医疗机构应关注对超说明书用药的管理。

评审标准4.15.3.1明确规定："临床药物治疗执行有关法规、规章制度，遵循相关技术规范。"且要求"有超说明书用药管理的规定与程序（C.4）和有对临床超说明书用药的监控措施和记录（B.1）"。

二、检查方法

（一）采样地点

医务处、药剂科、肿瘤治疗相关科室、小儿科。

（二）采样内容

1. 医院相关制度　医院超说明书用药管理制度；医院超说明书用药目录。
2. 特殊药品管理流程　抗肿瘤药物临床使用管理流程、小儿科儿童用药超说明书用药管理流程。
3. 医院监管情况　医院处方点评中对超说明书用药的点评内容和实例。
4. 处方和医嘱。
5. 患者及主管医师。

（三）具体方法

1. 根据医院提供的超说明书用药管理制度，可选取临床常用且容易出现超说明书使用情况的抗肿瘤药物——奥沙利铂。
2. 在肿瘤治疗相关科室病房运行病历中查阅"超奥沙利铂说明书"用药的病例。
3. 重点关注患者用药是否符合"奥沙利铂说明书要求"、"医嘱医师的资质"、"奥沙利铂应用的合理性"，是否执行"超说明书用药管理制度规定"，病例中是否记录"选用奥沙利铂的依据"。
4. 查看是否有"科室治疗组医师及临床药师讨论意见"，访谈相关医师和药师对超说明书用药管理规定知晓情况。
5. 访谈相关患者或家属是否知晓并签署过与超说明书用药相关的"患者或其家属知情同意书"。

三、对应评审条款

4.15.3.1　　4.15.3.5　　4.15.3.6　　4.15.7.1　　4.15.7.3

案例9　高危药品储存管理

一、案例描述

医疗机构内有小部分药品，若使用不当会对患者造成严重伤害或引起死亡，该类药物误用后极易引起伤亡，引起的用药差错不一定比其他药物多，但发生用药差错的后果却是致命的，医疗机构应将此类药品列为高危药品进行重点管理。等级评审标准中强调对高危药品的管理。

评审标准明确规定医院要"有药品贮存制度，贮存药品的场所、设施与设备符合有关规定";高浓度电解质,听似、看似等易混淆的药品贮存与识别要求。有药师审核处方或用药医嘱相关制度。

二、检查方法

(一)采样地点

药房(门诊、急诊)、输液室、急诊留观室、住院病区、医生(或护士)工作站。

(二)采样内容

1. 医院对高危药品的定义、管理制度、高危药品目录。
2. 现场查看高浓度电解质,听似、看似等易混淆的高危药品摆放警示标识。
3. 医生工作站是否对高浓度电解质的使用有提示作用或错误医嘱拦截功能。
4. 门诊药房发药信息系统是否提供药师处方(高浓度电解质)审核功能,医院对存在问题的整改情况。

(三)具体方法

1. 查看医院高浓度电解质,听似、看似等易混淆的高危药品管理制度与国家及行业标准要求符合程度以及高危药品目录,在药房及病区现场查看高危药品的贮存情况,设置的警示标识与医院要求的符合程度。
2. 现场抽查医师、药师及护理人员数名,通过问答的方式现场考查医务人员对高危药品目录及高危药品管理要求的知晓情况。
3. 从医院高危药品目录中抽查1~2个品种,查看各药房和病区设置的警示标识与医院要求的符合程度。

三、对应评审条款

| 3.5.1.1 | 3.5.2.1 | 4.15.1.2 | 4.15.2.2 | 4.15.2.3 |
| 4.15.2.5 | 4.15.2.10 | 4.15.3.1 | 4.15.3.5 | 4.15.8.2 |

案例10 "特殊管理药品"管理

一、案例描述

医院使用药品中的"特殊管理药品",指的是麻醉药品、精神药品、医疗用毒性药品和放射性药品等,从广义上讲还包括药品类易制毒化学品、兴奋剂、含特殊药品类复方制剂等。此类药品如管理不善会严重影响医疗安全,甚至造成严重社会危害。在医院中此类药品的管理涉及到采购验收、在库管理、调剂、使用及残余液和空安瓿处理等多个环节,应严格按照国家《麻醉药品和精神药品管理条例》等相关法令法规进行管理。等级评审标准中强调对特殊药品的管理。

二、检查方法

（一）采样地点

药库、药房、麻醉科、内科和外科病区（随机抽取）。

（二）采样内容

管理制度、标识、处方、存放条件及安全监控、自动报警设施、应急预案、实施记录、检查记录。

（三）具体方法

查看医院特殊药品管理制度，访谈医生、护士及药学人员对制度的知晓情况；在药房及病区现场查看特殊药品的贮存情况，设置的统一警示标识；药库和药房现场抽查2~3个品种特殊药品的"五专"及账物相符情况；现场检查特殊药品的保存条件；现场抽查特殊药品处方书写及合理用药情况；查看麻醉科的特殊药品残余液处理记录；查看药剂科对病区麻醉药品检查记录。

三、对应评审条款

3.5.1.1　　4.15.2.4　　4.15.3.2　　4.7.8.1　　5.5.1.3.1

案例11　特殊使用抗菌药物管理

一、案例描述

加强医疗机构抗菌药物临床应用管理，优化抗菌药物临床应用结构，是促进抗菌药物合理使用、有效控制细菌耐药、保证医疗质量和医疗安全的重要手段。

评审标准中对抗菌药物管理明确要求：抗菌药物实行分级管理、严格医师抗菌药物处方权限管理、制订具有可操作性的特殊使用级别抗菌药物会诊流程等。

二、检查方法

（一）采样地点

选择特殊使用抗菌药物频率高的科室，如：急诊科、普通外科、呼吸科、ICU等。

（二）采样内容

1. 根据医院提供的抗菌药物分级目录，抽查使用特殊使用级别抗菌药物的病历。
2. 访谈相关人员对相关制度及授权的知晓情况。
3. 信息系统对授权管理的支持程度。

（三）具体方法

查看医院授予特殊使用级别抗菌药物会诊人员资质的正式文件→实际应用特殊使用级别抗菌药物会诊人员的资质是否符合医院要求，如：是否具有抗菌药物临床应用经验的感染性疾病科、呼吸科、重症医学科、血液科、微生物检验科、药学部门具有高级专业技术职务任职资格的医师、药师或具有高级专业技术职务任职资格的抗菌药物专业临床药师担任→查看本机构特殊使用级别抗菌药物使用会诊流程（现场会诊或网络会诊均可）→依据医院会诊制度查看会诊申请单记录、会诊病程记录、批准使用的书面或电子审批单等证明资料→核实开具特殊使用级别抗菌药物医师处方权限→查看医院授予该医师相应处方权的正式文件及该医师参加年度培训、考试的相关资料。访谈医生对该项管理内容的知晓情况，并演示信息系统相关功能。

三、对应评审条款

4.15.5.1   4.15.5.2   4.15.5.4   4.15.7.1   4.15.7.3
6.5.2.2

案例 12　抗菌药应用管理

一、案例描述

抗菌药是临床应用最为广泛的药物类别之一，不合理应用的现象也较突出。卫生部连续三年在全国范围内开展了抗菌药使用专项整治活动，对医院抗菌药使用管理提出了明确要求。三级医院评审标准中对此也有大量条款涉及。

二、检查方法

（一）采样地点

手术室、医院感染管理科、重症医学科、检验科、药剂科、内科和外科病区（随机抽取）、药库、药房、病案室等。

（二）采样内容

管理制度、处方、病案、应急预案、实施记录、检查记录等。

（三）具体方法

查看抗菌药管理组织、管理监测评价制度、规定，培训考核记录，使用规范，分级管理及处方权备案，处方点评记录与统计表，抗菌药物管理小组会议记录，抗菌药监测评价分析报告，微生物送检率报告及分析，手术终末病历和运行病历；访谈院感管理人员、医生、护士及药学人员对管理组织、制度、规范的知晓情况；现场检查抗菌药采购情况等。

三、对应评审条款

4.5.2.3	4.6.5.1	4.6.7.1	4.6.8.2	4.9.2.1
4.9.4.1	4.9.5.2	4.15.1.2	4.15.3.6	4.15.5.1
4.15.5.2	4.15.5.3	4.15.5.4	4.20.5.1	4.20.5.2
4.20.6.1	4.20.6.2	4.20.6.3	5.5.1.3.1	

案例 13　药品不良反应管理

一、案例描述

评审标准 4.15.6.1 指出：医院要"实施药品不良反应和用药错误报告制度，建立有效的药害事件调查、处理程序。"要有药物安全性监测管理制度，观察用药过程，监测用药效果，按规定报告药物严重不良反应，并将不良反应记录在病历之中。

二、检查方法

（一）采样地点

药剂科、医务处、肿瘤科等临床药品不良反应高发科室。

（二）采样内容

1. 住院患者严重药品不良反应（ADR）报告表，相应患者的病历。
2. 药品不良反应监测报告制度、流程。

（三）具体方法

1. 从药剂科药品不良反应报告表中抽取数份住院患者的严重药品不良反应报告（肿瘤科），到相应病区（肿瘤科）查阅该患者的住院病历，了解药品不良反应是否如实记录在病历中。

2. 向医护人员询问药品不良反应上报情况以及该严重不良反应处理情况，随机询问 3~5 名医师及护士对药品不良反应与药害事件监测报告管理制度与程序的知晓率。

3. 到医务处查看医院鼓励药品不良反应与药害事件报告的措施及相应记录。

三、对应评审条款

1.6.4.1	3.5.2.1	4.5.2.6	4.11.3.1	4.13.4.1
4.15.6.1	4.15.6.2			

案例 14 手卫生管理

一、案例描述

手卫生是防控医院感染最简单、有效、方便和经济的措施,涉及整个诊疗环境和诊疗过程,所有医务人员均应遵循。

二、检查方法

(一)采样地点

临床、医技科室(病房、ICU、手术室、内镜室等)的医师、护士、护理员、保洁员和后勤部门的相关人员等。

(二)采样内容

手卫生设施、医务人员手卫生知识、正确性与依从性。

(三)具体方法

临床与医技部门尤其是医院感染防控的重点部门(ICU、手术室、新生儿病房、内镜室、血液透析中心等)的手卫生设施是否符合要求、医务人员手卫生知识、正确性与依从性;后勤部门如医疗废物暂存地的手卫生设施及人员的手卫生。检查是否有自查与督查、是否有改进措施、改进的效果如何等。

三、对应评审条款

3.4.1.1   3.4.2.1   4.5.8.3   4.9.4.1   4.20.4.1
4.20.5.1   5.5.1.4.1 5.5.3.4.1

案例 15 医院感染管理知识培训管理

一、案例描述

落实医院感染的防控,首先应具备相应的医院感染防控知识,相关人员应知晓本部门、本岗位医院感染防控的知识与技能。

二、检查方法

(一)采样地点

临床、医技科室(病房、ICU、手术室、内镜室等)的医师、护士、护理员、保洁员和后勤相关人员等。

(二)采样内容

医院感染防控知识与技能、培训计划、方式及效果。

(三) 具体方法

根据不同类别人员的工作特点而设计有针对性的培训内容，检查其对院感知识与技能的掌握情况，如医师重点检查医院感染的诊断、抗菌药物的使用、医院感染（含爆发）的报告、无菌操作、手卫生等；护士重点检查消毒、隔离、手卫生、一次性使用物品的管理、医疗废物的分类等；护工重点询问保洁、消毒、手卫生等有关知识；后勤相关人员询问保洁、医疗废物的转运、暂存、空气净化的管理、手卫生知识等。根据知识掌握情况，了解培训计划、方式及其效果。

三、对应评审条款

3.4.2.1	4.2.6.1	4.6.5.1	4.10.1.1	4.10.2.1
4.10.2.2	4.10.3.2	4.10.4.1	4.10.5.1	4.16.2.5
4.20.2.1	4.20.4.1	4.20.5.3	4.20.6.1	4.20.7.1
4.21.3.4	4.21.5.1	4.22.6.2	5.4.6.1	5.5.1.4.1
5.5.2.2.1	5.5.2.4.1	5.5.2.5.1	5.5.3.4.1	6.8.4.1

案例 16　多重耐药菌感染的防控

一、案例描述

多重耐药菌感染的防控是医院感染防控的重点工作，多部门共同参与的多重耐药菌管理与合作机制，对提高医疗质量、保证患者安全和抗菌药物的合理使用均具有非常重要的作用。

二、检查方法

(一) 采样地点

多重耐药菌感染的高发部门（如各类 ICU）。

(二) 采样内容

多重耐药菌感染的监测方法、防控措施（培训、手卫生、消毒、隔离、无菌操作、物品专用）的落实情况、信息系统的作用、资料的分析与反馈、督查与改进和改进的效果。

(三) 具体方法

1. 检查医院多重耐药菌感染的高发部门（如 ICU），了解多重耐药菌感染的监测方法、信息的来源与及时性、资料的分析与利用、控制措施的落实等。

2. 检查医院管理部门的督查情况、临床的改进及改进效果等。

三、对应评审条款

| 4.2.7.1 | 4.5.7.2 | 4.9.1.1.1 | 4.15.5.2 | 4.20.3.2 |
| 4.20.5.1 | 4.20.5.2 | 4.20.5.3 | | |

案例17　医院感染监测

一、案例描述

医院感染监测是制订医院感染防控策略的依据和医院感染防控的基础，同时也是评价防控措施效果的手段。

二、检查方法

（一）采样地点

医院感染的高发部门（如各类ICU）。

（二）采样内容

检查医院感染［如呼吸机相关性肺炎（VAP）、导尿管相关尿路感染（CAUTI）］的监测方法、防控措施的落实情况、信息系统的作用、资料的分析与反馈、督查与改进和持续改进的效果。

（三）具体方法

到医院感染的高发部门（如各类ICU）检查医院感染的监测方法、资料的分析与利用、控制措施的落实、持续改进及其效果等；医院感染管理部门的督查、指导情况；信息系统对医院感染监测工作的支撑情况。

三、对应评审条款

| 4.2.7.1 | 4.5.7.2 | 4.9.1.1.1 | 4.15.5.2 | 4.20.3.2 |
| 4.20.5.1 | 4.20.5.2 | 4.20.5.3 | | |

案例18　临床危急值

一、案例描述

评审标准要求临床医护人员接获非书面危急值报告，应规范、完整、准确地记录患者识别信息、检查（验）结果和报告者的信息，复述确认无误后及时向经治或值班医生报告，并做好记录。

二、检查方法

(一)采样地点

ICU、临床科室(手术、非手术科室)、急诊科、检验科(急诊、病房)、影像科等。

(二)采样内容

1. 临床危急值报告制度、流程,包括重要的检查(验)结果等报告的范围。
2. 危急值显示地点(病历、护士记录本、检验报告、信息系统)。

(三)具体方法

1. 根据医院对危急值报告的流程及制度,现场查看接获危急值的原始记录(检验科—护士—医生)。
2. 查看病历中有关医生接获危急值后对危急值的追踪与处置记录。
3. 访谈检验科或影像科等部门人员,是否熟悉本专业危急值报告项目及报告程序。

三、对应评审条款

3.2.3.1   3.6.1.1   3.6.2.1   4.16.1.2

案例 19 优质护理服务管理

一、案例描述

评审标准要求医院依据《护士条例》、《综合医院分级护理指导原则》、《基础护理服务工作规范》等要求规范护理行为,全面实施优质护理服务。

二、检查方法

(一)采样地点

医院相关部门如:院长办公室、护理部、人力资源部、后勤部、财务处等和临床科室。

(二)采样内容

病区实施责任制整体护理分工模式,以病人为中心合理弹性排班,责任护士全面履行职责,依据患者不同的病情提供个性化护理服务,有工作量、工作质量与工作效果相挂钩的激励机制,绩效考核与薪酬分配、晋升、评优等相结合。

(三)具体方法

临床科室现场查看:

1. 实施责任制护理工作模式,责任护士全面履行护士职责,落实基础护理、病情观察、治疗、沟通和健康指导等护理工作。

2. 合理科学排班，减少交接班频率，为患者提供安全、全面、全程、连续的护理服务。

3. 查看开展绩效考核的考核指标、护士分配方案。

4. 访谈护士对绩效考核知晓及满意度。

5. 访谈分管院长、护理部主任、后勤保障主管、人力资源主管。

6. 查看院长办公会记录。

7. 现场查看后勤部门的保障制度。

三、对应评审条款

4.11.2.3   5.3.2.1   5.3.3.1

案例20 药品质量监控管理

一、案例描述

药品从医院购入到对患者的药物治疗，经历选药、入库验收、在库管理、调剂、配制和护士给药等诸多环节。医院具有保证药品质量的责任和义务，从而保证药物治疗的质量与患者安全。等级评审标准中对药品质量的监控管理有较多要求。

二、检查方法

（一）采样地点

药库、药房、静脉用药调配中心、病区治疗室和护士站（随机抽取）等。

（二）采样内容

管理制度、验收记录、贮存条件（包括冷藏设备）、静脉用药调配记录等。

（三）具体方法

查看药品质量监管组织、制度及监测网络，药品入库验收记录，药品质量抽查记录，药品召回制度；现场检查药品贮存场所设施（包括各科病区）。

三、对应评审条款

4.15.2.2   4.15.2.3   4.15.2.8   4.15.2.9

案例21 统计数据核查

一、案例描述

评审标准1.3.7.1要求，根据《统计法》与卫生行政部门规定，完成医院基本运行状况、医疗技术、诊疗信息和临床用药监测信息等相关数据报送工作，数据真实可靠。

二、检查方法

（一）采样地点

统计室、病案室。

（二）采样内容

对多个字段统计数据核查。

（三）具体方法

1. 请病案或统计人员调出上一年度病案首页信息。
2. 选择已婚字段，然后选择年龄小于15岁字段进行核查。
3. 如有年龄小于15岁已婚的记录生成，则为不合格。

三、对应评审条款

1.3.7.1

案例22　放射防护器材与个人防护用品检查

一、案例描述

评审标准4.18.4.2要求，有完整的放射防护器材与个人防护用品，保障医患防护需要。

二、检查方法

（一）采样地点

放射科、介入科、放疗科。

（二）采样内容

医务人员及患者铅衣和个人防护用品。

（三）具体方法

1. 查看所有铅衣是否有编号。
2. 随机抽取2件铅衣，记录其编号。
3. 去设备部查看这2件铅衣的检测记录。

三、对应评审条款

4.18.4.2

第五章 现场评价辅助系统

第一节 医疗质量分析报告

《医疗质量分析报告》是基于病案首页数据信息分析而形成。该报告通过回顾既往三年出院患者的部分诊疗信息,为评审员在短时间内快速、高效、全面地了解医院,整合评审信息,制订出有效的追踪检查路径设计提供了工具。

为了提升评审员和医院运用数据发现问题、改进问题的能力,提高运用管理工具监测分析质量和安全问题的水平,本节将以一所医院的数据分析报告为范例,详细介绍有关质量报告内容。

某医院医疗质量监测分析报告(范例)
(2010—2012 年)

1. 数据来源　医院出院患者病案首页数据。
2. 报告结构　见图 5.1。

◆ 报告使用"住院死亡类指标"、"重返类指标"、"患者安全类指标"及"住院日及住院费用指标",从医院总体、重点疾病、重点手术等不同水平对各年份医院的医疗质量与效率进行评价。报告主要包括以下 5 个部分:

- 出院患者情况:对各年份医院出院患者人次及手术患者出院人次进行了分析。
- 住院死亡类指标:包括住院总死亡率、新生儿患者住院死亡率、手术患者住院死亡率、手术患者围手术期住院死亡率、重点疾病患者住院死亡率、重点手术患者住院死亡率及恶性肿瘤择期手术住院死亡率。
- 重返类指标:包括患者出院 31 天内再住院率及手术患者重返手术室发生率。
- 患者安全类指标:包括住院患者压疮发生率、择期手术患者肺部感染发生率、择期手术患者肺栓塞发生率及择期手术患者手术并发症发生率。
- 住院日及住院费用指标:包括出院患者住院日(中位数)/住院费用(中位数)、重点疾病住院日(中位数)/住院费用(中位数)及重点手术住院日(中位数)/住院费用(中位数)分析。

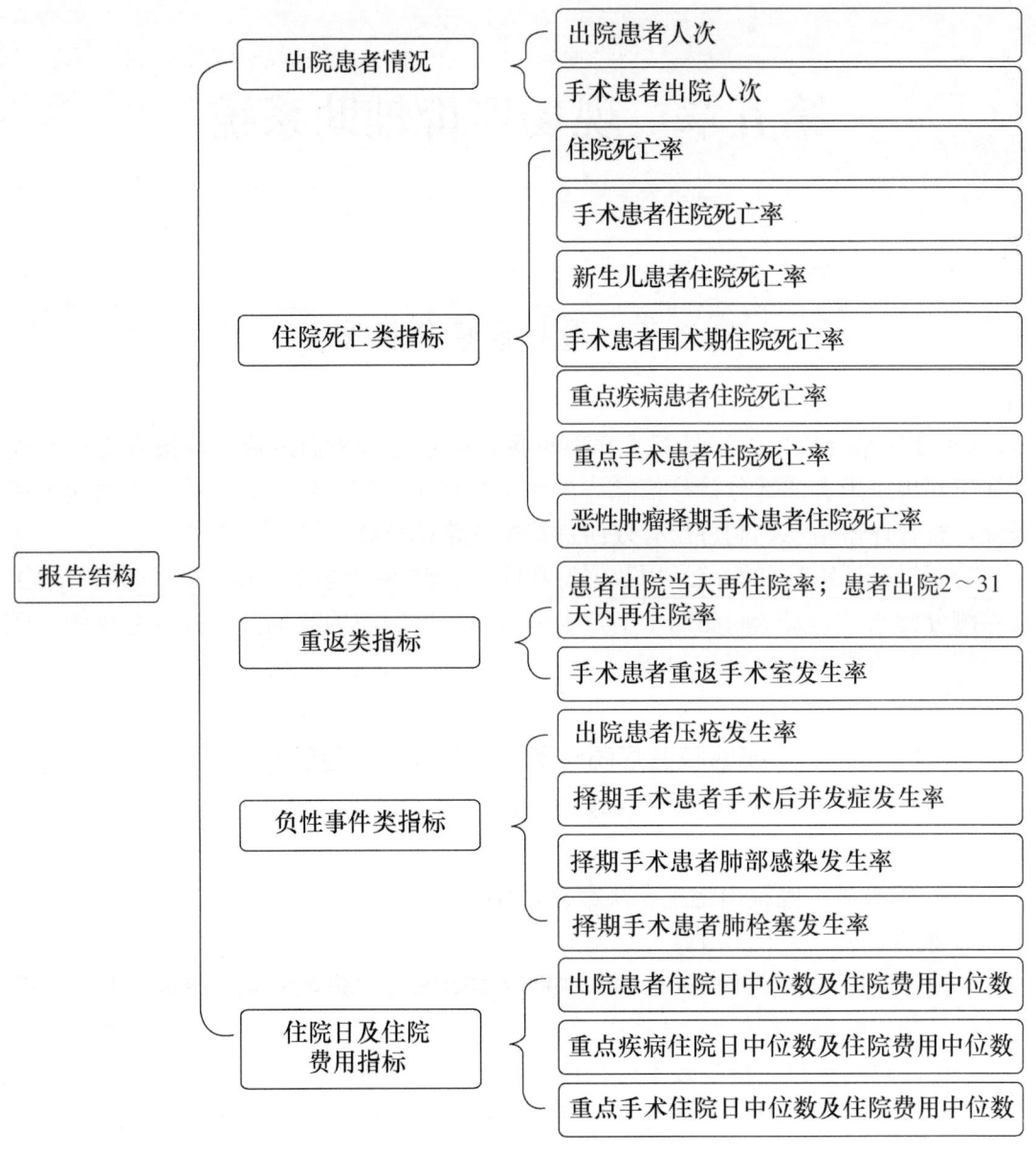

图 5.1 医疗质量分析报告结构

3. 相关说明
- ◆ 影响因素：本报告使用的数据均来自医院《住院病案首页》。因此，医院《住院病案首页》数据录入的完整性和准确性将直接影响报告对各医院医疗质量评价的准确性。
- ◆ 住院费用（中位数）及住院日（中位数）的使用：由于出院患者住院费用及住院日的分布不符合正态分布，故在进行分析时，使用的指标为住院费用（中位数）及住院日（中位数）两个指标，使用这两个指标可以降低极端值对于分析的影响。

◆ 重点疾病/手术：本报告中所指重点疾病/手术为《三级综合医院评审标准（2011年版）》中所列疾病/手术。（疾病/手术编码请参见附录2及附录3）
◆ 本报告仅供所涉及的医疗机构参考，请相关人员务必严格保密。

某医院医疗质量监测分析报告
（2010—2012年）

一、出院患者基本情况（图5.2、表5.1）

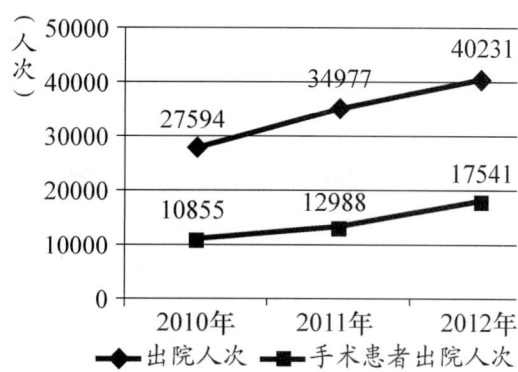

图5.2　2010—2012年出院患者人次及手术患者出院人次

从图5.2可以看出，2010—2012年出院患者人次及手术患者出院人次均逐年增加。其中出院患者人次由2010年的27594例增加至2012年的40231例，增长了45.80%；手术患者出院人次由2010年的10855例增加至2012年的17541例，增长了61.59%。

表5.1　出院患者基本情况

年份	出院人次	手术患者出院人次
2010年	27594	10855
2011年	34977	12988
2012年	40231	17541
合计	102802	41384

二、住院死亡类指标

（一）住院患者死亡情况

住院死亡率和手术患者住院死亡率均为国际医疗质量评价指标体系（IQIP）中的重点监测指标。国内外的研究表明，住院死亡率，特别是手术患者住院死亡率，是评价医疗质量最重要的指标之一（图 5.3、5.4，表 5.2）。

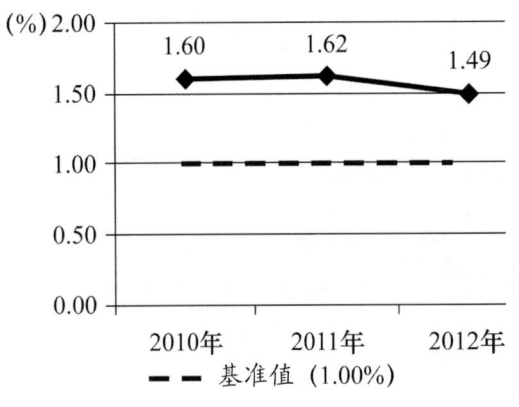

图 5.3　患者住院死亡率
（2012 年为 524 例）

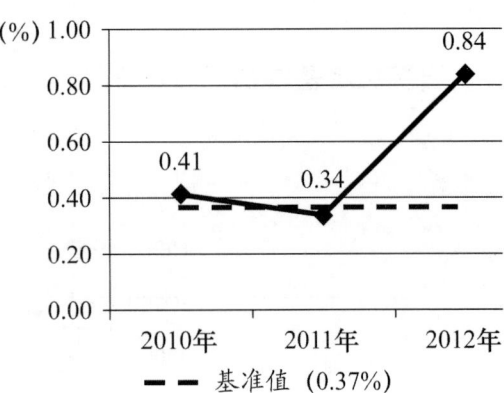

图 5.4　手术患者住院死亡率
（2012 年为 148 例）

从图 5.3 可以看出，2010 年及 2011 年患者住院死亡率分别为 1.60％及 1.62％，在 2010—2012 年中较高；2012 年较 2011 年下降，为 1.49％，在 3 年中最低。

从图 5.4 可以看出，2010 年及 2011 年手术患者住院死亡率分别为 0.41％及 0.34％，在 2010—2012 年中较低；2012 年较 2011 年上升，为 0.84％，在 3 年中最高。

表 5.2　患者住院死亡率及手术患者住院死亡率

年份	患者住院死亡率			手术患者住院死亡率		
	出院人次	死亡人数	死亡率（％）	出院人次	死亡人数	死亡率（％）
2010 年	24865	397	1.60	10855	44	0.41
2011 年	31322	507	1.62	12988	44	0.34
2012 年	35199	524	1.49	17540	148	0.84
合计	91386	1428	1.56	41383	236	0.57

(二)手术患者围术期住院死亡情况(图 5.5,表 5.3)

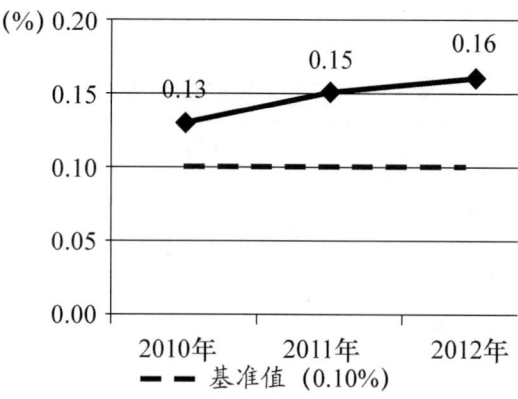

图 5.5 手术患者围术期住院死亡率

(2012 年为 28 例)

从图 5.5 可以看出,2010—2012 年手术患者围术期住院死亡率逐年上升。

表 5.3 手术患者围术期死亡率

年份	手术患者出院人次	围术期死亡人数	围术期死亡率(%)
2010 年	10855	14	0.13
2011 年	12988	19	0.15
2012 年	17540	28	0.16
合计	41383	61	0.15

(三)新生儿患者住院死亡情况(图 5.6、5.7,表 5.4)

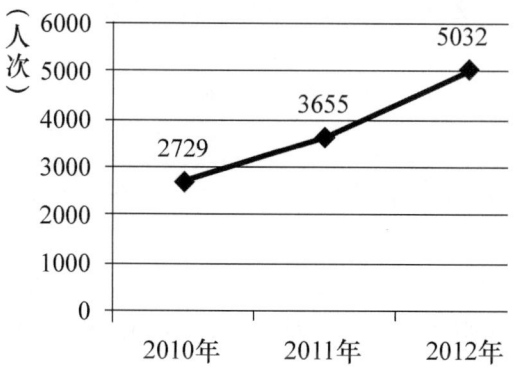

图 5.6 新生儿患者出院人次

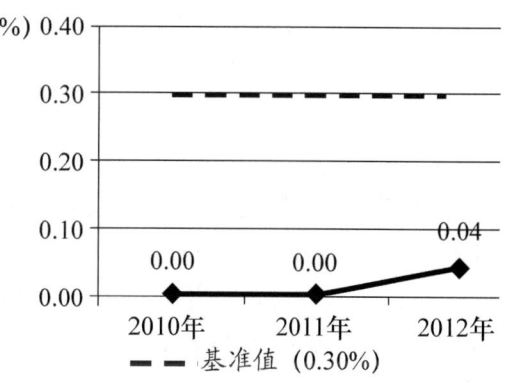

图 5.7 新生儿患者住院死亡率

(2012 年为 2 例)

从图 5.6 可以看出，2010—2012 年新生儿患者出院人次逐年增加。

从图 5.7 可以看出，2010 年及 2011 年新生儿患者住院死亡率均为 0.00%，2012 年为 0.04%。

表 5.4　新生儿患者住院死亡率

年份	新生儿患者出院人次	住院死亡人数	新生儿住院死亡率（%）
2010 年	2729	0	0.00
2011 年	3655	0	0.00
2012 年	5032	2	0.04
合计	11416	2	0.02

（四）重点疾病患者住院死亡情况

1. 急性心肌梗死（图 5.8、5.9）

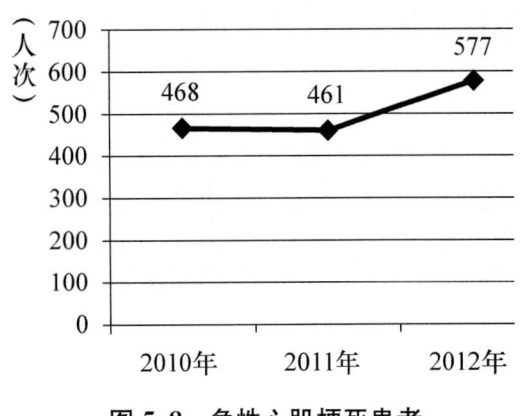

图 5.8　急性心肌梗死患者出院人次

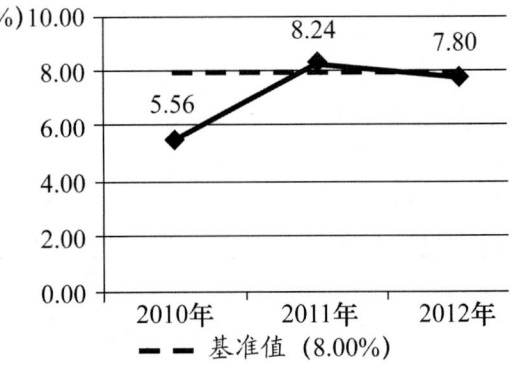

图 5.9　急性心肌梗死患者住院死亡率

（2012 年为 45 例）

从图 5.8 可以看出，急性心肌梗死患者出院人次在 2010—2012 年中较少；2012 年较 2011 年增加，为 577 例，在 3 年中最高。

从图 5.9 可以看出，2010 年急性心肌梗死患者住院死亡率为 5.56%，在 2010—2012 年中最低；2011 年及 2012 年分别为 8.24% 及 7.80%，在 3 年中较高。

2. 充血性心力衰竭（图 5.10、5.11）

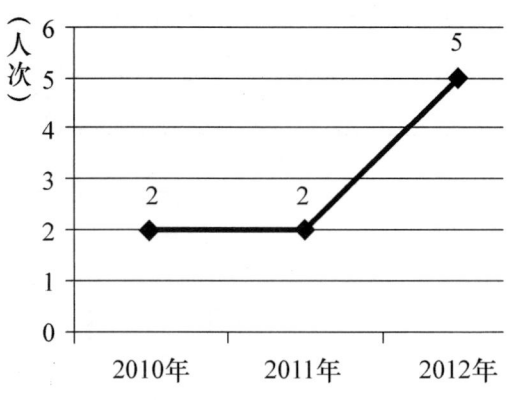

图 5.10　充血性心力衰竭
患者出院人次

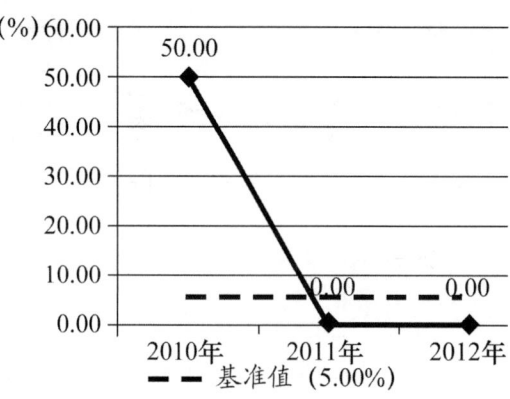

图 5.11　充血性心力衰竭
患者住院死亡率

从图 5.10 可以看出，2010—2012 年充血性心力衰竭患者出院人次均较少。

从图 5.11 可以看出，2010 年充血性心力衰竭患者住院死亡率为 50.00%，在 2010—2012 年中最高；2011 年及 2012 年均为 0.00%。

3. 脑出血（图 5.12、5.13）

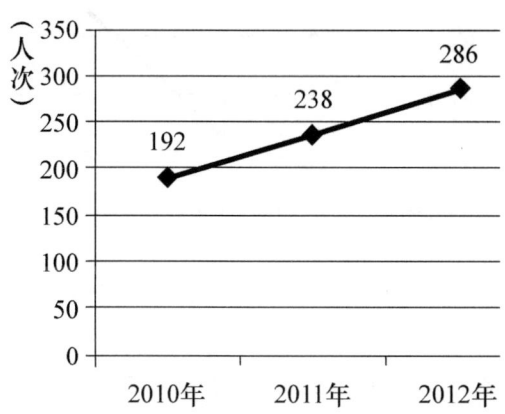

图 5.12　脑出血患者出院人次

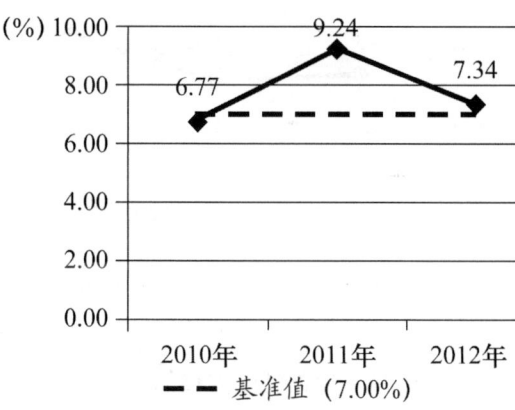

图 5.13　脑出血患者住院死亡率
（2012 年为 21 例）

从图 5.12 可以看出，2010—2012 年脑出血患者出院人次逐年增加。

从图 5.13 可以看出，2010 年及 2012 年脑出血患者住院死亡率分别为 6.77% 及 7.34%，在 2010—2012 年中较低；2011 年为 9.24%，在 3 年中最高。

4. 脑梗死（图 5.14、5.15）

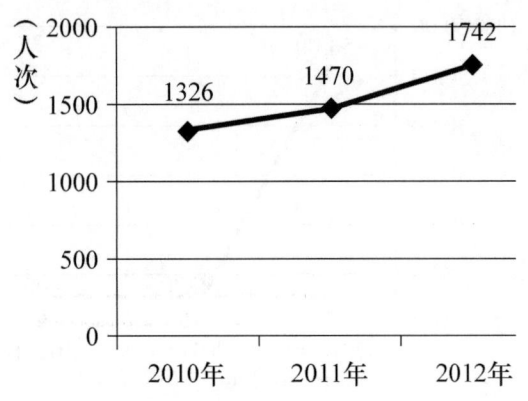

图 5.14 脑梗死患者出院人次

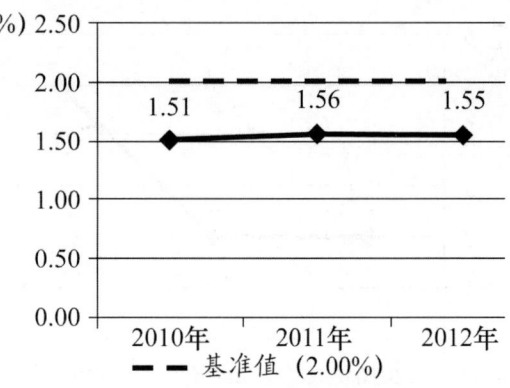

图 5.15 脑梗死患者住院死亡率

（2012 年为 27 例）

从图 5.14 可以看出，2010—2012 年脑梗死患者出院人次逐年增加。

从图 5.15 可以看出，2010—2012 年脑梗死患者住院死亡率持平。

5. 创伤性颅内损伤（图 5.16、5.17）

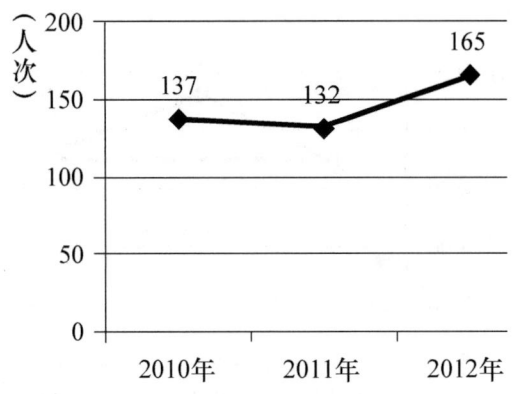

图 5.16 创伤性颅内损伤患者出院人次

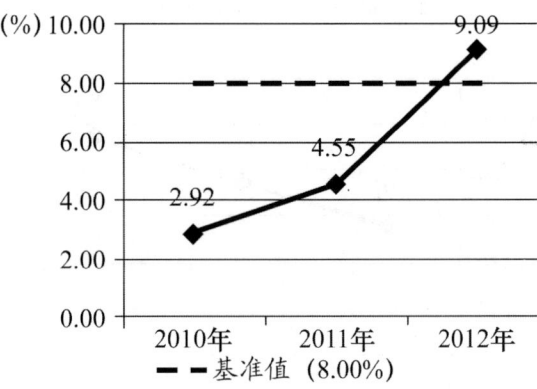

图 5.17 创伤性颅内损伤患者住院死亡率

（2012 年为 15 例）

从图 5.16 可以看出，2010 年及 2011 年创伤性颅内损伤患者出院人次持平；2012 年较 2011 年增加，为 165 例，在 2010—2012 年中最多。

从图 5.17 可以看出，2010—2012 年创伤性颅内损伤患者住院死亡率逐年上升。

6. 消化道出血（图 5.18、5.19）

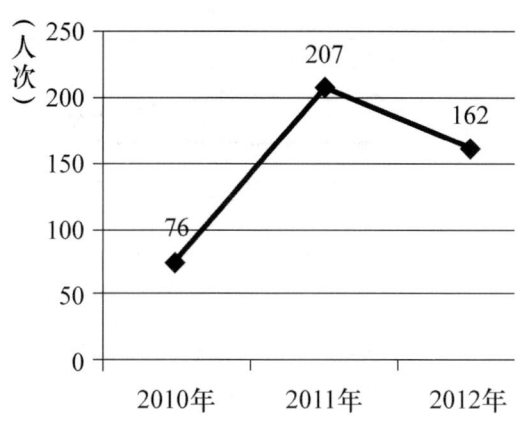

图 5.18　消化道出血患者出院人次

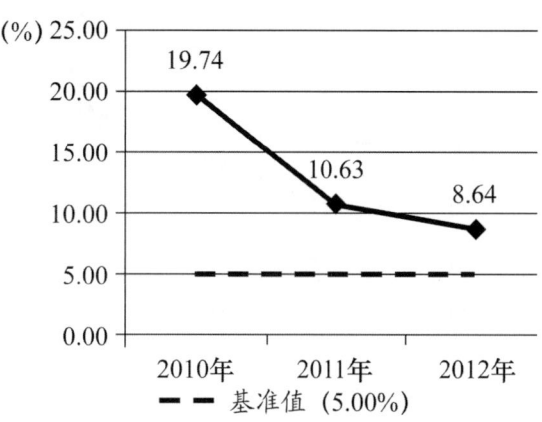

图 5.19　消化道出血患者住院死亡率

（2012 年为 14 例）

从图 5.18 可以看出，2011 年消化道出血患者出院人次较 2010 年增加，为 207 例，在 2010—2012 年中最高；2012 年较 2011 年减少。

从图 5.19 可以看出，2010—2012 年消化道出血患者住院死亡率逐年下降。

7. 慢性阻塞性肺疾病（图 5.20、5.21）

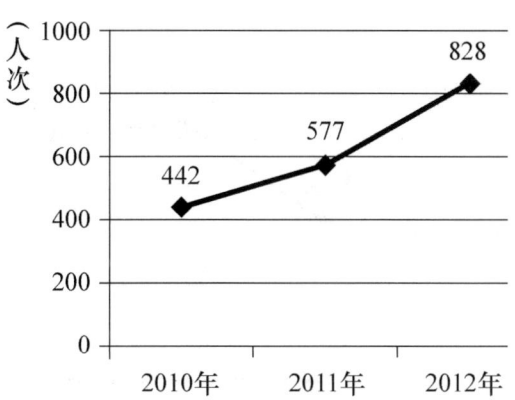

图 5.20　慢性阻塞性肺疾病患者
出院人次

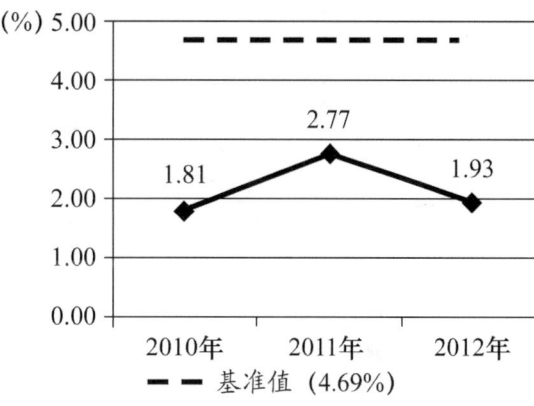

图 5.21　慢性阻塞性肺疾病患者住院
死亡率

（2012 年为 16 例）

从图 5.20 可以看出，2010—2012 年慢性阻塞性肺疾病患者出院人次逐年增加。

从图 5.21 可以看出，2010 年及 2012 年慢性阻塞性肺疾病患者住院死亡率分别为 1.81% 及 1.93%，在 2010—2012 年中较低；2011 年为 2.77%，在 3 年中最高。

8. 成人细菌性肺炎（图 5.22、5.23）

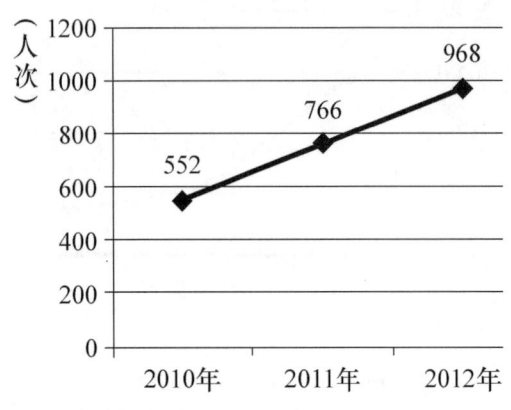

图 5.22　成人细菌性肺炎患者
出院人次

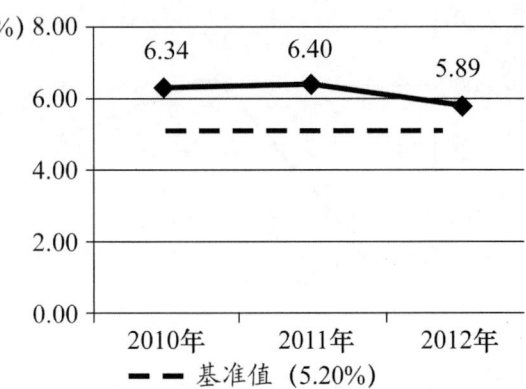

图 5.23　成人细菌性肺炎患者住院
死亡率

（2012 年为 57 例）

从图 5.22 可以看出，2010—2012 年成人细菌性肺炎患者出院人次逐年增加。

从图 5.23 可以看出，2010 年及 2011 年成人细菌性肺炎患者住院死亡率持平；2012 年较 2011 年下降，为 5.89%，在 3 年中最低。

9. 成人败血症（图 5.24、5.25）

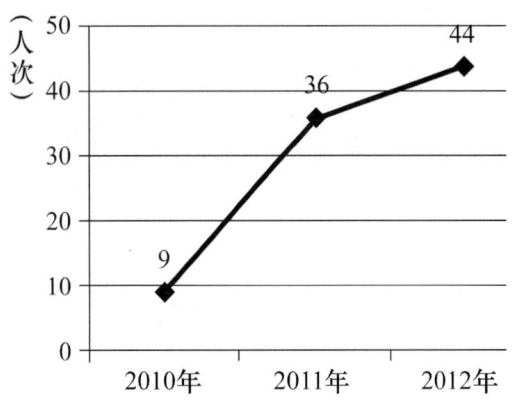

图 5.24　成人败血症患者出院人次

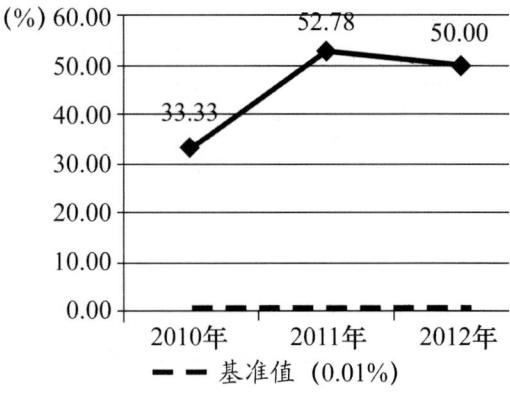

图 5.25　成人败血症患者住院死亡率

（2012 年为 22 例）

从图 5.24 可以看出，2010—2012 年成人败血症患者出院人次逐年增加。

从图 5.25 可以看出，2010 年成人败血症患者住院死亡率为 33.33%，在 2010—2012 年中最低；2011 年及 2012 年分别为 52.78% 及 50.00%，在 3 年中较高。

10. 累及身体多个部位损伤（图5.26、5.27）

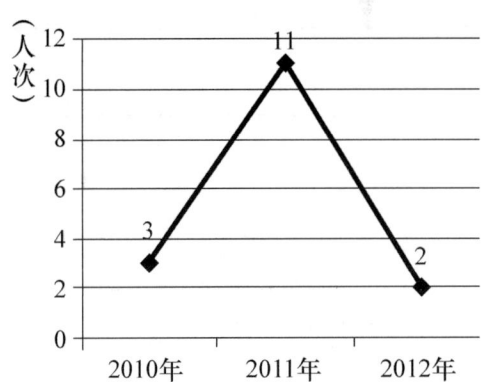

图5.26　累及身体多个部位损伤患者出院人次

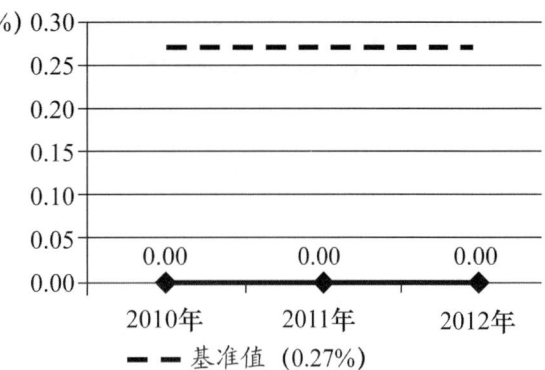

图5.27　累及身体多个部位损伤患者住院死亡率

从图5.26可以看出，2010—2012年累及身体多个部位损伤患者出院人次均较少。

从图5.27可以看出，2010—2012年累及身体多个部位损伤患者住院死亡率均为0.00%。

11. 糖尿病伴短期与长期并发症（图5.28、5.29）

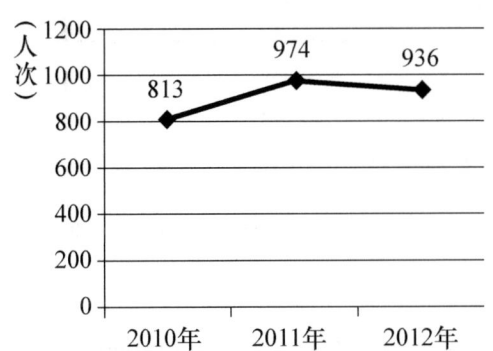

图5.28　糖尿病伴短期与长期并发症患者出院人次

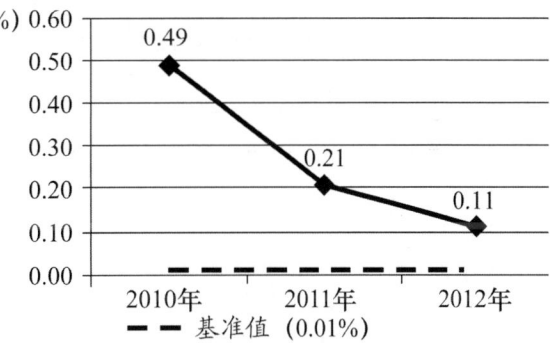

图5.29　糖尿病伴短期与长期并发症患者住院死亡率
（2012年为1例）

从图5.28可以看出，2011年糖尿病伴短期与长期并发症患者出院人次较2010年增加，为974例，在2010—2012年中最高；2012年较2011年减少。

从图5.29可以看出，2010—2012年糖尿病伴短期与长期并发症患者住院死亡率逐年下降。

12. 结节性甲状腺肿（图 5.30、5.31）

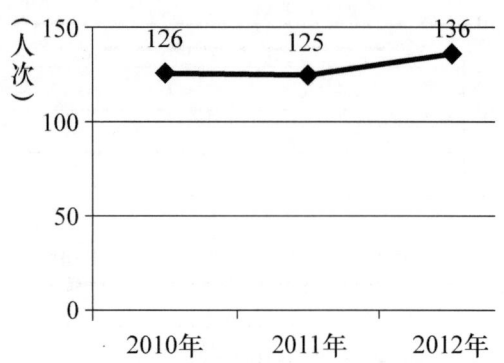

图 5.30　结节性甲状腺肿患者出院人次

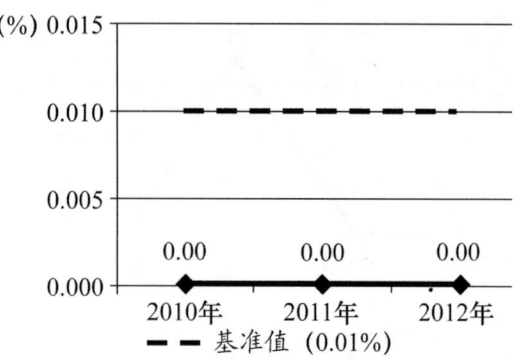

图 5.31　结节性甲状腺肿患者住院死亡率

从图 5.30 可以看出，2010 年及 2011 年结节性甲状腺肿患者出院人次持平；2012 年较 2011 年增加，为 136 例，在 2010—2012 年中最高。

从图 5.31 可以看出，2010—2012 年结节性甲状腺肿患者住院死亡率均为 0.00%。

13. 急性阑尾炎伴弥漫性腹膜炎及脓肿（图 5.32、5.33）

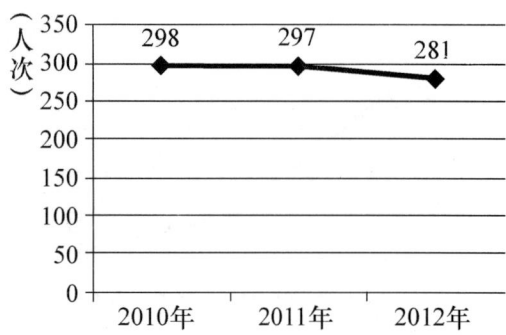

图 5.32　急性阑尾炎伴弥漫性腹膜炎及脓肿患者出院人次

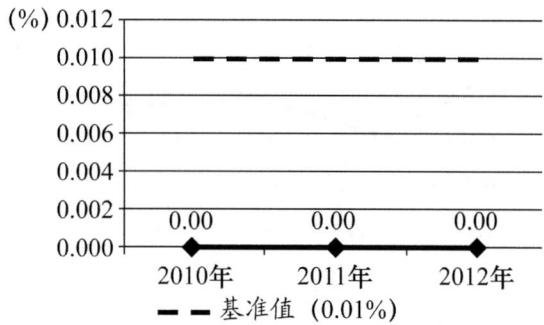

图 5.33　急性阑尾炎伴弥漫性腹膜炎及脓肿患者住院死亡率

从图 5.32 可以看出，2010—2012 年急性阑尾炎伴弥漫性腹膜炎及脓肿患者出院人次逐年减少。

从图 5.33 可以看出，2010—2012 年急性阑尾炎伴弥漫性腹膜炎及脓肿患者住院死亡率均为 0.00%。

14. 前列腺增生（图 5.34、5.35）

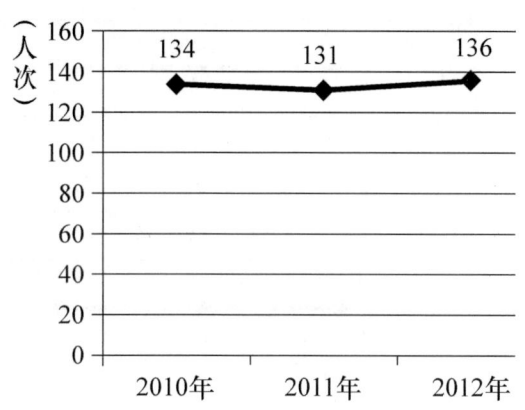

图 5.34 前列腺增生患者出院人次

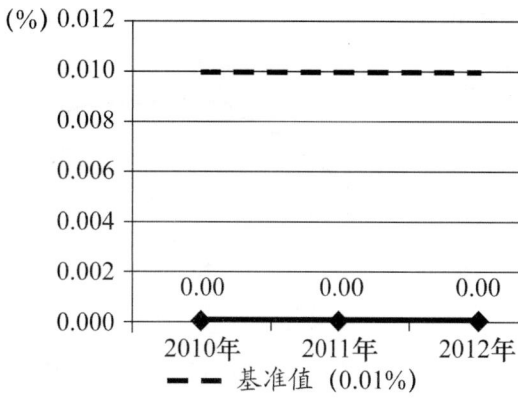

图 5.35 前列腺增生患者住院死亡率

从图 5.34 可以看出，2010—2012 年前列腺增生患者出院人次持平。

从图 5.35 可以看出，2010—2012 年前列腺增生患者住院死亡率均为 0.00%。

15. 肾衰竭（图 5.36、5.37）

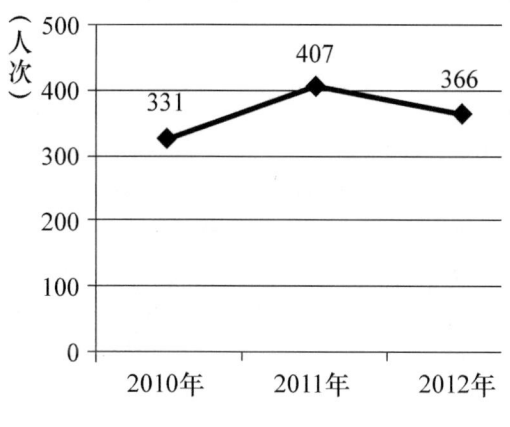

图 5.36 肾衰竭患者出院人次

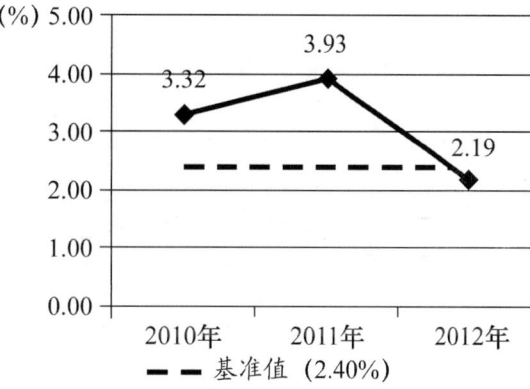

图 5.37 肾衰竭患者住院死亡率
（2012 年为 8 例）

从图 5.36 可以看出，2011 年肾衰竭患者出院人次较 2010 年增加，为 407 例，在 2010—2012 年中最高；2012 年较 2011 年减少。

从图 5.37 可以看出，2011 年肾衰竭患者住院死亡率较 2010 年上升，为 3.93%，在 2010—2012 年中最高；2012 年较 2011 年下降，为 2.19%，在 3 年中最低。

16. 成人高血压病（图 5.38、5.39）

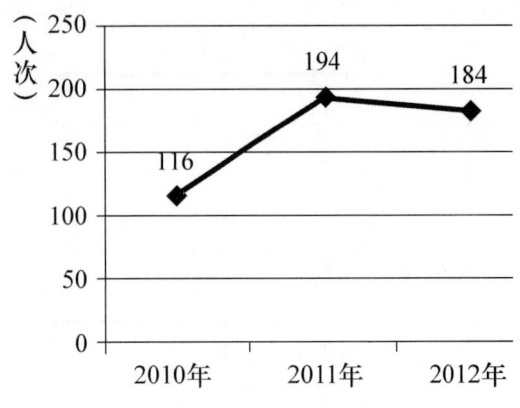

图 5.38　成人高血压病患者出院人次

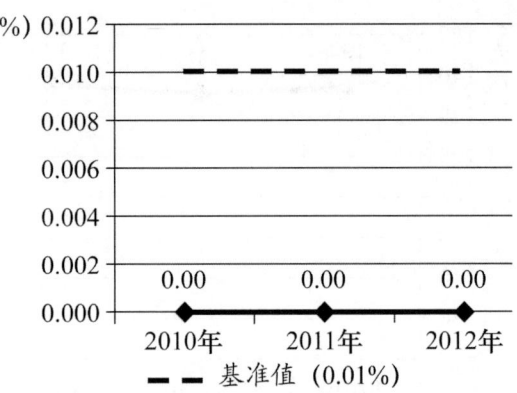

图 5.39　成人高血压病患者住院死亡率

从图 5.38 可以看出，2011 年成人高血压病患者出院人次较 2010 年增加，为 194 例，在 2010—2012 年中最高；2012 年较 2011 年减少。

从图 5.39 可以看出，2010—2012 年成人高血压病患者住院死亡率均为 0.00%。

17. 急性胰腺炎（图 5.40、5.41）

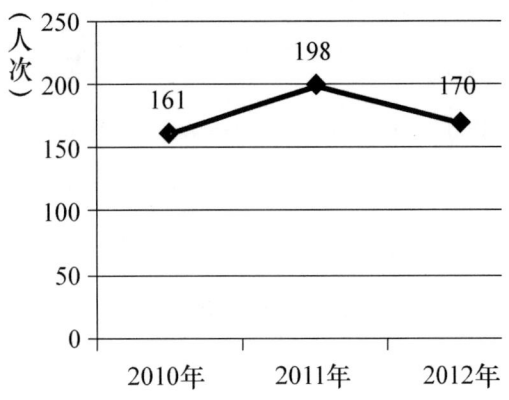

图 5.40　急性胰腺炎患者出院人次

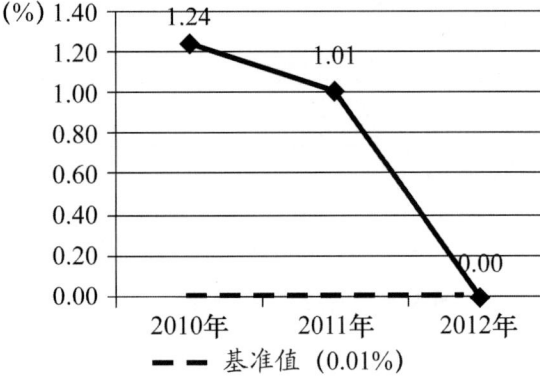

图 5.41　急性胰腺炎患者住院死亡率

从图 5.40 可以看出，2010 年及 2012 年急性胰腺炎患者出院人次在 2010—2012 年中较少；2011 年为 198 例，在 3 年中最多。

从图 5.41 可以看出，2010—2012 年急性胰腺炎患者住院死亡率逐年下降。

18. 恶性肿瘤术后化疗（图 5.42、5.43）

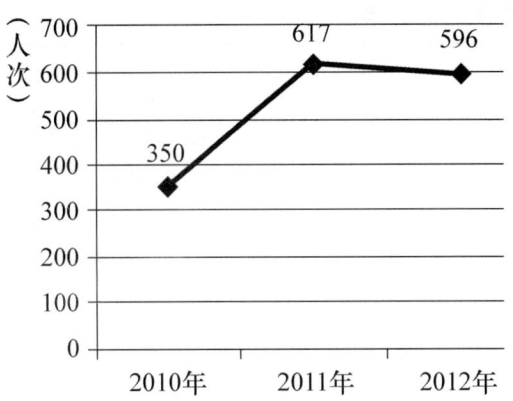

图 5.42 恶性肿瘤术后化疗患者出院人次

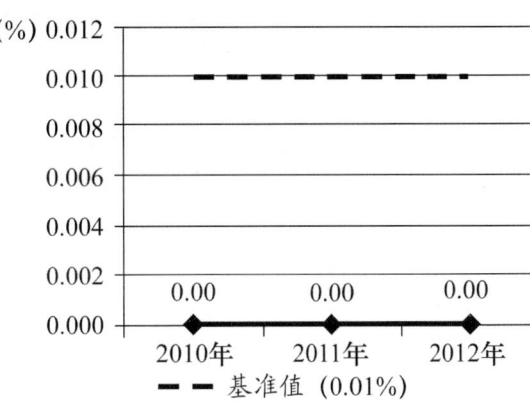

图 5.43 恶性肿瘤术后化疗患者住院死亡率

从图 5.42 可以看出，2011 年恶性肿瘤术后化疗患者出院人次较 2010 年增加，为 617 例，在 2010—2012 年中最高；2012 年较 2011 年减少。

从图 5.43 可以看出，2010—2012 年恶性肿瘤术后化疗患者住院死亡率均为 0.00%。

19. 恶性肿瘤维持性化疗（图 5.44、5.45）

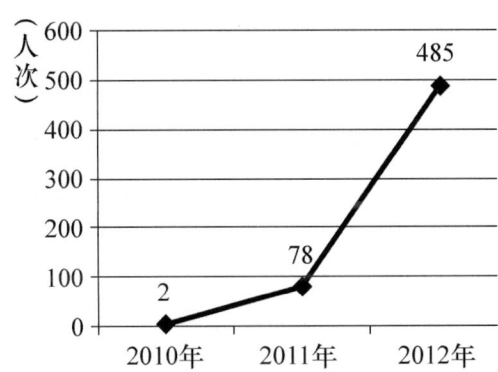

图 5.44 恶性肿瘤维持性化疗患者出院人次

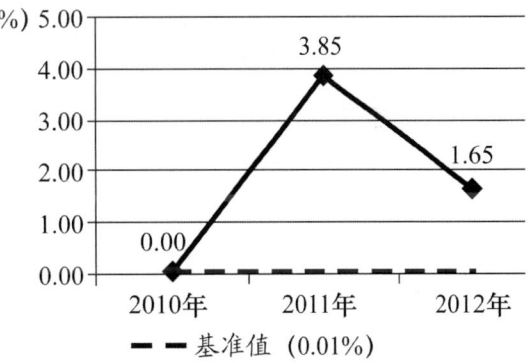

图 5.45 恶性肿瘤维持性化疗患者住院死亡率

（2012 年为 8 例）

从图 5.44 可以看出，2010—2012 年恶性肿瘤维持性化疗患者出院人次逐年增加。

从图 5.45 可以看出，2010 年恶性肿瘤维持性化疗患者住院死亡率为 0.00%，在 2010—2012 年中最低；2011 年为 3.85%，在 2010—2012 年中最高；2012 年较 2011 年降低，为 1.65%。

表 5.5 为重点疾病患者住院死亡情况。

表 5.5　重点疾病患者住院死亡情况

疾病名称	2010年			2011年			2012年		
	出院人次	死亡人数	死亡率（%）	出院人次	死亡人数	死亡率（%）	出院人次	死亡人数	死亡率（%）
急性心肌梗死	468	26	5.56	461	38	8.24	577	45	7.80
充血性心力衰竭	2	1	50.00	2	0	0.00	5	0	0.00
脑出血	192	13	6.77	238	22	9.24	286	21	7.34
脑梗死	1326	20	1.51	1470	23	1.56	1742	27	1.55
创伤性颅内损伤	137	4	2.92	132	6	4.55	165	15	9.09
消化道出血	76	15	19.74	207	22	10.63	162	14	8.64
慢性阻塞性肺疾病	442	8	1.81	577	16	2.77	828	16	1.93
成人细菌性肺炎	552	35	6.34	766	49	6.40	968	57	5.89
成人败血症	9	3	33.33	36	19	52.78	44	22	50.00
累及身体多个部位的损伤	3	0	0.00	11	0	0.00	2	0	0.00
糖尿病伴短期与长期并发症	813	4	0.49	974	2	0.21	936	1	0.11
结节性甲状腺肿	126	0	0.00	125	0	0.00	136	0	0.00
急性阑尾炎伴弥漫性腹膜炎及脓肿	298	0	0.00	297	0	0.00	281	0	0.00
前列腺增生	134	0	0.00	131	0	0.00	136	0	0.00
肾衰竭	331	11	3.32	407	16	3.93	366	8	2.19
成人高血压病	116	0	0.00	194	0	0.00	184	0	0.00
急性胰腺炎	161	2	1.24	198	2	1.01	170	0	0.00
恶性肿瘤术后化疗	350	0	0.00	617	0	0.00	596	0	0.00
恶性肿瘤维持性化疗	2	0	0.00	78	3	3.85	485	8	1.65

(五) 重点手术患者住院死亡情况

1. 髋膝关节置换术（图5.46、5.47）

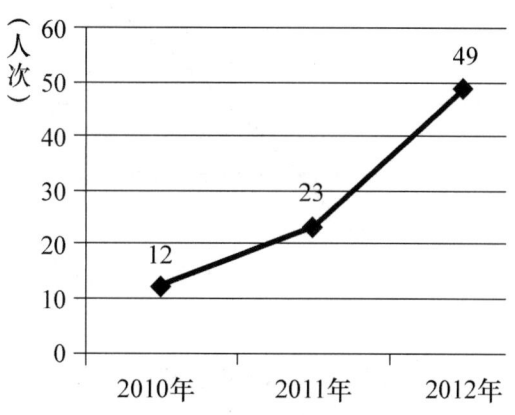

图 5.46　髋膝关节置换术患者出院人次

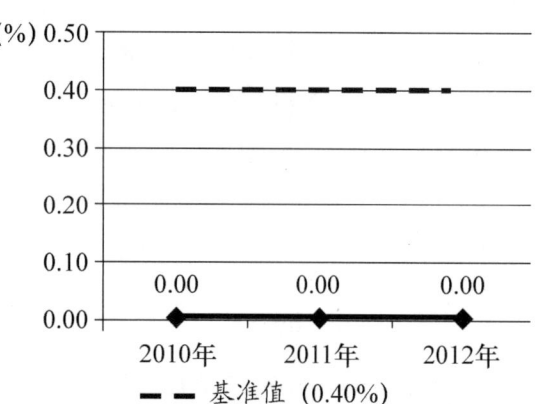

图 5.47　髋膝关节置换术患者住院死亡率

从图5.46可以看出，2010—2012年髋膝关节置换术患者出院人次逐年增加。

从图5.47可以看出，2010—2012年髋膝关节置换术患者住院死亡率均为0.00%。

2. 脊髓椎管手术（图5.48、5.49）

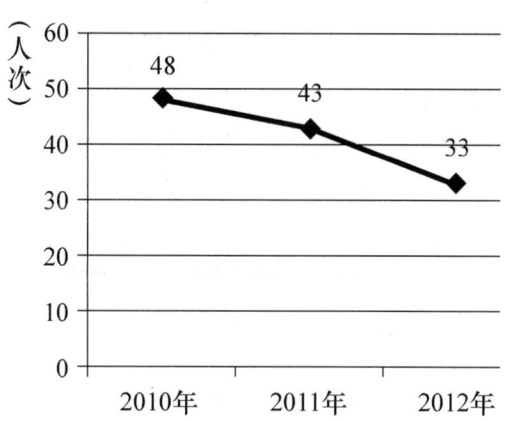

图 5.48　脊髓椎管手术患者出院人次

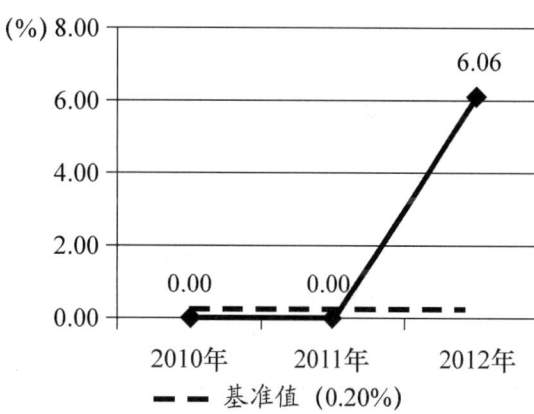

图 5.49　脊髓椎管手术患者住院死亡率

（2012年为2例）

从图5.48可以看出，2010—2012年脊髓椎管手术患者出院人次逐年减少。

从图5.49可以看出，2010年及2011年脊髓椎管手术患者住院死亡率均为0.00%；2012年为6.06%。

3. 胰腺切除术（图 5.50、5.51）

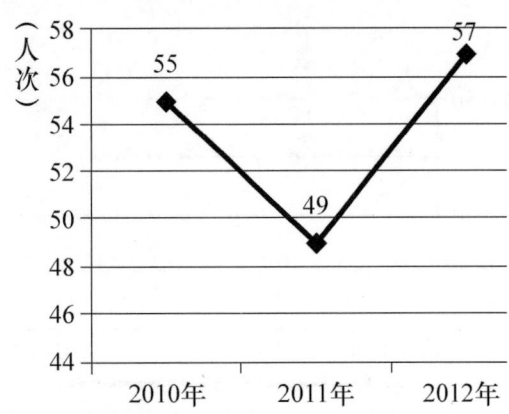

图 5.50　胰腺切除术患者出院人次

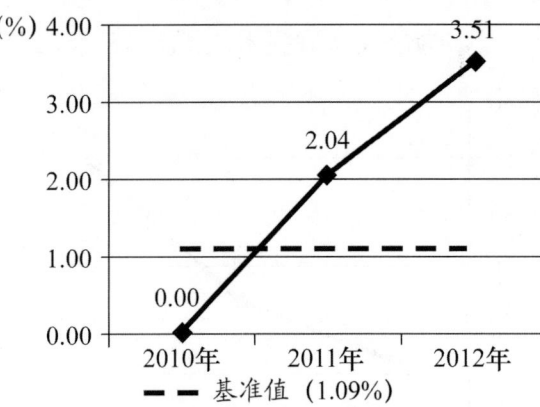

图 5.51　胰腺切除术患者住院死亡率
（2012 年为 2 例）

从图 5.50 可以看出，2011 年胰腺切除术患者出院人次较 2010 年减少；2012 年较 2011 年增加，为 57 例，在 2010—2012 年中最高。

从图 5.51 可以看出，2010—2012 年胰腺切除术患者住院死亡率逐年上升。

4. 食管切除术（图 5.52、5.53）

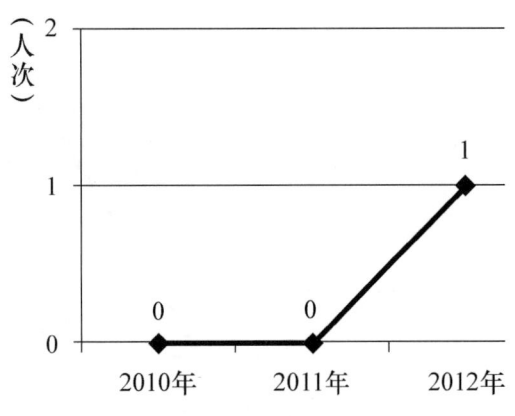

图 5.52　食管切除术患者出院人次

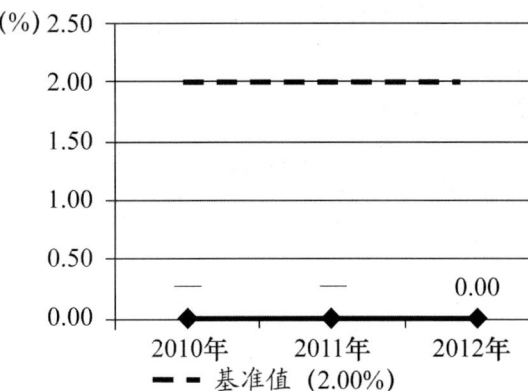

图 5.53　食管切除术患者住院死亡率

从图 5.52 可以看出，2010 年及 2011 年无食管切除术出院患者，2012 年为 1 例。

从图 5.53 可以看出，2012 年食管切除术患者住院死亡率为 0.00%。

5. 腹腔镜下胆囊切除术（图 5.54、5.55）

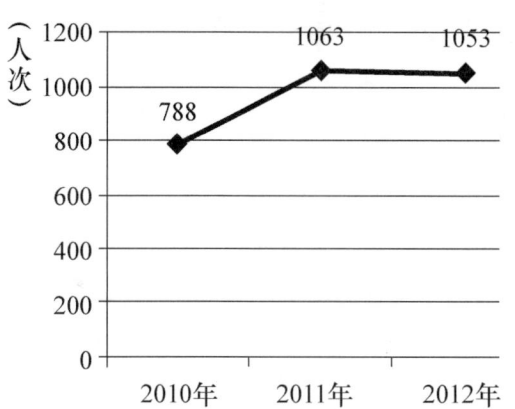

图 5.54　腹腔镜下胆囊切除术患者
出院人次

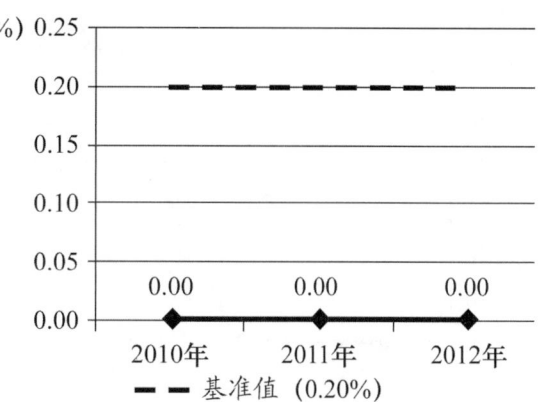

图 5.55　腹腔镜下胆囊切除术患者
住院死亡率

从图 5.54 可以看出，2010 年腹腔镜下胆囊切除术患者出院人次为 788 例，在 2010—2012 年中最少；2011 年及 2012 年持平。

从图 5.55 可以看出，2010—2012 年腹腔镜下胆囊切除术患者住院死亡率均为 0.00%。

6. 冠状动脉旁路移植术（图 5.56、5.57）

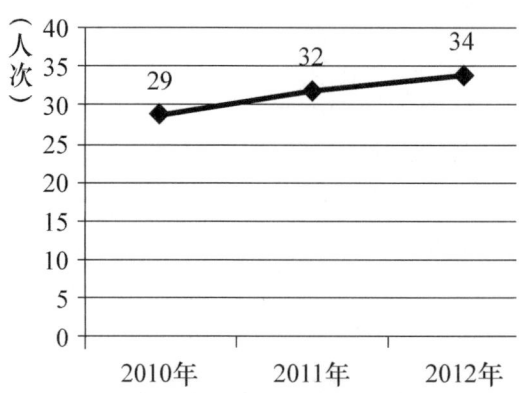

图 5.56　冠状动脉旁路移植术患者
出院人次

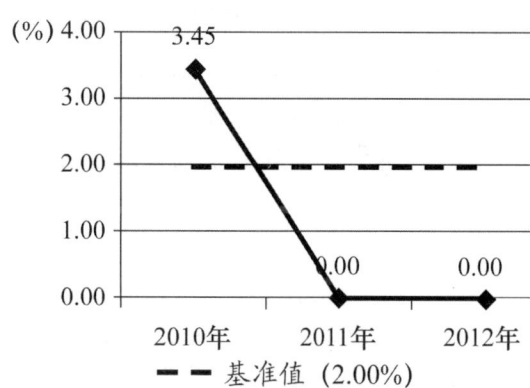

图 5.57　冠状动脉旁路移植术患者
住院死亡率

从图 5.56 可以看出，2010—2012 年冠状动脉旁路移植术患者出院人次逐年增加。

从图 5.57 可以看出，2010 年冠状动脉旁路移植术患者住院死亡率为 3.45%，在 2010—2012 年中较高；2011 年及 2012 年均为 0.00%。

7. 经皮冠状动脉介入治疗（图 5.58、5.59）

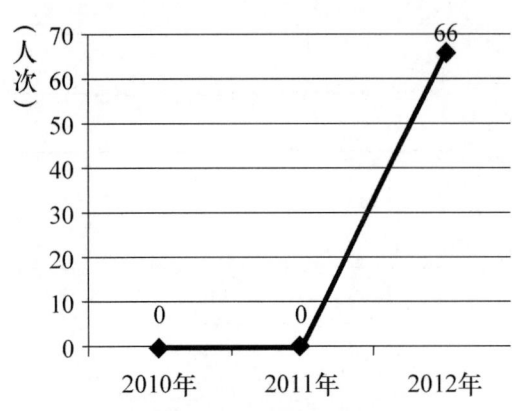

图 5.58　经皮冠状动脉介入治疗
患者出院人次

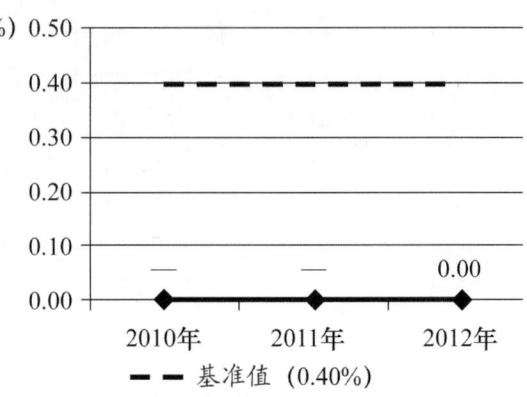

图 5.59　经皮冠状动脉介入治疗
患者住院死亡率

从图 5.58 可以看出，2010 年及 2011 年无经皮冠状动脉介入治疗患者，2012 年为 66 例。

从图 5.59 可以看出，2012 年经皮冠状动脉介入治疗患者住院死亡率为 0.00％。

8. 颅脑手术（图 5.60、5.61）

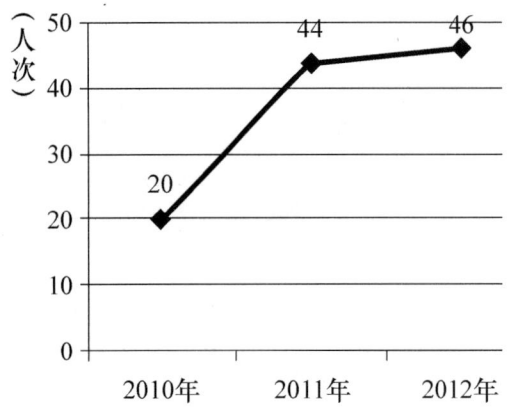

图 5.60　颅脑手术患者出院人次

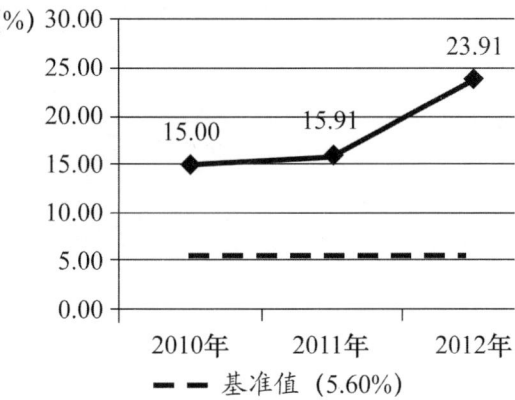

图 5.61　颅脑手术患者住院死亡率
（2012 年为 11 例）

从图 5.60 可以看出，2010—2012 年颅脑手术患者出院人次逐年增加。

从图 5.61 可以看出，2010—2012 年颅脑手术患者住院死亡率逐年上升。

9. 子宫切除术（图 5.62、5.63）

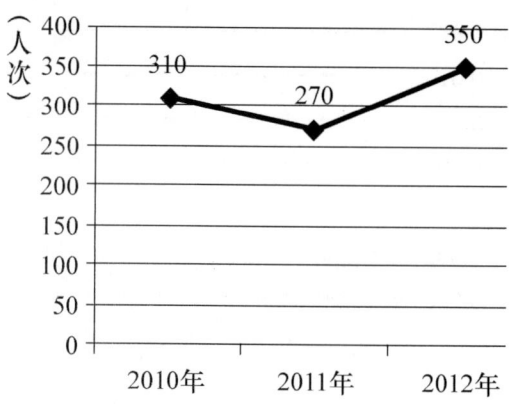

图 5.62　子宫切除术患者出院人次

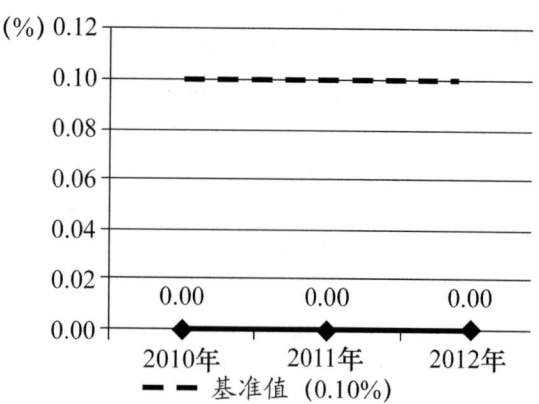

图 5.63　子宫切除术患者住院死亡率

从图 5.62 可以看出，2011 年子宫切除术患者出院人次较 2010 年减少；2012 年较 2011 年增加，为 350 例，在 2010—2012 年中最高。

从图 5.63 可以看出，2010—2012 年子宫切除术患者住院死亡率均为 0.00%。

10. 剖宫产（图 5.64、5.65）

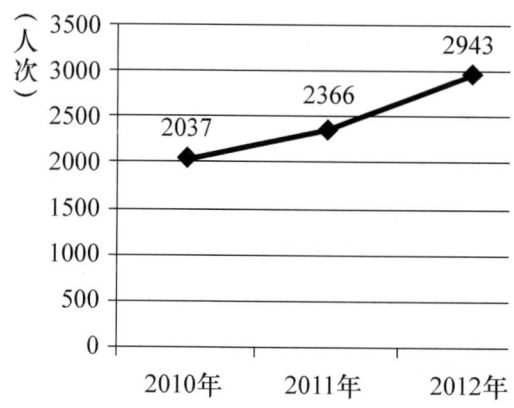

图 5.64　剖宫产产妇出院人次

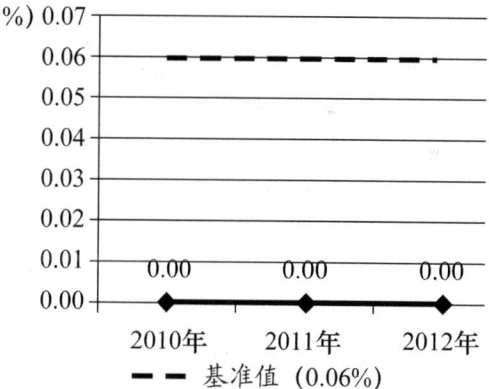

图 5.65　剖宫产产妇住院死亡率

从图 5.64 可以看出，2010—2012 年剖宫产产妇出院人次逐年增加。

从图 5.65 可以看出，2010—2012 年剖宫产产妇住院死亡率均为 0.00%。

11. 乳腺手术（图 5.66、5.67）

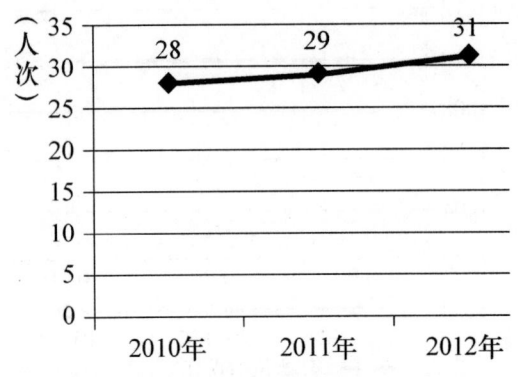 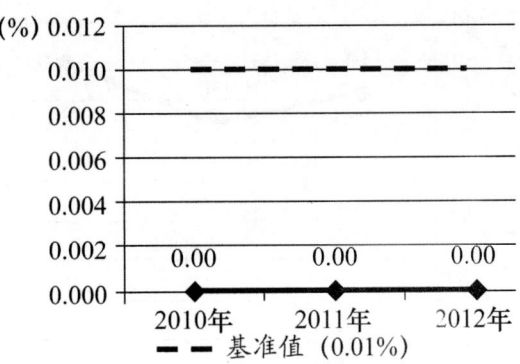

图 5.66　乳腺手术患者出院人次　　图 5.67　乳腺手术患者住院死亡率

从图 5.65 可以看出，2010—2012 年乳腺手术患者出院人次逐年增加。

从图 5.67 可以看出，2010—2012 年乳腺手术患者住院死亡率均为 0.00%。

12. 肺切除术（图 5.68、5.69）

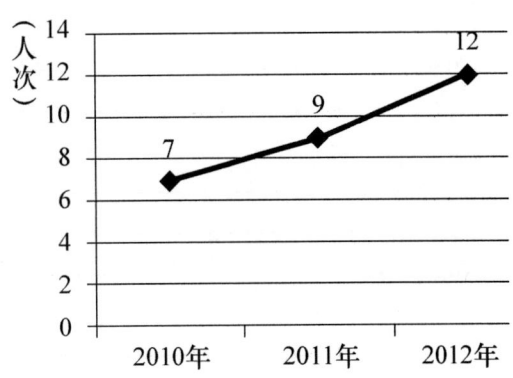 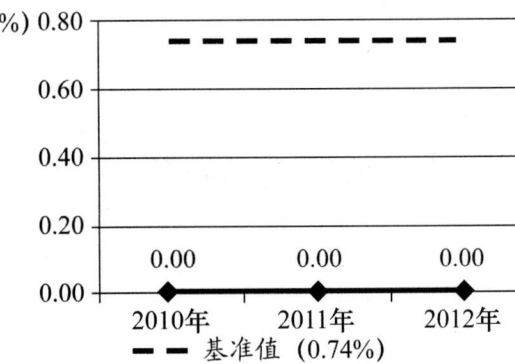

图 5.68　肺切除术患者出院人次　　图 5.69　肺切除术患者住院死亡率

从图 5.68 可以看出，2010—2012 年肺切除术患者出院人次均较少。

从图 5.69 可以看出，2010—2012 年肺切除术患者住院死亡率均为 0.00%。

13. 胃切除术（图 5.70、5.71）

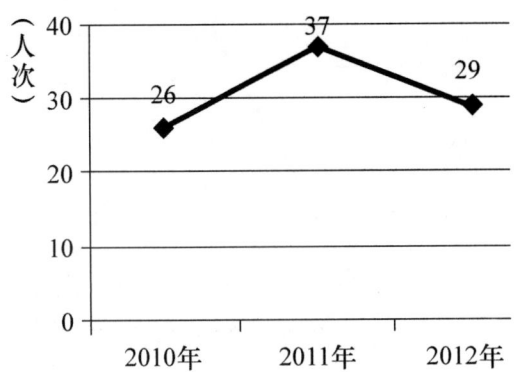

图 5.70　胃切除术患者出院人次

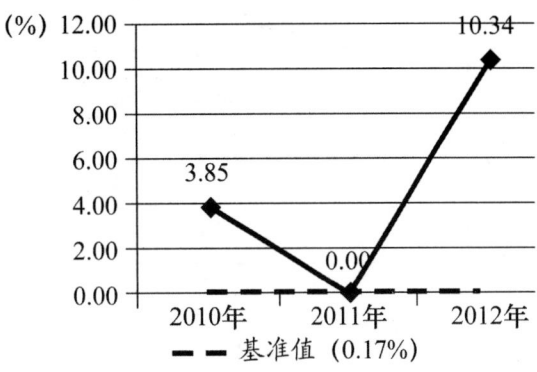

图 5.71　胃切除术患者住院死亡率
（2012 年为 3 例）

从图 5.70 可以看出，2011 年胃切除术患者出院人次较 2010 年增加，为 37 例，在 2010—2012 年中最高；2012 年较 2011 年减少。

从图 5.71 可以看出，2011 年胃切除术患者住院死亡率较 2010 年下降，为 0.00%；2012 年为 10.34%，在 2010—2012 年中最高。

14. 直肠切除术（图 5.72、5.73）

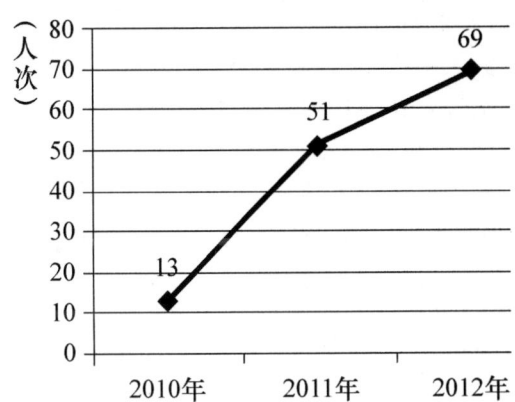

图 5.72　直肠切除术患者出院人次

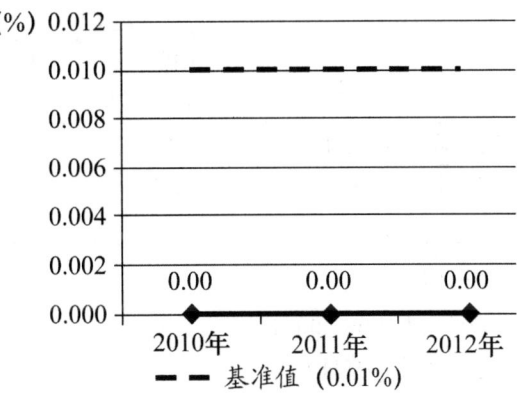

图 5.73　直肠切除术患者住院死亡率

从图 5.72 可以看出，2010—2012 年直肠切除术患者出院人次逐年增加。

从图 5.73 可以看出，2010—2012 年直肠切除术患者住院死亡率均为 0.00%。

15. 肾与前列腺相关手术（图 5.74、5.75）

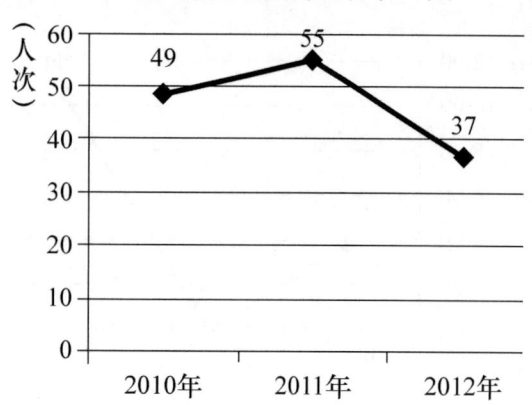

图 5.74　肾与前列腺相关手术患者出院人次

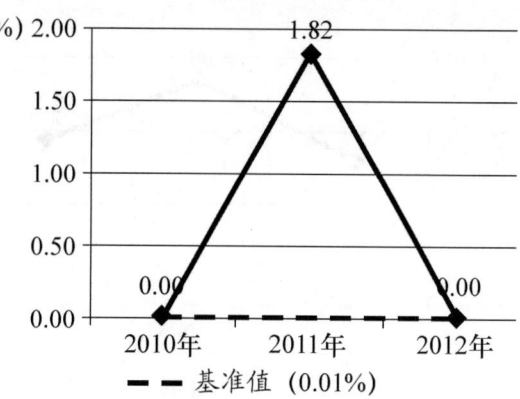

图 5.75　肾与前列腺相关手术患者住院死亡率

从图 5.74 可以看出，2011 年肾与前列腺相关手术患者出院人次较 2010 年增加，为 55 例，在 2010—2012 年中最高；2012 年较 2011 年减少。

从图 5.75 可以看出，2010 年及 2012 年肾与前列腺相关手术患者住院死亡率均为 0.00%；2011 年为 1.82%。

表 5.6 为重点手术患者住院死亡情况。

表 5.6　重点手术患者住院死亡情况

手术名称	2010 年			2011 年			2012 年		
	出院人次	死亡人数	死亡率（%）	出院人次	死亡人数	死亡率（%）	出院人次	死亡人数	死亡率（%）
髋膝关节置换术	12	0	0.00	23	0	0.00	49	0	0.00
脊髓椎管手术	48	0	0.00	43	0	0.00	33	2	6.06
胰腺切除术	55	0	0.00	49	1	2.04	57	2	3.51
食管切除术	0	0	—	0	0	—	1	0	0.00
腹腔镜下胆囊切除术	788	0	0.00	1063	0	0.00	1053	0	0.00
冠状动脉旁路移植术	29	1	3.45	32	0	0.00	34	0	0.00
经皮冠状动脉介入治疗	0	0	—	0	0	—	66	0	0.00
颅脑手术	20	3	15.00	44	7	15.91	46	11	23.91
子宫切除术	310	0	0.00	270	0	0.00	350	0	0.00
剖宫产	2037	0	0.00	2366	0	0.00	2943	0	0.00
乳腺手术	28	0	0.00	29	0	0.00	31	0	0.00
肺切除术	7	0	0.00	9	0	0.00	12	0	0.00
胃切除术	26	1	3.85	37	0	0.00	29	3	10.34
直肠切除术	13	0	0.00	51	0	0.00	69	0	0.00
肾与前列腺相关手术	49	0	0.00	55	1	1.82	37	0	0.00

(六）恶性肿瘤择期手术患者住院死亡情况（表 5.7）

表 5.7　恶性肿瘤择期手术患者住院死亡情况

疾病名称	2010 年			2011 年			2012 年		
	出院人次	死亡人数	死亡率（%）	出院人次	死亡人数	死亡率（%）	出院人次	死亡人数	死亡率（%）
肾恶性肿瘤	27	0	0.00	35	1	2.86	25	0	0.00
肝恶性肿瘤	196	5	2.55	260	2	0.77	1043	13	1.25
肺恶性肿瘤	10	1	10.00	8	0	0.00	39	4	10.26
胃恶性肿瘤	24	0	0.00	29	0	0.00	28	0	0.00
直肠恶性肿瘤	15	0	0.00	18	0	0.00	22	0	0.00
结肠恶性肿瘤	31	0	0.00	39	0	0.00	49	1	2.04

从表 5.7 可以看出，2010—2012 年各类恶性肿瘤择期手术出院患者中：

（1）2010—2012 年肾恶性肿瘤择期手术患者出院人次均较少；2010 年及 2012 年肾恶性肿瘤择期手术患者住院死亡率均为 0.00%；2011 年为 2.86%。

（2）2010—2012 年肝恶性肿瘤择期手术患者出院人次逐年增加；2010 年肝恶性肿瘤择期手术患者住院死亡率为 2.55%，在 2010—2012 年中最高；2011 年为 0.77%，在 3 年中最低。

（3）2010—2012 年肺恶性肿瘤择期手术患者出院人次均较少；2010 年及 2012 年肺恶性肿瘤择期手术患者住院死亡率分别为 10.00% 及 10.26%，在 2010—2012 年中较高，2011 年为 0.00%。

（4）2010—2012 年胃恶性肿瘤择期手术患者出院人次持平；2010—2012 年胃恶性肿瘤择期手术患者住院死亡率均为 0.00%。

（5）2010—2012 年直肠恶性肿瘤择期手术患者出院人次逐年增加；2010—2012 年直肠恶性肿瘤择期手术患者住院死亡率均为 0.00%。

（6）2010—2012 年结肠恶性肿瘤择期手术患者出院人次逐年增加；2010 年及 2011 年结肠恶性肿瘤择期手术患者住院死亡率均为 0.00%；2012 年为 2.04%，在 2010—2012 年中较高。

三、重返类指标

(一) 非计划再住院率

1. 总再住院率(图 5.76、5.77,表 5.8)

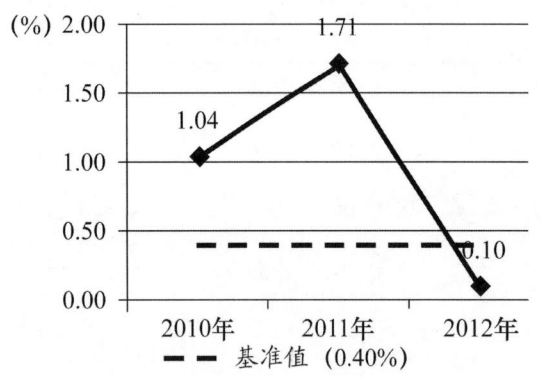

图 5.76　2010—2012 年患者出院
当天再住院率

(2012 年为 39 例)

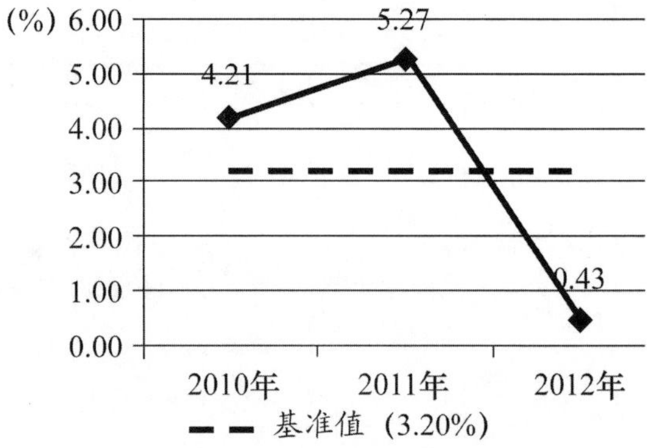

图 5.77　2010—2012 年患者出院
2～31 天内再住院率

(2012 年为 169 例)

从图 5.76 可以看出,2011 年患者出院当天再住院率较 2010 年上升,为 1.71%,在 2010—2012 年中最高;2012 年较 2011 年下降,为 0.10%,在 3 年中最低。

从图 5.77 可以看出,2011 年患者出院 2～31 天内再住院率较 2010 年上升,为 5.27%,在 2010—2012 年中最高;2012 年较 2011 年下降,为 0.43%,在 3 年中最低。

表 5.8　患者出院 31 天内再住院情况

年份	出院人数	出院当天再住院人数	出院当天再住院率(%)	2～31 天内再住院人数	2～31 天内再住院率(%)
2010 年	27197	284	1.04	1146	4.21
2011 年	34470	589	1.71	1816	5.27
2012 年	39705	39	0.10	169	0.43
合计	101372	912	0.90	3131	3.09

2. 重点疾病患者再住院情况

（1）急性心肌梗死（图 5.78、5.79）：

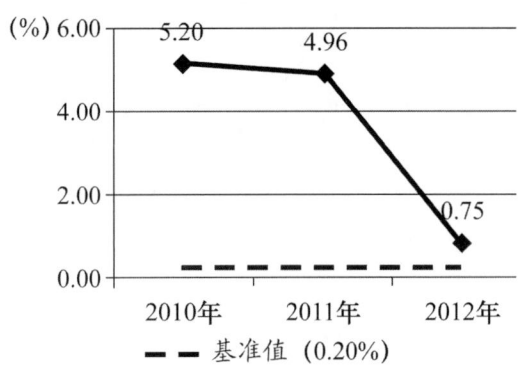

图 5.78　急性心肌梗死患者出院
当天再住院率

（2012 年为 4 例）

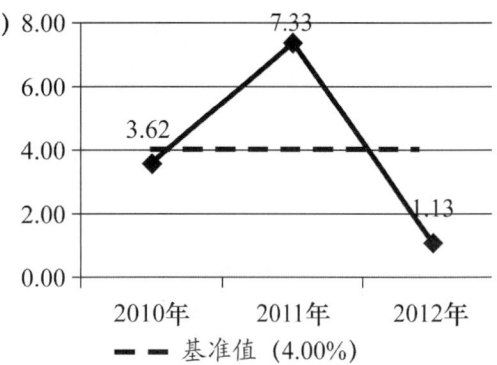

图 5.79　急性心肌梗死患者出院
2～31 天内再住院率

（2012 年为 6 例）

从图 5.78 可以看出，2010—2012 年急性心肌梗死患者出院当天再住院率逐年下降。

从图 5.79 可以看出，2011 年急性心肌梗死患者出院 2～31 天内再住院率较 2010 年上升，为 7.33%，在 2010—2012 年中最高；2012 年较 2011 年下降，为 1.13%，在 3 年中最低。

（2）充血性心力衰竭（图 5.80、5.81）：

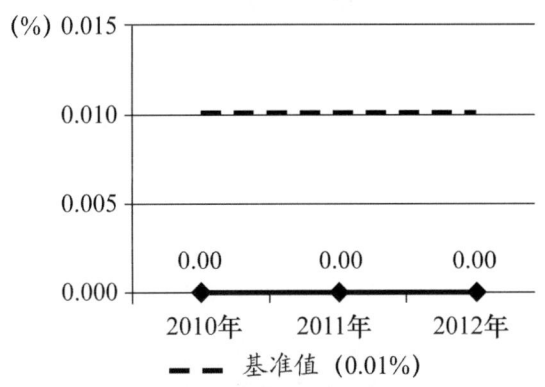

图 5.80　充血性心力衰竭患者出院当天
再住院率

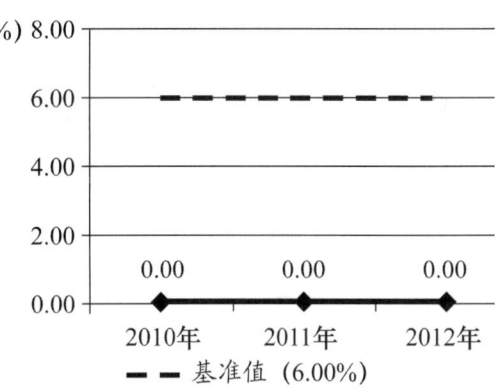

图 5.81　充血性心力衰竭患者出院
2～31 天内再住院率

从图 5.80 可以看出，2010—2012 年充血性心力衰竭患者出院当天再住院率均为 0.00%。

从图 5.81 可以看出，2010—2012 年充血性心力衰竭患者出院 2～31 天内再住院率均为 0.00%。

(3) 脑出血（图 5.82、5.83）：

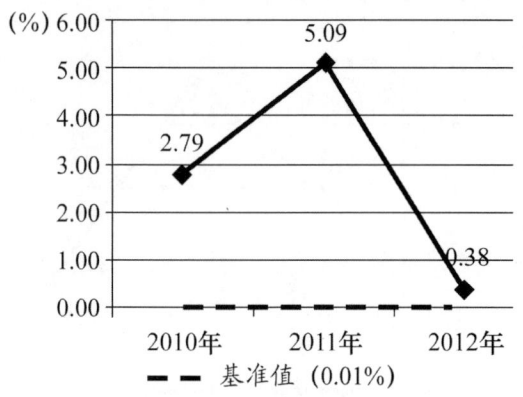

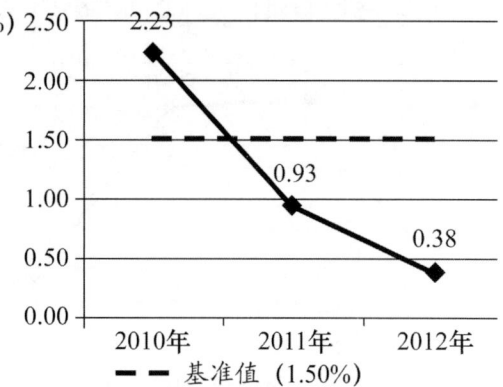

图 5.82　脑出血患者出院当天再住院率

（2012 年为 1 例）

图 5.83　脑出血患者出院 2～31 天内再住院率

（2012 年为 1 例）

从图 5.82 可以看出，2011 年脑出血患者出院当天再住院率较 2010 年上升，为 5.09%，在 2010—2012 年中最高；2012 年较 2011 年下降，为 0.38%，在 3 年中最低。

从图 5.83 可以看出，2010—2012 年脑出血患者出院 2～31 天内再住院率逐年下降。

(4) 脑梗死（图 5.84、5.85）：

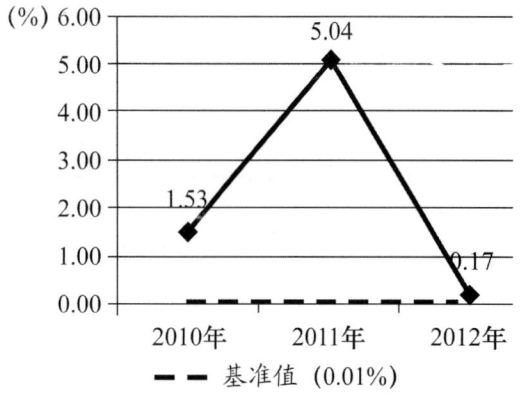

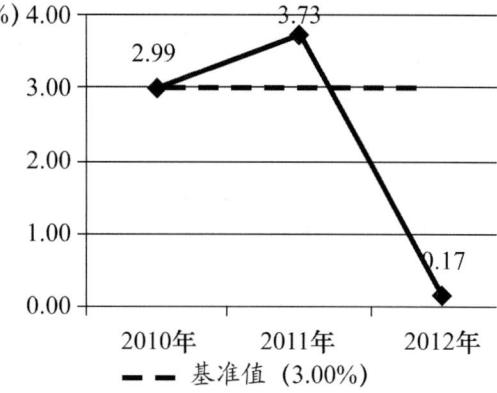

图 5.84　脑梗死患者出院当天再住院率

（2012 年为 3 例）

图 5.85　脑梗死患者出院 2～31 天内再住院率

（2012 年为 3 例）

从图 5.84 可以看出，2011 年脑梗死患者出院当天再住院率较 2010 年上升，为 5.04%，在 2010—2012 年中最高；2012 年较 2011 年下降，为 0.17%，在 3 年中最低。

从图 5.85 可以看出，2011 年脑梗死患者出院 2～31 天内再住院率较 2010 年上升，为 3.73%，在 2010—2012 年中最高；2012 年较 2011 年下降，为 0.17%，在 3 年中最低。

(5) 创伤性颅内损伤（图 5.86、5.87）：

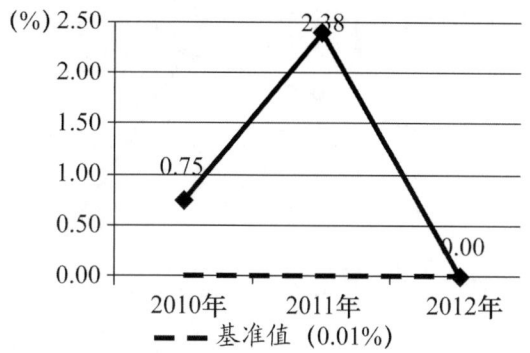

图 5.86 创伤性颅内损伤患者出院
当天再住院率

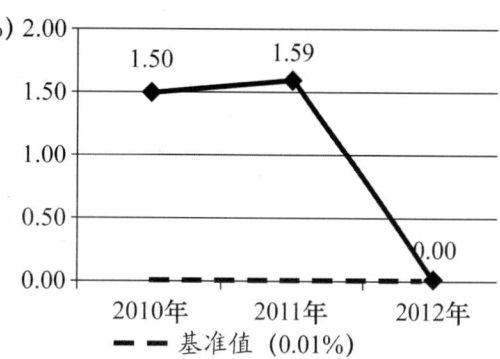

图 5.87 创伤性颅内损伤患者出院
2~31 天内再住院率

从图 5.86 可以看出，2011 年创伤性颅内损伤患者出院当天再住院率较 2010 年上升，为 2.38%，在 2010—2012 年中最高；2012 年较 2011 年下降，为 0.00%。

从图 5.87 可以看出，2010 年及 2011 年创伤性颅内损伤患者出院 2~31 天内再住院率持平，在 2010—2012 年中较高；2012 年为 0.00%。

(6) 消化道出血（图 5.88、5.89）：

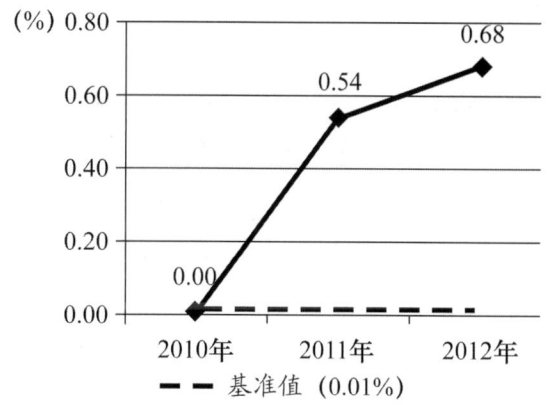

图 5.88 消化道出血患者出院当天
再住院率

（2012 年为 1 例）

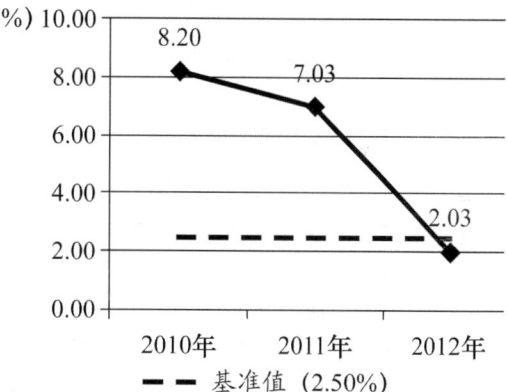

图 5.89 消化道出血患者出院
2~31 天内再住院率

（2012 年 3 例）

从图 5.88 可以看出，2010—2012 年消化道出血患者出院当天再住院率逐年上升。

从图 5.89 可以看出，2010—2012 年消化道出血患者出院 2~31 天内再住院率逐年下降。

(7) 慢性阻塞性肺疾病（图 5.90、5.91）：

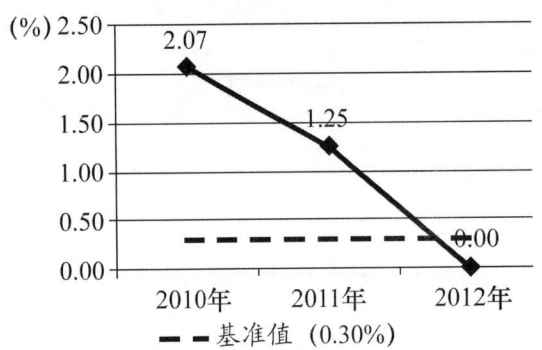

图 5.90　慢性阻塞性肺疾病患者
出院当天再住院率

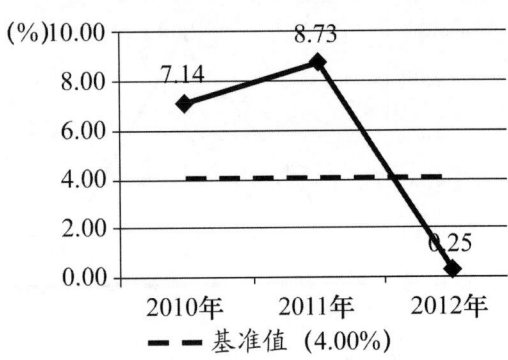

图 5.91　慢性阻塞性肺疾病患者
出院 2～31 天内再住院率

（2012 年为 2 例）

从图 5.90 可以看出，2010—2012 年慢性阻塞性肺疾病患者出院当天再住院率逐年下降。

从图 5.91 可以看出，2011 年慢性阻塞性肺疾病患者出院 2～31 天内再住院率较 2010 年上升，为 8.73%，在 2010—2012 年中最高；2012 年较 2011 年下降，为 0.25%，在 3 年中最低。

(8) 成人细菌性肺炎（图 5.92、5.93）：

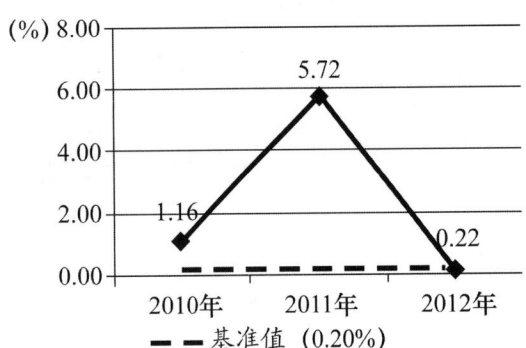

图 5.92　成人细菌性肺炎患者出院
当天再住院率

（2012 年为 2 例）

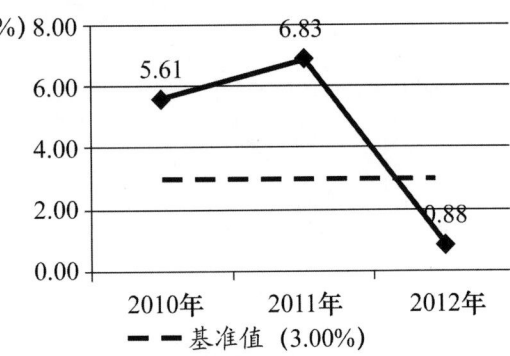

图 5.93　成人细菌性肺炎患者出院
2～31 天内再住院率

（2012 年为 8 例）

从图 5.92 可以看出，2011 年成人细菌性肺炎患者出院当天再住院率较 2010 年上升，为 5.72%，在 2010—2012 年中最高；2012 年较 2011 年下降，为 0.22%，在 3 年中最低。

从图 5.93 可以看出，2011 年成人细菌性肺炎患者出院 2～31 天内再住院率较 2010 年上升，为 6.83%，在 2010—2012 年中最高；2012 年较 2011 年下降，为 0.88%，在 3 年中最低。

(9) 成人败血症（图 5.94、5.95）：

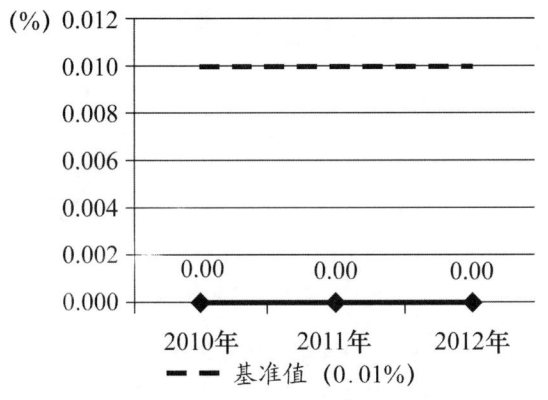

图 5.94　成人败血症患者出院当天再住院率

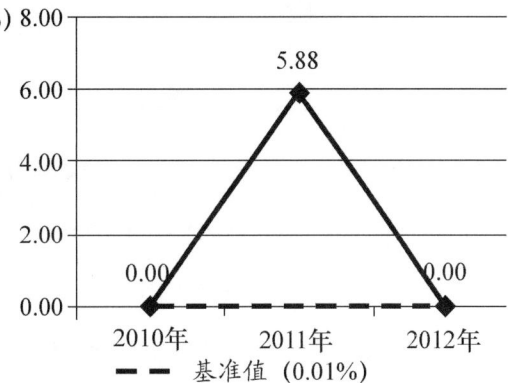

图 5.95　成人败血症患者出院 2～31 天内再住院率

从图 5.94 可以看出，2010—2012 年成人败血症患者出院当天再住院率均为 0.00%。

从图 5.95 可以看出，2010 年及 2012 年成人败血症患者出院 2～31 天内再住院率均为 0.00%；2011 年为 5.88%。

(10) 累及身体多个部位的损伤（图 5.96、5.97）：

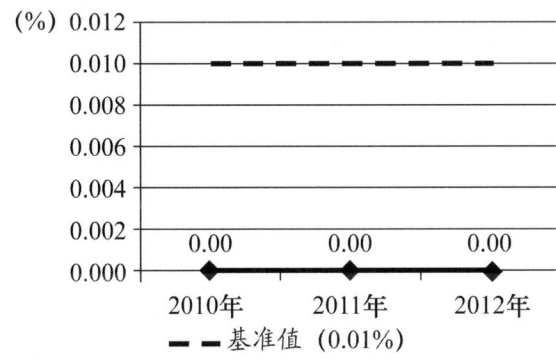

图 5.96　累及身体多个部位损伤患者出院当天再住院率

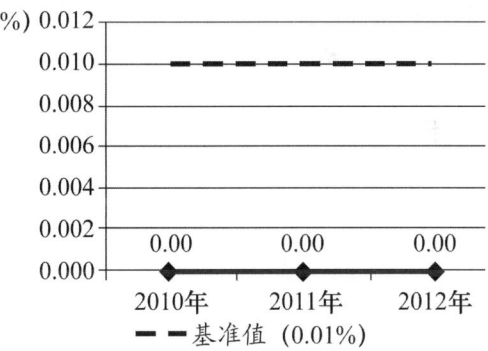

图 5.97　累及身体多个部位损伤患者出院 2～31 天内再住院率

从图 5.96 可以看出，2010—2012 年累及身体多个部位损伤患者出院当天再住院率均为 0.00%。

从图 5.97 可以看出，2010—2012 年累及身体多个部位损伤患者出院 2～31 天内再住院率均为 0.00%。

(11) 糖尿病伴短期与长期并发症（图 5.98、5.99）：

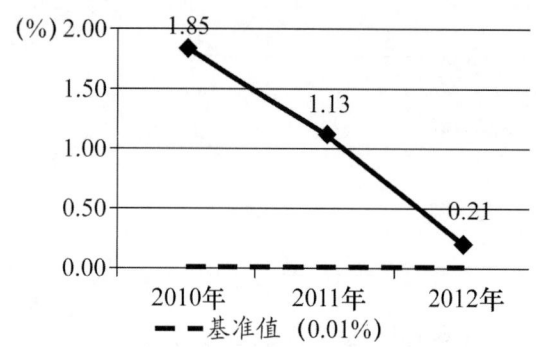

图 5.98　糖尿病伴短期与长期并发症
患者出院当天再住院率
（2012 年为 2 例）

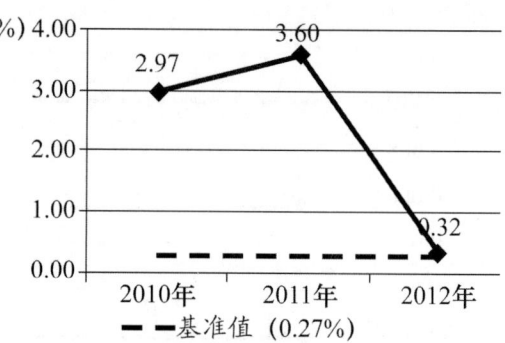

图 5.99　糖尿病伴短期与长期并发症
患者出院 2～31 天内再住院率
（2012 年为 3 例）

从图 5.98 可以看出，2010—2012 年糖尿病伴短期与长期并发症患者出院当天再住院率逐年下降。

从图 5.99 可以看出，2011 年糖尿病伴短期与长期并发症患者出院 2～31 天内再住院率较 2010 年上升，为 3.60%，在 2010—2012 年中最高；2012 年较 2011 年明显下降，为 0.32%，在 3 年中最低。

(12) 结节性甲状腺肿（图 5.100、5.101）：

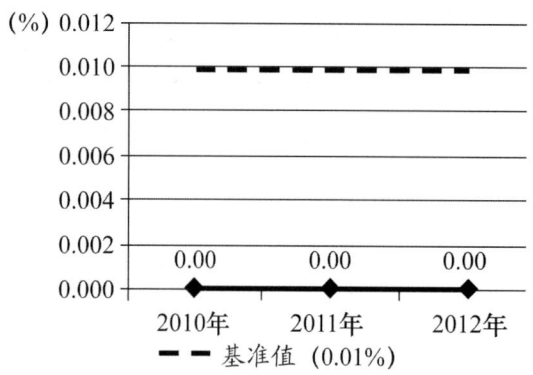

图 5.100　结节性甲状腺肿患者出院
当天再住院率

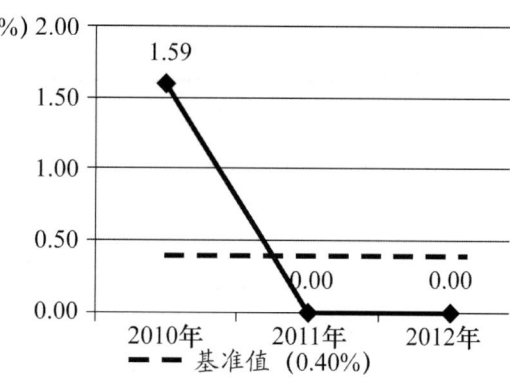

图 5.101　结节性甲状腺肿患者出院
2～31 天内再住院率

从图 5.100 可以看出，2010—2012 年结节性甲状腺肿患者出院当天再住院率均为 0.00%。

从图 5.101 可以看出，2010 年结节性甲状腺肿患者出院 2～31 天内再住院率为 1.59%，在 2010—2012 年中最高；2011 年及 2012 年均为 0.00%。

(13) 急性阑尾炎伴弥漫性腹膜炎及脓肿（图 5.102、5.103）：

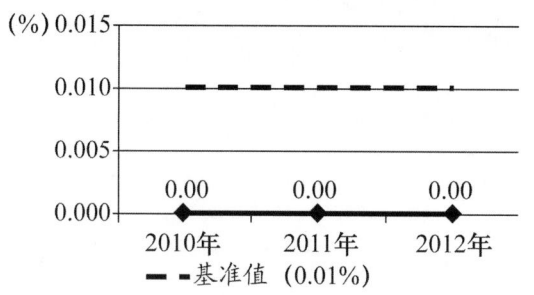

图 5.102　急性阑尾炎伴弥漫性腹膜炎及脓肿患者出院当天再住院率

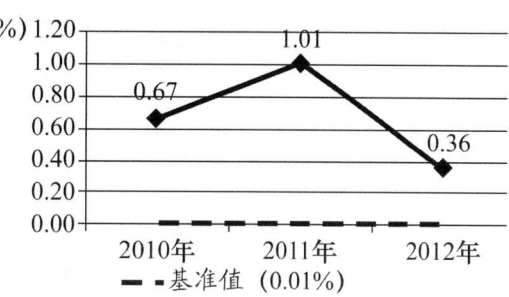

图 5.103　急性阑尾炎伴弥漫性腹膜炎及脓肿患者出院 2～31 天内再住院率

（2012 年为 1 例）

从图 5.102 可以看出，2010—2012 年急性阑尾炎伴弥漫性腹膜炎及脓肿患者出院当天再住院率均为 0.00%。

从图 5.103 可以看出，2011 年急性阑尾炎伴弥漫性腹膜炎及脓肿患者出院 2～31 天内再住院率较 2010 年上升，为 1.01%，在 2010—2012 年中最高；2012 年较 2011 年下降，为 0.36%，在 3 年中最低。

(14) 前列腺增生（图 5.104、5.105）：

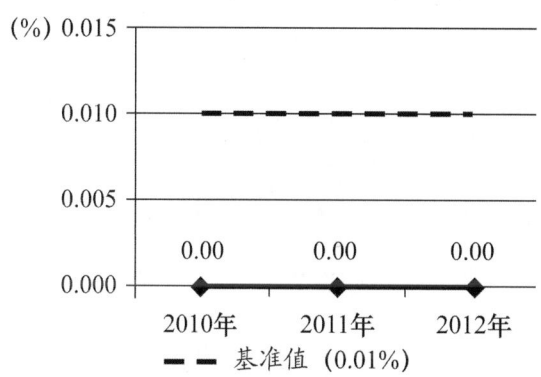

图 5.104　前列腺增生患者出院当天再住院率

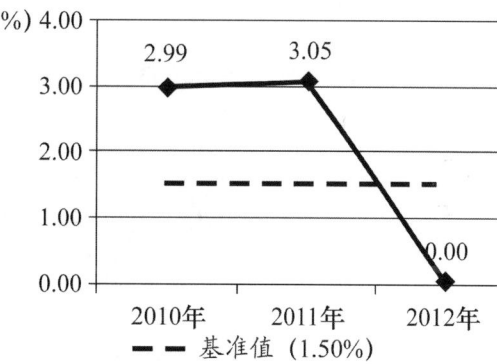

图 5.105　前列腺增生患者出院 2～31 天内再住院率

从图 5.104 可以看出，2010—2012 年前列腺增生患者出院当天再住院率均为 0.00%。

从图 5.105 可以看出，2011 年前列腺增生患者出院 2～31 天内再住院率较 2010 年上升，为 3.05%，在 2010—2012 年中最高；2012 年较 2011 年下降，为 0.00%。

(15) 肾衰竭（图 5.106、5.107）：

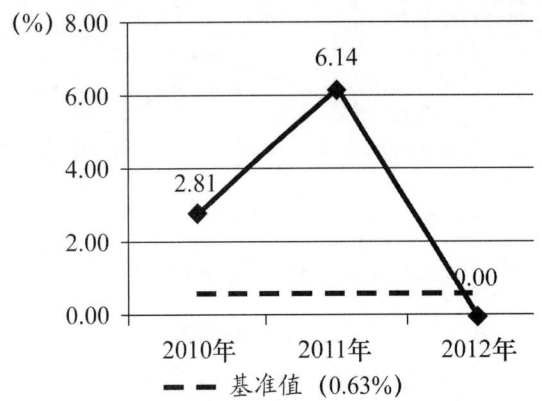

图 5.106　肾衰竭患者出院当天再住院率

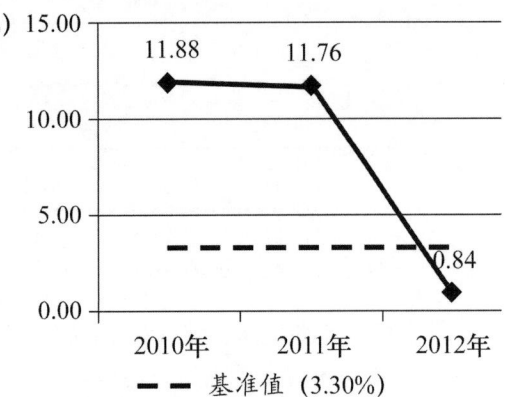

图 5.107　肾衰竭患者出院 2～31 天内再住院率

（2012 年为 3 例）

从图 5.106 可以看出，2011 年肾衰竭患者出院当天再住院率较 2010 年上升，为 6.14%，在 2010—2012 年中最高；2012 年较 2011 年下降，为 0.00%。

从图 5.107 可以看出，2010 年及 2011 年肾衰竭患者出院 2～31 天内再住院率分别为 11.88% 及 11.76%，在 2010—2012 年中较高；2012 年较 2011 年下降，为 0.84%，在 3 年中最低。

(16) 成人高血压病（图 5.108、5.109）：

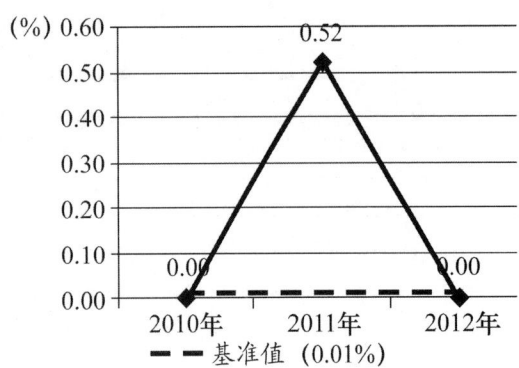

图 5.108　成人高血压病患者出院当天再住院率

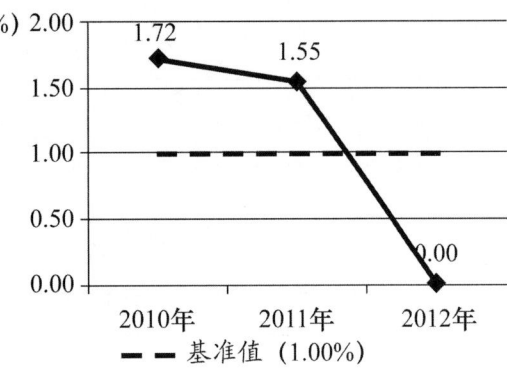

图 5.109　成人高血压病患者出院 2～31 天内再住院率

从图 5.108 可以看出，2010 年及 2012 年成人高血压病患者出院当天再住院率均为 0.00%；2011 年为 0.52%。

从图 5.109 可以看出，2010—2012 年成人高血压病患者出院 2～31 天内再住院率逐年下降。

（17）急性胰腺炎（图5.110、5.111）：

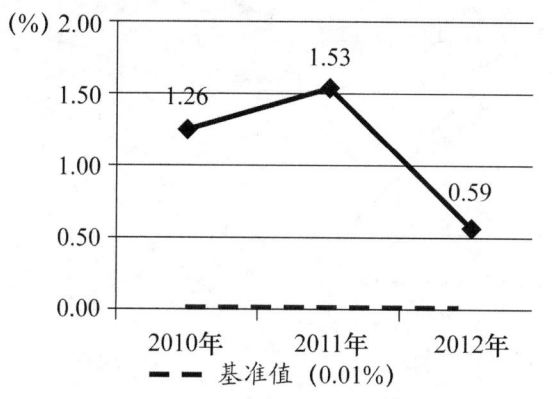

图5.110　急性胰腺炎患者出院当天再住院率

（2012年为1例）

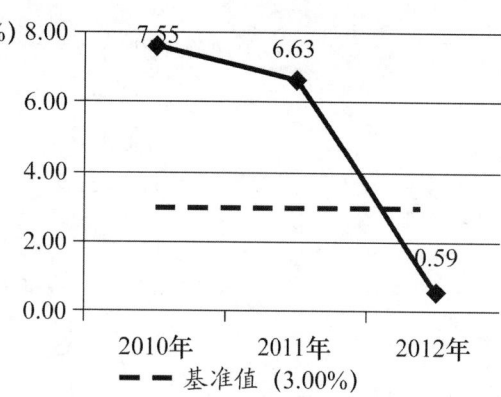

图5.111　急性胰腺炎患者出院2～31天内再住院率

（2012年为1例）

从图5.110可以看出，2011年急性胰腺炎患者出院当天再住院率较2010年上升，为1.53%，在2010—2012年中最高；2012年较2011年下降，为0.59%，在3年中最低。

从图5.111可以看出，2010—2012年急性胰腺炎患者出院2～31天内再住院率逐年下降。

（18）恶性肿瘤术后化疗（图5.112、5.113）：

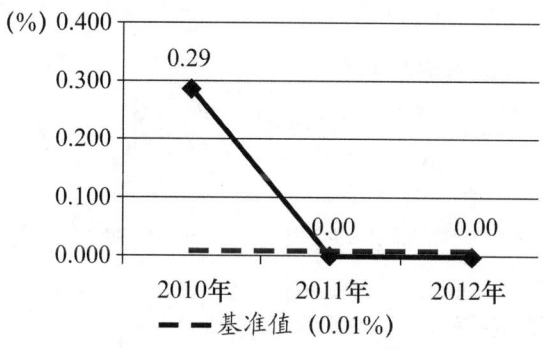

图5.112　恶性肿瘤术后化疗患者出院当天再住院率

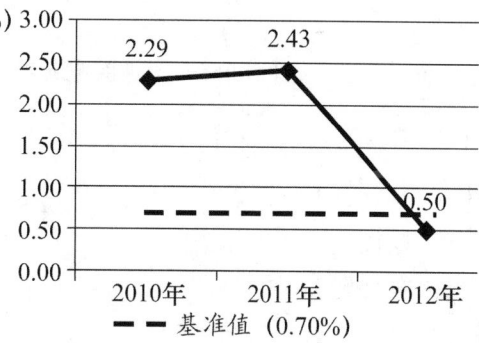

图5.113　恶性肿瘤术后化疗患者出院2～31天内再住院率

（2012年为3例）

从图5.112可以看出，2010年恶性肿瘤术后化疗患者出院当天再住院率为0.29%；2011年及2012年均为0.00%。

从图5.113可以看出，2011年恶性肿瘤术后化疗患者出院2～31天内再住院率较2010年上升，为2.43%，在2010—2012年中最高；2012年较2011年下降，为0.50%，在3年中最低。

(19) 恶性肿瘤维持性化疗（图 5.114、5.115）：

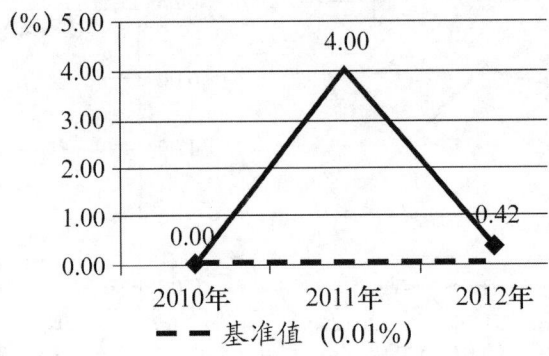

图 5.114　恶性肿瘤维持性化疗患者出院当天再住院率
（2012 年为 2 例）

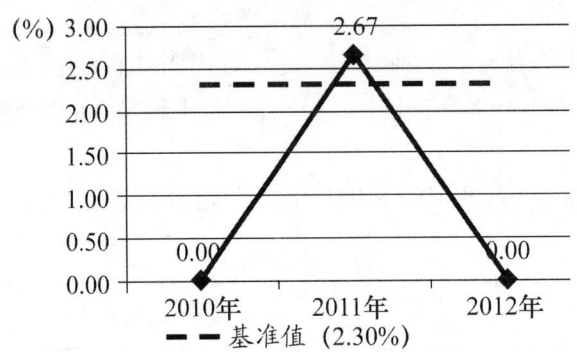

图 5.115　恶性肿瘤维持性化疗患者出院 2～31 天内再住院率

从图 5.114 可以看出，2010 年恶性肿瘤维持性化疗患者出院当天再住院率为 0.00%；2011 年较 2010 年上升，为 4.00%，在 3 年中最高。

从图 5.115 可以看出，2010 年及 2012 年恶性肿瘤维持性化疗患者出院 2～31 天内再住院率均为 0.00%；2011 年为 2.67%，在 3 年中最高。

表 5.9 为重点疾病患者出院当天再住院情况。

表 5.9 重点疾病患者出院当天再住院情况

疾病名称	2010 年			2011 年			2012 年		
	出院人次	当天再住院人次	当天再住院率（%）	出院人次	当天再住院人次	当天再住院率（%）	出院人次	当天再住院人次	当天再住院率（%）
急性心肌梗死	442	23	5.20	423	21	4.96	532	4	0.75
充血性心力衰竭	1	0	0.00	2	0	0.00	5	0	0.00
脑出血	179	5	2.79	216	11	5.09	265	1	0.38
脑梗死	1306	20	1.53	1447	73	5.04	1715	3	0.17
创伤性颅内损伤	133	1	0.75	126	3	2.38	150	0	0.00
消化道出血	61	0	0.00	185	1	0.54	148	1	0.68
慢性阻塞性肺疾病	434	9	2.07	561	7	1.25	812	0	0.00
成人细菌性肺炎	517	6	1.16	717	41	5.72	911	2	0.22
成人败血症	6	0	0.00	17	0	0.00	22	0	0.00
累及身体多个部位的损伤	3	0	0.00	11	0	0.00	2	0	0.00
糖尿病伴短期与长期并发症	809	15	1.85	972	11	1.13	935	2	0.21
结节性甲状腺肿	126	0	0.00	125	0	0.00	136	0	0.00
急性阑尾炎伴弥漫性腹膜炎及脓肿	298	0	0.00	297	0	0.00	281	0	0.00
前列腺增生	134	0	0.00	131	0	0.00	136	0	0.00
肾衰竭	320	9	2.81	391	24	6.14	358	0	0.00
成人高血压病	116	0	0.00	194	1	0.52	184	0	0.00
急性胰腺炎	159	2	1.26	196	3	1.53	170	1	0.59
恶性肿瘤术后化疗	350	1	0.29	617	0	0.00	596	0	0.00
恶性肿瘤维持性化疗	2	0	0.00	75	3	4.00	477	2	0.42

表 5.10 为重点疾病患者出院 2～31 天内再住院情况。

表 5.10　重点疾病患者出院 2～31 天内再住院情况

疾病名称	2010 年			2011 年			2012 年		
	出院人次	2～31天再住院人次	2～31天再住院率（%）	出院人次	2～31天再住院人次	2～31天再住院率（%）	出院人次	2～31天再住院人次	2～31天再住院率（%）
急性心肌梗死	442	16	3.62	423	31	7.33	532	6	1.13
充血性心力衰竭	1	0	0.00	2	0	0.00	5	0	0.00
脑出血	179	4	2.23	216	2	0.93	265	1	0.38
脑梗死	1306	39	2.99	1447	54	3.73	1715	3	0.17
创伤性颅内损伤	133	2	1.50	126	2	1.59	150	0	0.00
消化道出血	61	5	8.20	185	13	7.03	148	3	2.03
慢性阻塞性肺疾病	434	31	7.14	561	49	8.73	812	2	0.25
成人细菌性肺炎	517	29	5.61	717	49	6.83	911	8	0.88
成人败血症	6	0	0.00	17	1	5.88	22	0	0.00
累及身体多个部位的损伤	3	0	0.00	11	0	0.00	2	0	0.00
糖尿病伴短期与长期并发症	809	24	2.97	972	35	3.60	935	3	0.32
结节性甲状腺肿	126	2	1.59	125	0	0.00	136	0	0.00
急性阑尾炎伴弥漫性腹膜炎及脓肿	298	2	0.67	297	3	1.01	281	1	0.36
前列腺增生	134	4	2.99	131	4	3.05	136	0	0.00
肾衰竭	320	38	11.88	391	46	11.76	358	3	0.84
成人高血压病	116	2	1.72	194	3	1.55	184	0	0.00
急性胰腺炎	159	12	7.55	196	13	6.63	170	1	0.59
恶性肿瘤术后化疗	350	8	2.29	617	15	2.43	596	3	0.50
恶性肿瘤维持性化疗	2	0	0.00	75	2	2.67	477	0	0.00

3. 重点手术患者再住院情况

(1) 髋膝关节置换术（图 5.116、5.117）：

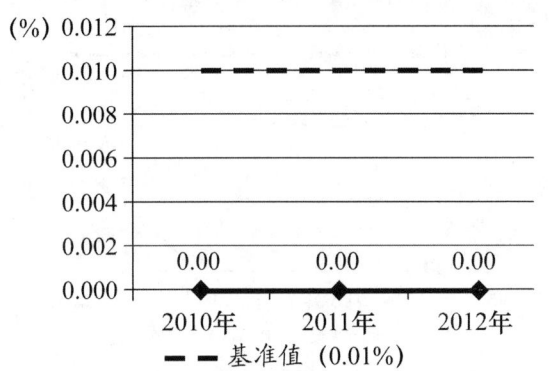

图 5.116　髋膝关节置换术患者
出院当天再住院率

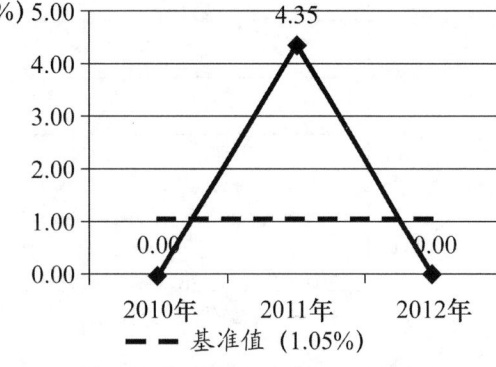

图 5.117　髋膝关节置换术患者出院
2～31 天内再住院率

从图 5.116 可以看出，2010—2012 年髋膝关节置换术患者出院当天再住院率均为 0.00%。

从图 5.117 以看出，2010 年及 2012 年髋膝关节置换术患者出院 2～31 天内再住院率均为 0.00%；2011 年为 4.35%。

(2) 脊髓椎管手术（图 5.118、5.119）：

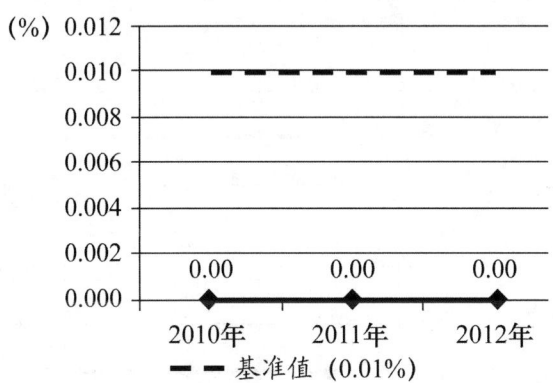

图 5.118　脊髓椎管手术患者
出院当天再住院率

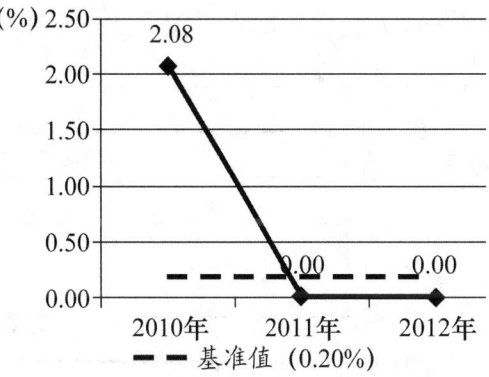

图 5.119　脊髓椎管手术患者出院
2～31 天内再住院率

从图 5.118 可以看出，2010—2012 年脊髓椎管手术患者出院当天再住院率均为 0.00%。

从图 5.119 可以看出，2010 年脊髓椎管手术患者出院 2～31 天内再住院率为 2.08%，在 2010—2012 年中最高；2011 年及 2012 年均为 0.00%。

(3) 胰腺切除术（图 5.120、5.121）：

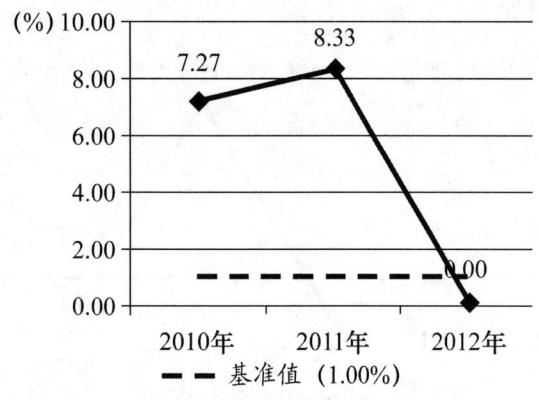

图 5.120　胰腺切除术患者出院当天
再住院率

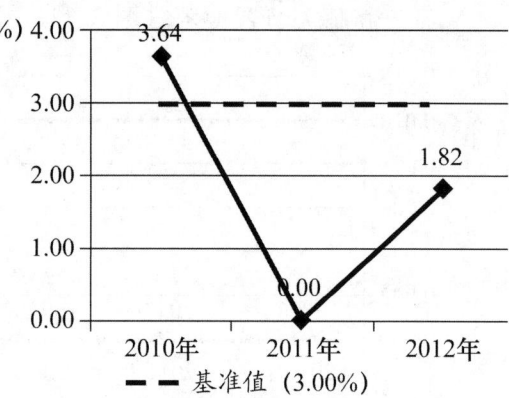

图 5.121　胰腺切除术患者出院
2～31 天内再住院率

（2012 年为 1 例）

从图 5.120 可以看出，2011 年胰腺切除术患者出院当天再住院率较 2010 年上升，为 8.33%，在 2010—2012 年中最高；2012 年较 2011 年下降，为 0.00%。

从图 5.121 可以看出，2010 年胰腺切除术患者出院 2～31 天内再住院率为 3.64%，在 2010—2012 年中最高；2011 年为 0.00%。

(4) 食管切除术（图 5.122、5.123）：

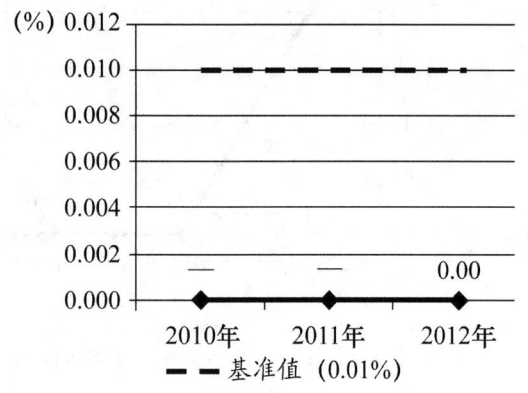

图 5.122　食管切除术患者出院当天
再住院率

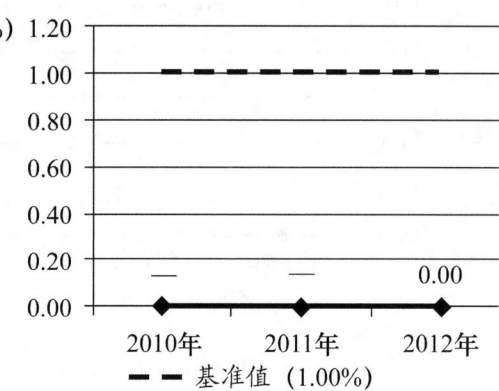

图 5.123　食管切除术患者出院
2～31 天内再住院率

从图 5.122 可以看出，2012 年食管切除术患者出院当天再住院率为 0.00%。

从图 5.123 可以看出，2012 年食管切除术患者出院 2～31 天内再住院率为 0.00%。

(5) 腹腔镜下胆囊切除术（图 5.124、5.125）：

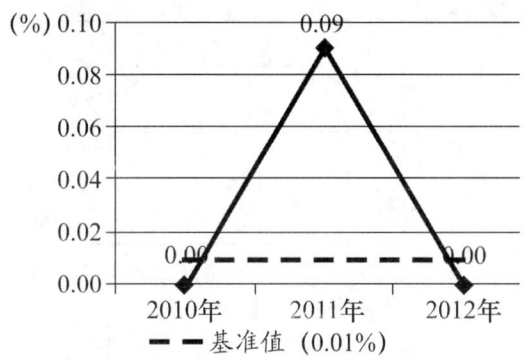 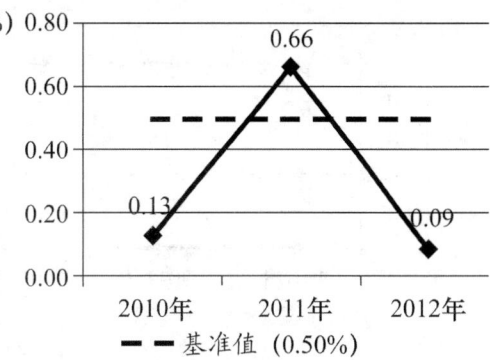

图 5.124　腹腔镜下胆囊切除术患者
出院当天再住院率

图 5.125　腹腔镜下胆囊切除术患者
出院 2～31 天内再住院率
（2012 年为 1 例）

从图 5.124 可以看出，2010 年及 2012 年腹腔镜下胆囊切除术患者出院当天再住院率均为 0.00%；2011 年为 0.09%。

从图 5.125 可以看出，2010 年及 2012 年腹腔镜下胆囊切除术患者出院 2～31 天内再住院率分别为 0.13% 及 0.09%，在 2010—2012 年中较低；2011 年为 0.66%，在 3 年中最高。

(6) 冠状动脉旁路移植术（图 5.126、5.127）：

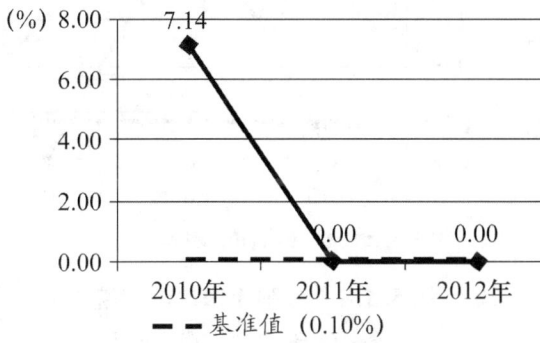 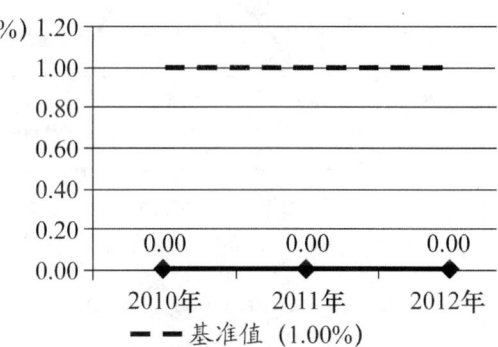

图 5.126　冠状动脉旁路移植术患者
出院当天再住院率

图 5.127　冠状动脉旁路移植术患者
出院 2～31 天内再住院率

从图 5.126 可以看出，2010 年冠状动脉旁路移植术患者出院当天再住院率为 7.14%，在 2010—2012 年中最高；2011 年及 2012 年均为 0.00%。

从图 5.127 可以看出，2010—2012 年冠状动脉旁路移植术患者出院 2～31 天内再住院率均为 0.00%。

(7) 经皮冠状动脉介入治疗（图 5.128、5.129）：

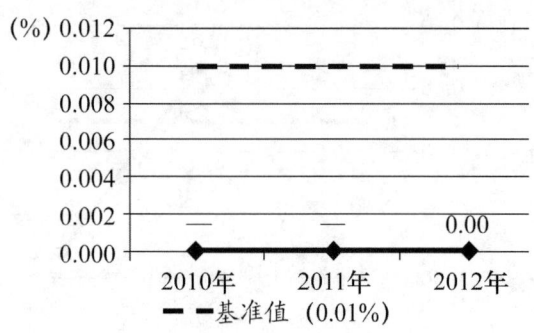

图 5.128　经皮冠状动脉介入治疗患者
出院当天再住院率

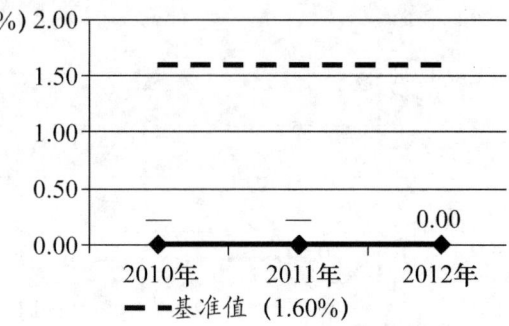

图 5.129　经皮冠状动脉介入治疗患者
出院 2～31 天内再住院率

从图 5.128 可以看出，2012 年经皮冠状动脉介入治疗患者出院当天再住院率为 0.00%。

从图 5.129 可以看出，2012 年经皮冠状动脉介入治疗患者出院 2～31 天内再住院率为 0.00%。

(8) 颅脑手术（图 5.130、5.131）：

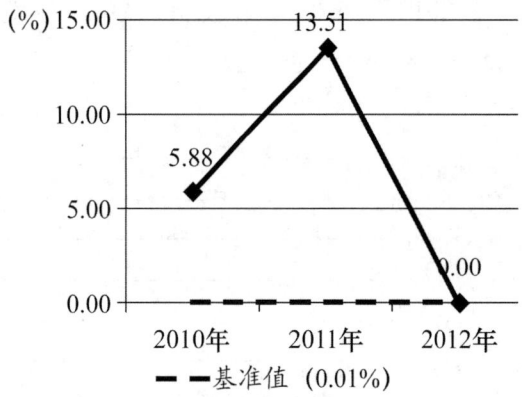

图 5.130　颅脑手术患者出院当天
再住院率

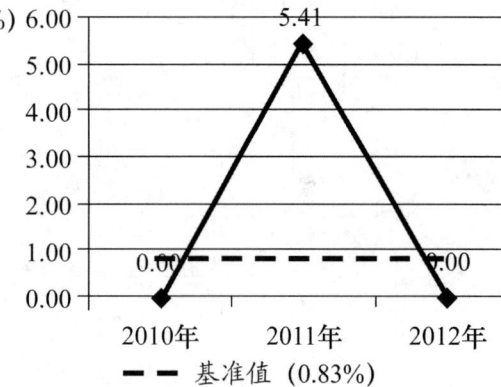

图 5.131　颅脑手术患者出院
2～31 天内再住院率

从图 5.130 可以看出，2011 年颅脑手术患者出院当天再住院率较 2010 年上升，为 13.51%，在 2010—2012 年中最高；2012 年较 2011 年下降，为 0.00%。

从图 5.131 可以看出，2010 年及 2012 年颅脑手术患者出院 2～31 天内再住院率均为 0.00%；2011 年为 5.41%。

(9)子宫切除术(图 5.132、5.133):

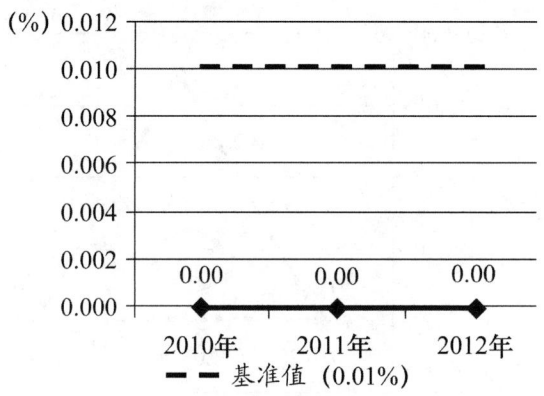

图 5.132 子宫切除术患者出院当天再住院率

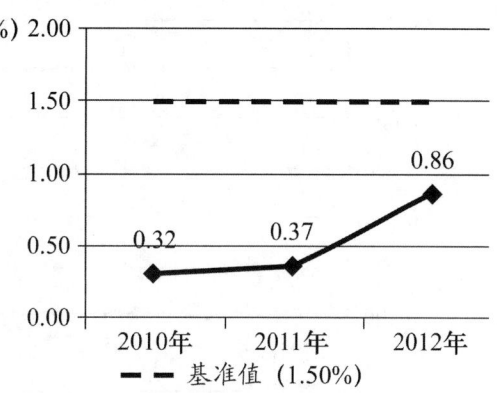

图 5.133 子宫切除术患者出院 2~31 天内再住院率

(2012 年为 3 例)

从图 5.132 可以看出,2010—2012 年子宫切除术患者出院当天再住院率均为 0.00%。

从图 5.133 可以看出,2010—2012 年子宫切除术患者出院 2~31 天内再住院率逐年上升。

(10)剖宫产(图 5.134、5.135):

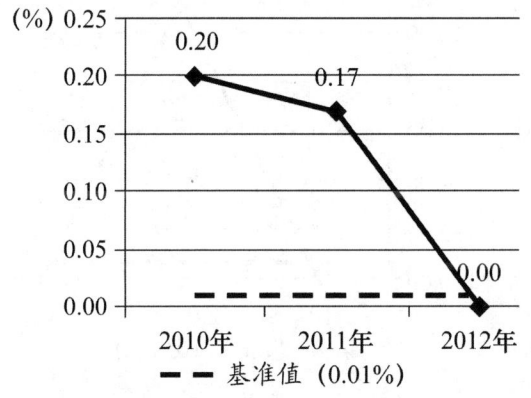

图 5.134 剖宫产产妇出院当天再住院率

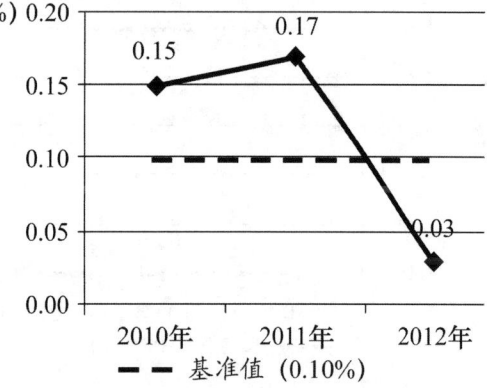

图 5.135 剖宫产产妇出院 2~31 天内再住院率

(2012 年为 1 例)

从图 5.134 可以看出,2010—2012 年剖宫产产妇出院当天再住院率逐年下降。

从图 5.135 可以看出,2011 年剖宫产产妇出院 2~31 天内再住院率较 2010 年上升,为 0.17%,在 2010—2012 年中最高;2012 年较 2011 年下降,为 0.03%,在 3 年中最低。

(11) 乳腺手术（图 5.136、5.137）：

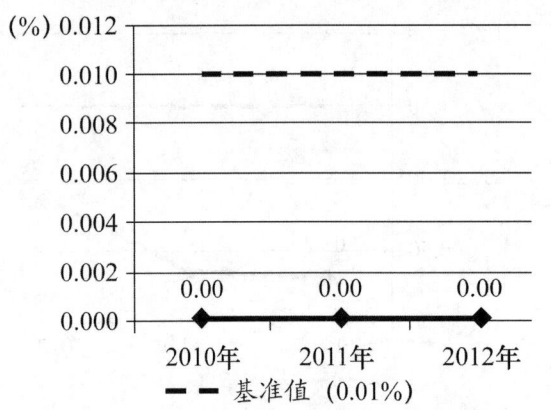
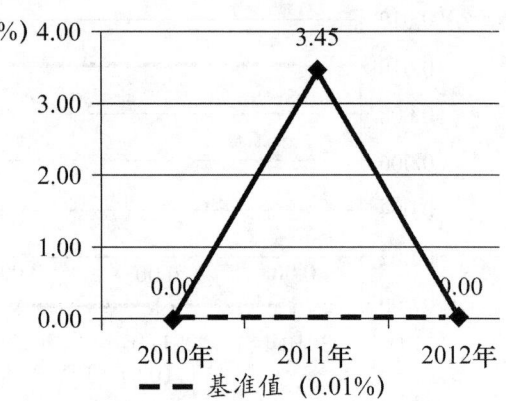

图 5.136　乳腺手术患者出院当天再住院率

图 5.137　乳腺手术患者出院 2～31 天内再住院率

从图 5.136 可以看出，2010—2012 年乳腺手术患者出院当天再住院率均为 0.00%。

从图 5.137 可以看出，2010 年及 2012 年乳腺手术患者出院 2～31 天内再住院率均为 0.00%；2011 年为 3.45%，在 3 年中最高。

(12) 肺切除术（图 5.138、5.139）：

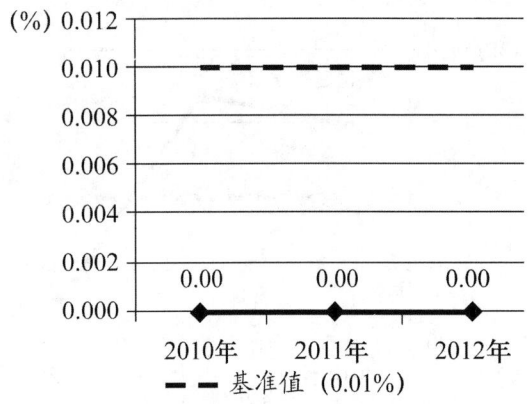
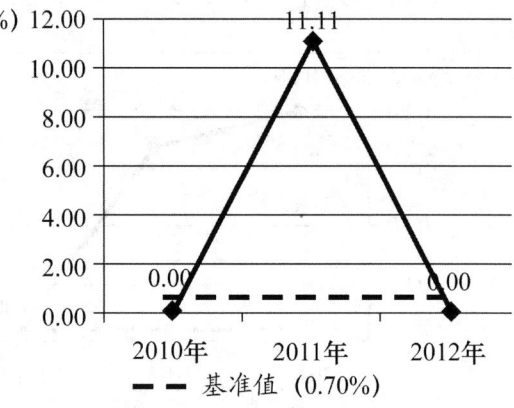

图 5.138　肺切除术患者出院当天再住院率

图 5.139　肺切除术患者出院 2～31 天内再住院率

从图 5.138 可以看出，2010—2012 年肺切除术患者出院当天再住院率均为 0.00%。

从图 5.139 可以看出，2010 年及 2012 年肺切除术患者出院 2～31 天内再住院率均为 0.00%；2011 年为 11.11%，在 3 年中最高。

(13) 胃切除术（图 5.140、5.141）：

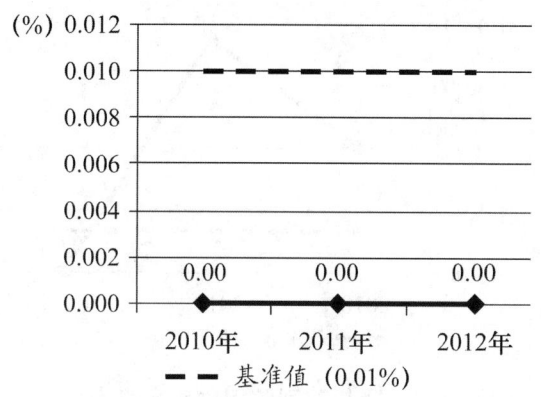

图 5.140　胃切除术患者出院当天再住院率

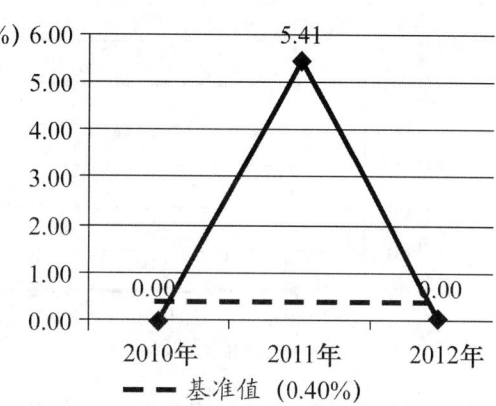

图 5.141　胃切除术患者出院 2～31 天内再住院率

从图 5.140 可以看出，2010—2012 年胃切除术患者出院当天再住院率均为 0.00%。

从图 5.141 可以看出，2010 年及 2012 年胃切除术患者出院 2～31 天内再住院率均为 0.00%；2011 年为 5.41%，在 3 年中最高。

(14) 直肠切除术（图 5.142、5.143）：

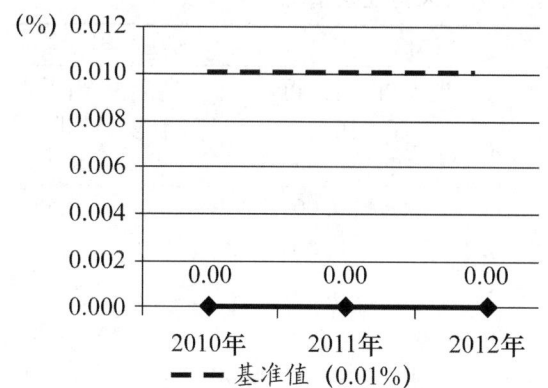

图 5.142　直肠切除术患者出院当天再住院率

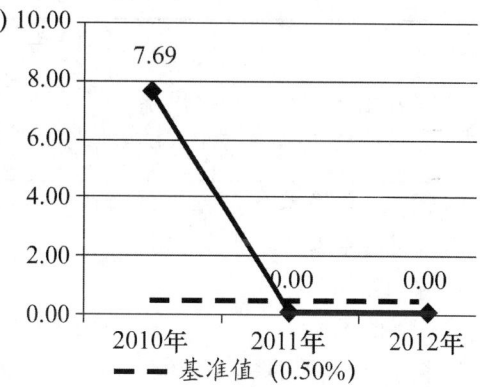

图 5.143　直肠切除术患者出院 2～31 天内再住院率

从图 5.142 可以看出，2010—2012 年直肠切除术患者出院当天再住院率均为 0.00%。

从图 5.143 可以看出，2010 年直肠切除术患者出院 2～31 天内再住院率为 7.69%，在 2010—2012 年中最高；2011 年及 2012 年均为 0.00%。

(15) 肾与前列腺相关手术（图5.144、5.145）：

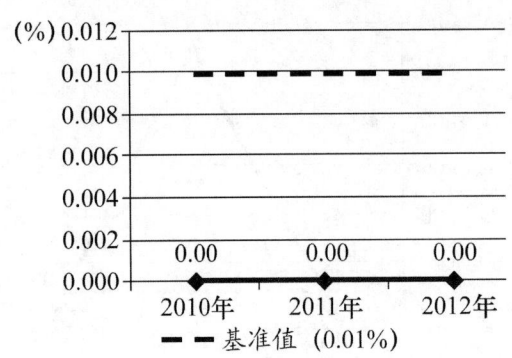

图 5.144　肾与前列腺相关手术患者出院当天再住院率

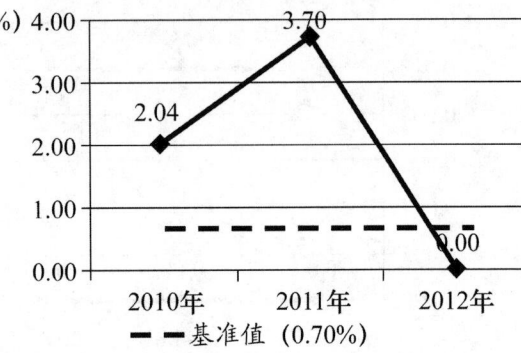

图 5.145　肾与前列腺相关手术患者出院2～31天内再住院率

从图 5.144 可以看出，2010—2012 年肾与前列腺相关手术患者出院当天再住院率均为 0.00%。

从图 5.145 可以看出，2011 年肾与前列腺相关手术患者出院 2～31 天内再住院率较 2010 年上升，为 3.70%，在 2010—2012 年中最高；2012 年较 2011 年下降，为 0.00%。

表 5.11 为重点手术患者出院当天再住院情况。

表 5.11　重点手术患者出院当天再住院情况

手术名称	2010 年			2011 年			2012 年		
	出院人次	当天再住院人次	当天再住院率（%）	出院人次	当天再住院人次	当天再住院率（%）	出院人次	当天再住院人次	当天再住院率（%）
髋膝关节置换术	12	0	0.00	23	0	0.00	49	0	0.00
脊髓椎管手术	48	0	0.00	43	0	0.00	31	0	0.00
胰腺切除术	55	4	7.27	48	4	8.33	55	0	0.00
食管切除术	0	0	—	0	0	—	1	0	0.00
腹腔镜下胆囊切除术	788	0	0.00	1063	1	0.09	1053	0	0.00
冠状动脉旁路移植术	28	2	7.14	32	0	0.00	34	0	0.00
经皮冠状动脉介入治疗	0	0	—	0	0	—	66	0	0.00
颅脑手术	17	1	5.88	37	5	13.51	35	0	0.00
子宫切除术	310	0	0.00	270	0	0.00	350	0	0.00
剖宫产	2037	4	0.20	2366	4	0.17	2943	0	0.00
乳腺手术	28	0	0.00	29	0	0.00	31	0	0.00
肺切除术	7	0	0.00	9	0	0.00	12	0	0.00
胃切除术	25	0	0.00	37	0	0.00	26	0	0.00
直肠切除术	13	0	0.00	51	0	0.00	69	0	0.00
肾与前列腺相关手术	49	0	0.00	54	0	0.00	37	0	0.00

表 5.12 为重点手术患者出院 2~31 天内再住院情况。

表 5.12　重点手术患者出院 2~31 天内再住院情况

手术名称	2010 年			2011 年			2012 年		
	出院人次	2~31天内再住院人次	2~31天内再住院率（%）	出院人次	2~31天内再住院人次	2~31天内再住院率（%）	出院人次	2~31天内再住院人次	2~31天内再住院率（%）
髋膝关节置换术	12	0	0.00	23	1	4.35	49	0	0.00
脊髓椎管手术	48	1	2.08	43	0	0.00	31	0	0.00
胰腺切除术	55	2	3.64	48	0	0.00	55	1	1.82
食管切除术	0	0	—	0	0	—	1	0	0.00
腹腔镜下胆囊切除术	788	1	0.13	1063	7	0.66	1053	1	0.09
冠状动脉旁路移植术	28	0	0.00	32	0	0.00	34	0	0.00
经皮冠状动脉介入治疗	0	0	—	0	0	—	66	0	0.00
颅脑手术	17	0	0.00	37	2	5.41	35	0	0.00
子宫切除术	310	1	0.32	270	1	0.37	350	3	0.86
剖宫产	2037	3	0.15	2366	4	0.17	2943	1	0.03
乳腺手术	28	0	0.00	29	1	3.45	31	0	0.00
肺切除术	7	0	0.00	9	1	11.11	12	0	0.00
胃切除术	25	0	0.00	37	2	5.41	26	0	0.00
直肠切除术	13	1	7.69	51	0	0.00	69	0	0.00
肾与前列腺相关手术	49	1	2.04	54	2	3.70	37	0	0.00

(二)重返手术室发生率

1. 手术患者术后重返手术室情况

Wilson等人的研究表明:在18项"负性事件"(adverse events)筛查标准中,该指标(重返手术室)发生负性事件的相对危险度最高。

案例:北京市某三级甲等综合性教学医院妇科2004年6~11月共实施581例手术,在此期间共有5例患者非计划重返手术室,非计划重返手术室发生率为0.86%,是期望水平(0.043%)的20.00倍。对这5例患者非计划重返手术室的原因进行分析后发现,其中2例为手术后切口裂开,重返手术室再次缝合;1例为手术后输尿管膀胱段狭窄,重返手术室行逆行置管术;2例为第一次手术中冰冻病理诊断为良性肿瘤,但手术后石蜡切片明确诊断为恶性肿瘤,重返手术室行恶性肿瘤根治手术(图5.146、表5.13)。

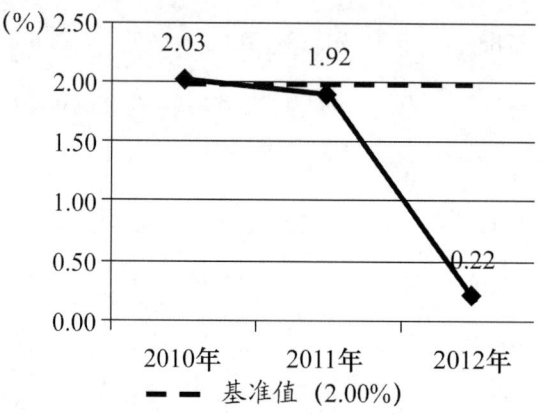

图5.146　2010—2012年手术患者重返手术室发生率

(2012年为51次)

从图5.146可以看出,2010—2012年手术患者重返手术室发生率逐年下降。

表5.13　手术患者术后重返手术室情况

年份	手术次数	重返手术室手术次数	重返手术室发生率(%)
2010年	13917	283	2.03
2011年	16552	318	1.92
2012年	23293	51	0.22
合计	53762	652	1.21

2. 重点手术患者术后重返手术室情况

（1）髋膝关节置换术（图5.147）：

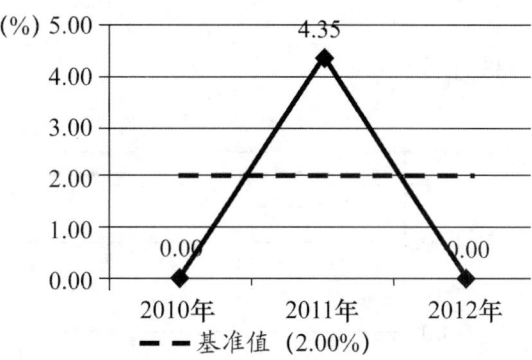

图5.147　髋膝关节置换术患者重返手术室发生率

从图5.147可以看出，2010年及2012年髋膝关节置换术患者重返手术室发生率均为0.00%；2011年为4.35%，在2010—2012年中最高。

（2）脊髓椎管手术（图5.148）：

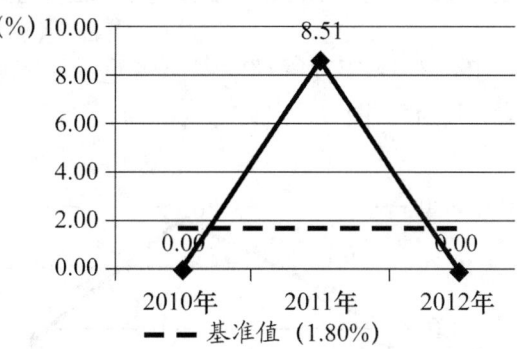

图5.148　脊髓椎管手术患者重返手术室发生率

从图5.148可以看出，2010年及2012年脊髓椎管手术患者重返手术室发生率均为0.00%；2011年为8.51%，在2010—2012年中最高。

（3）胰腺切除术（图5.149）：

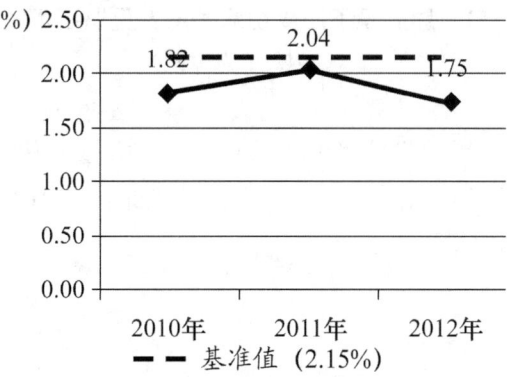

图5.149　胰腺切除术患者重返手术室发生率
（2012年为1例）

从图5.149可以看出，2010年及2012年胰腺切除术患者重返手术室发生率分别为1.82%及1.75%，在2010—2012年中较低；2011年为2.04%，在3年中最高。

（4）食管切除术（图5.150）：

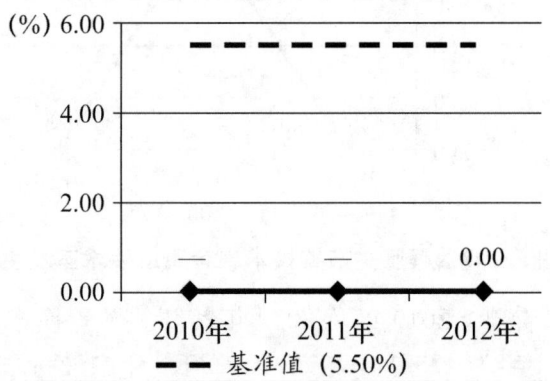

图5.150　食管切除术患者重返手术室发生率

从图5.150可以看出，2012年食管切除术患者重返手术室发生率为0.00%。

（5）腹腔镜下胆囊切除术（图5.151）：

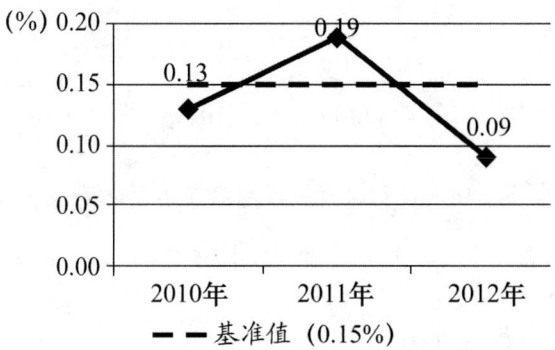

图5.151　腹腔镜下胆囊切除术患者重返手术室发生率
（2012年为1例）

从图5.151可以看出，2011年腹腔镜下胆囊切除术患者重返手术室发生率较2010年上升，为0.19%，在2010—2012年中最高；2012年较2011年下降，为0.09%，在3年中最低。

(6) 冠状动脉旁路移植术（图 5.152）：

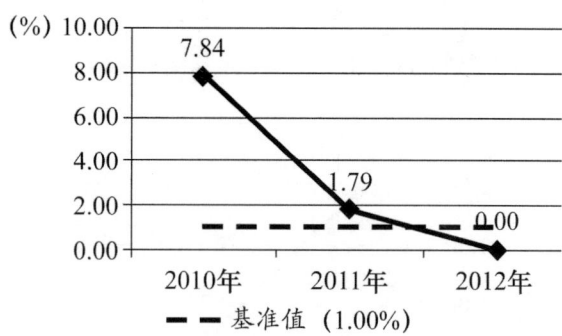

图 5.152　冠状动脉旁路移植术患者重返手术室发生率

从图 5.152 可以看出，2010—2012 年冠状动脉旁路移植术患者重返手术室发生率逐年下降。

(7) 经皮冠状动脉介入治疗（图 5.153）：

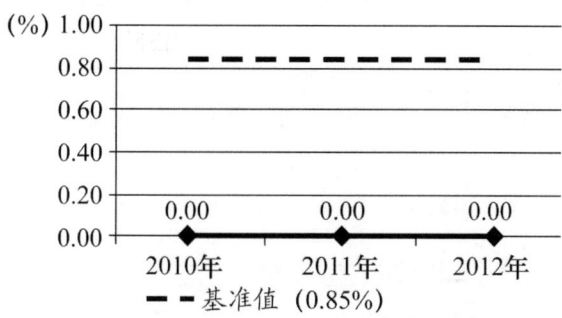

图 5.153　经皮冠状动脉介入治疗患者重返手术室发生率

从图 5.153 可以看出，2010—2012 年经皮冠状动脉介入治疗患者重返手术室发生率均为 0.00%。

(8) 颅脑手术（图 5.154）：

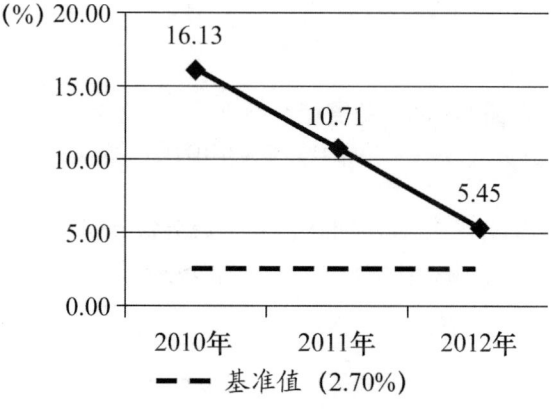

图 5.154　颅脑手术患者重返手术室发生率

（2012 年为 3 例）

从图 5.154 可以看出，2010—2012 年颅脑手术患者重返手术室发生率逐年下降。

(9) 子宫切除术（图 5.155）：

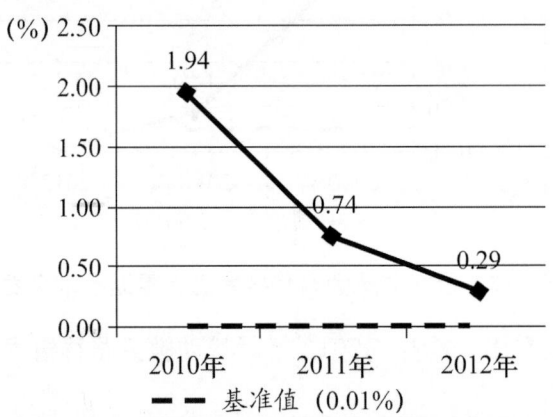

图 5.155　子宫切除术患者重返手术室发生率

（2012 年为 1 例）

从图 5.155 可以看出，2010—2012 年子宫切除术患者重返手术室发生率逐年下降。

(10) 剖宫产（图 5.156）：

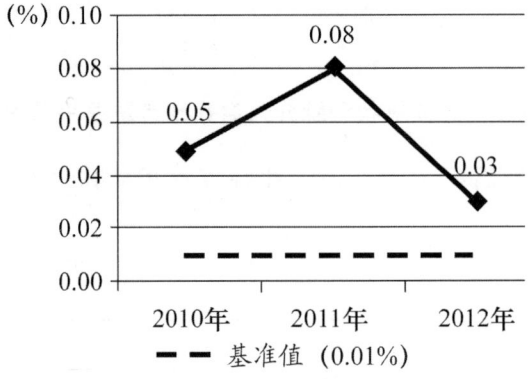

图 5.156　剖宫产产妇重返手术室发生率

（2012 年为 1 例）

从图 5.156 可以看出，2011 年剖宫产产妇重返手术室发生率较 2010 年上升，为 0.08%，在 2010—2012 年中最高；2012 年较 2011 年下降，为 0.03%，在 3 年中最低。

(11) 乳腺手术（图 5.157）：

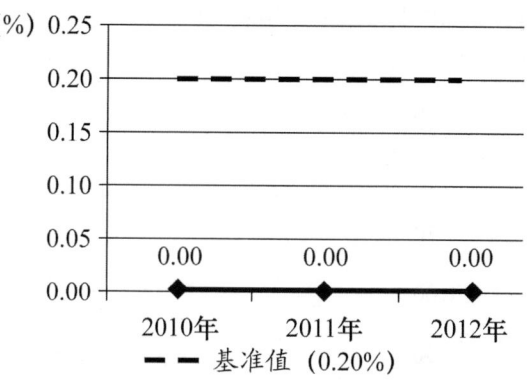

图 5.157　乳腺手术患者重返手术室发生率

从图 5.157 可以看出，2010—2012 年乳腺手术患者重返手术室发生率均为 0.00%。

(12) 肺切除术（图 5.158）：

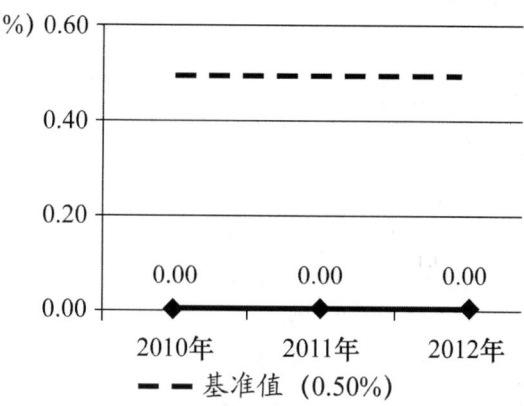

图 5.158　肺切除术患者重返手术室发生率

从图 5.158 可以看出，2010—2012 年肺切除术患者重返手术室发生率均为 0.00%。

(13) 胃切除术（图 5.159）：

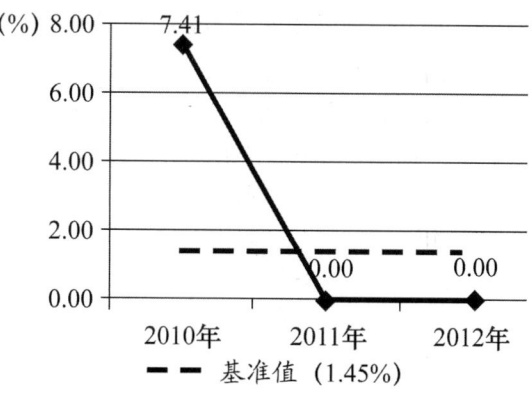

图 5.159　胃切除术患者重返手术室发生率

从图 5.159 可以看出，2010 年胃切除术患者重返手术室发生率为 7.41%，在 2010—2012 年中最高；2011 年及 2012 年均为 0.00%。

（14）直肠切除术（图 5.160）：

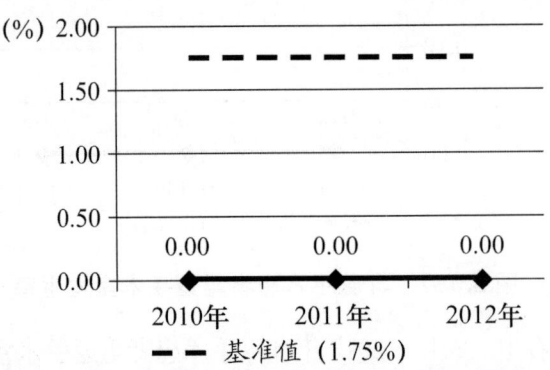

图 5.160　直肠切除术患者重返手术室发生率

从图 5.160 可以看出，2010—2012 年直肠切除术患者重返手术室发生率均为 0.00%。

（15）肾与前列腺相关手术（图 5.161）：

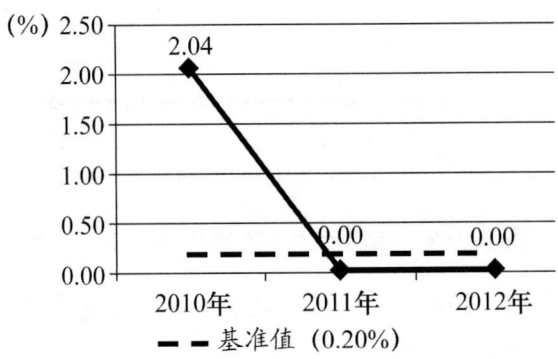

图 5.161　肾与前列腺相关手术患者重返手术室发生率

从图 5.161 可以看出，2010 年肾与前列腺相关手术患者重返手术室发生率为 2.04%，在 2010—2012 年中最高；2011 年及 2012 年均为 0.00%。

表 5.14 为重点手术患者重返手术室情况。

表 5.14　重点手术患者重返手术室情况

手术名称	2010 年			2011 年			2012 年		
	手术次数	重返手术室次数	重返手术室率（%）	手术次数	重返手术室次数	重返手术室率（%）	手术次数	重返手术室次数	重返手术室率（%）
髋膝关节置换术	13	0	0.00	23	1	4.35	49	0	0.00
脊髓椎管手术	48	0	0.00	47	4	8.51	33	0	0.00
胰腺切除术	55	1	1.82	49	1	2.04	57	1	1.75
食管切除术	0	0	—	0	0	—	1	0	0.00
腹腔镜下胆囊切除术	788	1	0.13	1064	2	0.19	1053	1	0.09
冠状动脉旁路移植术	51	4	7.84	56	1	1.79	64	0	0.00
经皮冠状动脉介入治疗	0	0	—	0	0	—	70		
颅脑手术	31	5	16.13	56	6	10.71	55	3	5.45
子宫切除术	310	6	1.94	270	2	0.74	350	1	0.29
剖宫产	2037	1	0.05	2366	2	0.08	2943	1	0.03
乳腺手术	28	0	0.00	29	0	0.00	31	0	0.00
肺切除术	7			9			12		
胃切除术	27	2	7.41	38	0	0.00	31	0	0.00
直肠切除术	13	0	0.00	51	0	0.00	69	0	0.00
肾与前列腺相关手术	49	1	2.04	56	0	0.00	37	0	0.00

四、负性事件类指标

（一）负性事件概念

1. 患者安全

美国医学研究所将患者安全（patient safety）定义为"避免因医疗服务或医疗差错导致的意外损伤（非故意损伤）"。

2. 负性事件

（1）Ross McL Wilson：所谓负性事件（adverse event），是指"由于医疗服务所造成的非故意损伤或并发症，并且该损伤和（或）并发症导致了患者失能、死亡、重复诊疗和（或）住院时间延长"。

负性事件的构成要件是：

A. 非故意的损伤（injury）或并发症（complication）；

B. 导致患者失能、死亡、重复诊疗和（或）住院时间延长；

C. 该损伤和（或）并发症由于医疗服务管理的原因所致，并非患者本身疾病所致。

（2）联合委员会国际部（Joint Commission International）：负性事件是指：

A. 非预期发生的死亡；

B. 非预期发生的严重的身体或心理损伤；

C. 以及可能导致严重负性结果的事件。

注：联合委员会国际部是美国医疗机构评审联合委员会（Joint Commission on Accreditation of Healthcare Organizations，JCAHO）的下属组织。

由于判断"导致患者失能、死亡、重复诊疗和（或）住院时间延长的并发症是否由于医疗服务管理的原因所致"需要进行"根因分析"（root cause analysis）后才有可能确定，本报告中的"负性事件"是指并发症（complication）。

注：并发症（complication）：患者因某疾病住院后发生的其他疾病或情况，例如医院感染（hospital-acquired infection）。

（二）患者安全指标

1. 出院患者压疮发生率（图5.162、表5.15）

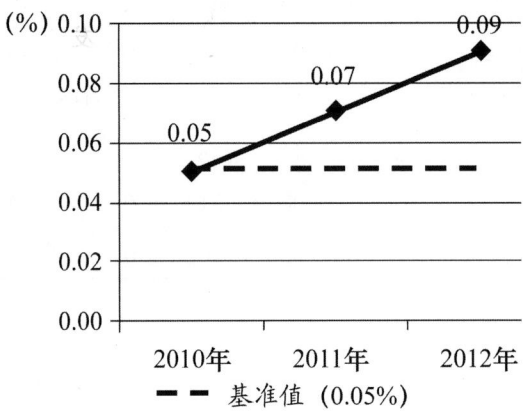

图 5.162　2010—2012 年出院患者压疮发生率

（2012 年为 35 例）

从图 5.162 可以看出，2010—2012 年出院患者压疮发生率逐年上升。

表 5.15　出院患者压疮发生情况

年份	出院人次	发生压疮患者例数	压疮发生率（%）
2010 年	27594	13	0.05
2011 年	34977	25	0.07
2012 年	40231	35	0.09
合计	102802	73	0.07

2. 择期手术后并发症发生率（图5.163、表5.16）

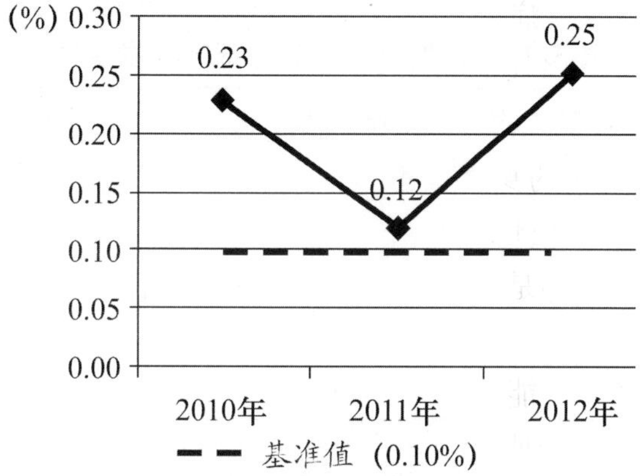

图5.163　2010—2012年择期手术患者手术并发症发生率

（2012年为41例）

从图5.163可以看出，2011年择期手术患者手术并发症发生率较2010年下降，为0.12%，在2010—2012年中最低；2012年较2011年上升，为0.25%，在3年中最高。

表5.16　择期手术患者手术后并发症发生情况

年份	择期手术患者出院人次	发生手术后并发症人次	择期手术后并发症发生率（%）
2010年	8236	19	0.23
2011年	11500	14	0.12
2012年	16086	41	0.25
合计	35822	74	0.21

3. 择期手术后肺部感染发生率（图5.164、表5.17）

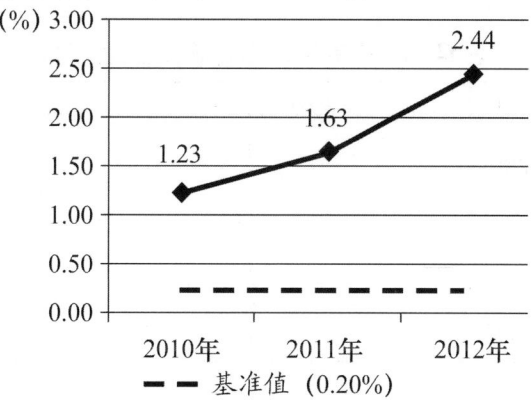

图5.164　2010—2012年择期手术患者肺部感染发生率

（2012年为392例）

从图 5.164 可以看出，2010—2012 年择期手术患者肺部感染发生率逐年上升。

表 5.17　择期手术患者肺部感染发生情况

年份	择期手术患者出院人次	发生肺部感染人次	择期手术后肺部感染发生率（%）
2010 年	8236	101	1.23
2011 年	11500	188	1.63
2012 年	16086	392	2.44
合计	35822	681	1.90

4. 择期手术后肺栓塞发生率（图 5.165、表 5.18）

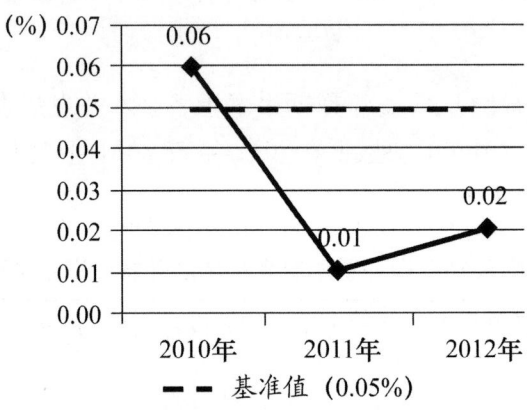

图 5.165　2010—2012 年择期手术患者肺栓塞发生率

（2012 年为 4 例）

从图 5.165 可以看出，2010 年择期手术患者肺栓塞发生率为 0.06%，在 2010—2012 年中最高；2011 年较 2010 年下降，为 0.01%，在 3 年中最低。

表 5.18　择期手术患者肺栓塞发生情况

年份	择期手术患者出院人次	发生肺栓塞人次	择期手术后肺栓塞发生率（%）
2010 年	8236	5	0.06
2011 年	11500	1	0.01
2012 年	16086	4	0.02
合计	35822	10	0.03

五、患者住院日及住院费用

（一）出院患者住院日中位数及住院费用中位数（图 5.166、5.167，表 5.19）

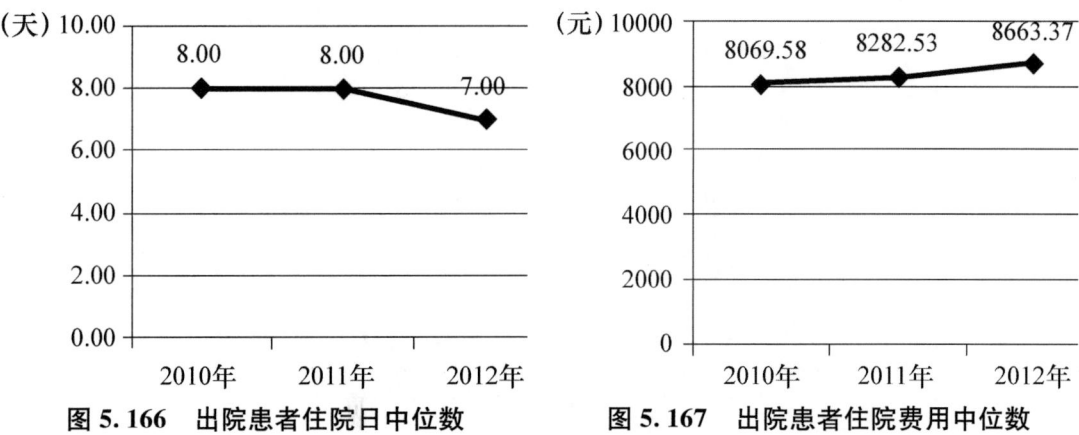

图 5.166　出院患者住院日中位数　　　图 5.167　出院患者住院费用中位数

从图 5.166 可以看出，2010 年及 2011 年出院患者住院日中位数均为 8.00 天，2012 年为 7.00 天。

从图 5.167 可以看出，2010—2012 年出院患者住院费用中位数逐年增加。

表 5.19　出院患者住院日中位数及住院费用中位数

年份	住院日中位数（天）	住院费用中位数（元）
2010 年	8.00	8069.58
2011 年	8.00	8282.53
2012 年	7.00	8663.37

（二）重点疾病出院患者住院日中位数及住院费用中位数（图 5.168）

1. 急性心肌梗死

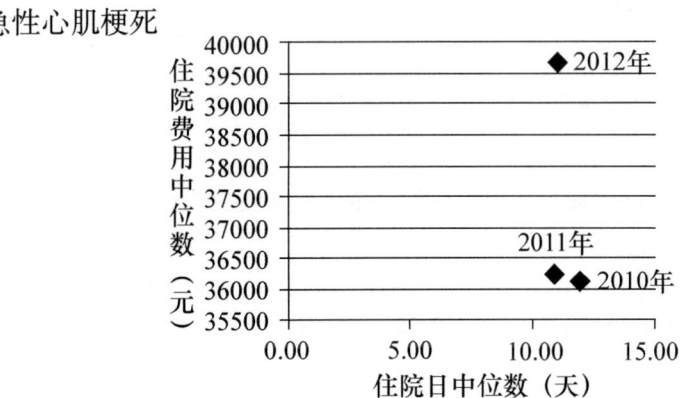

图 5.168　急性心肌梗死出院患者住院日中位数及住院费用中位数

从图 5.168 可以看出，2011 年及 2012 年急性心肌梗死出院患者住院日中位数均为 11.00 天，在 2010—2012 年中最低；2012 年急性心肌梗死出院患者住院费用中位数为 39655.80 元，在 3 年中最高。

2. 充血性心力衰竭（图 5.169）

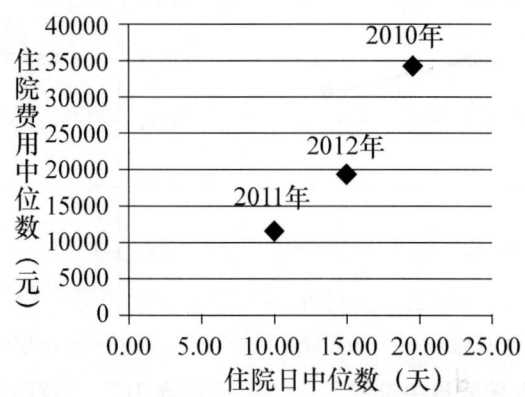

图 5.169　充血性心力衰竭出院患者住院日中位数及住院费用中位数

从图 5.169 可以看出，2011 年充血性心力衰竭出院患者住院日中位数及住院费用中位数在 2010—2012 年中均最低；2010 年充血性心力衰竭出院患者住院日中位数及住院费用中位数在 3 年中均最高。

3. 脑出血（图 5.170）

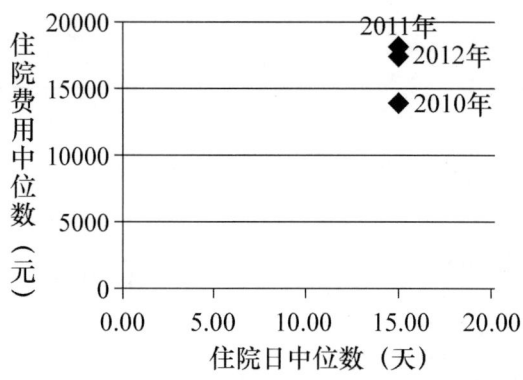

图 5.170　脑出血出院患者住院日中位数及住院费用中位数

从图 5.170 可以看出，2010—2012 年脑出血出院患者住院日中位数均为 15.00 天；2011 年脑出血出院患者住院费用中位数为 18010.68 元，在 3 年中最高。

4. 脑梗死（图 5.171）

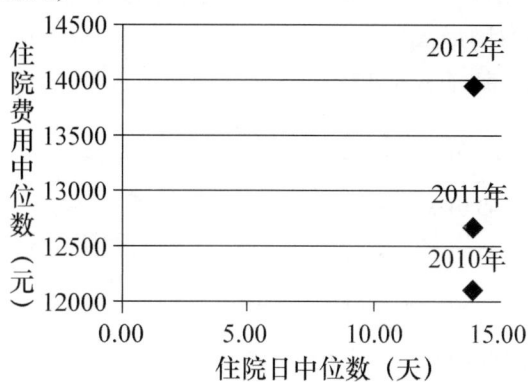

图 5.171　脑梗死出院患者住院日中位数及住院费用中位数

从图 5.171 可以看出，2010—2012 年脑梗死出院患者住院日中位数均为 14.00 天；2012 年脑梗死出院患者住院费用中位数为 13957.87 元，在 3 年中最高。

5. 创伤性颅内损伤（图 5.172）

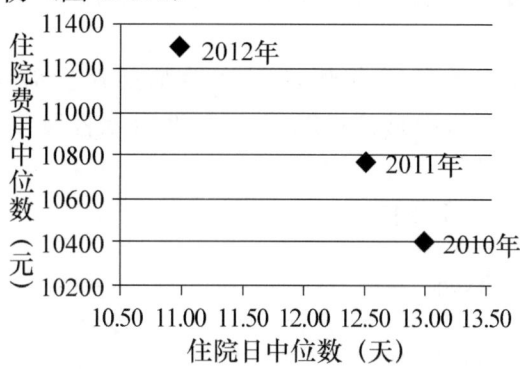

图 5.172　创伤性颅内损伤出院患者住院日中位数及住院费用中位数

从图 5.172 可以看出，2012 年创伤性颅内损伤出院患者住院日中位数为 11.00 天，在 2010—2012 年中最低；2012 年创伤性颅内损伤出院患者住院费用中位数为 11299.55 元，在 3 年中最高。

6. 消化道出血（图 5.173）

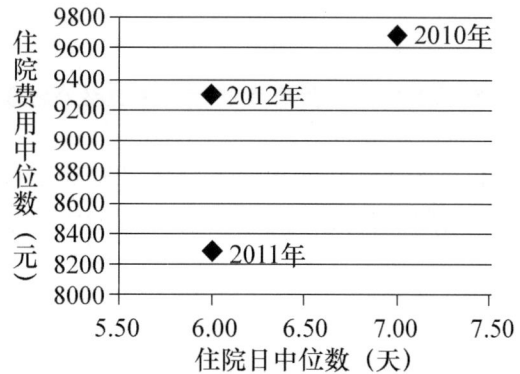

图 5.173　消化道出血出院患者住院日中位数及住院费用中位数

从图 5.173 可以看出，2010 年消化道出血出院患者住院日中位数及住院费用中位数在 2010—2012 年中均最高。

7. 慢性阻塞性肺疾病（图 5.174）

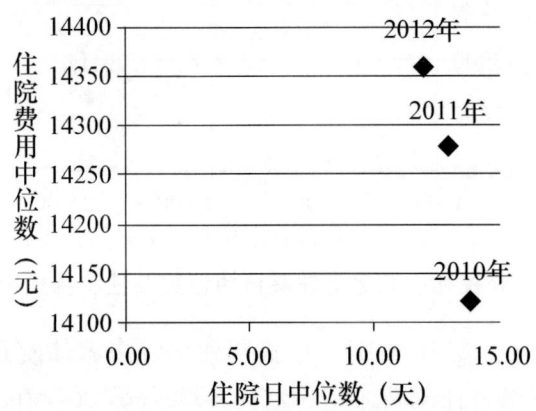

图 5.174　慢性阻塞性肺疾病出院患者住院日中位数及住院费用中位数

从图 5.174 可以看出，2012 年慢性阻塞性肺疾病出院患者住院日中位数为 12.00 天，在 2010—2012 年中最低；2012 年慢性阻塞性肺疾病出院患者住院费用中位数为 14361.80 元，在 3 年中最高。

8. 成人细菌性肺炎（图 5.175）

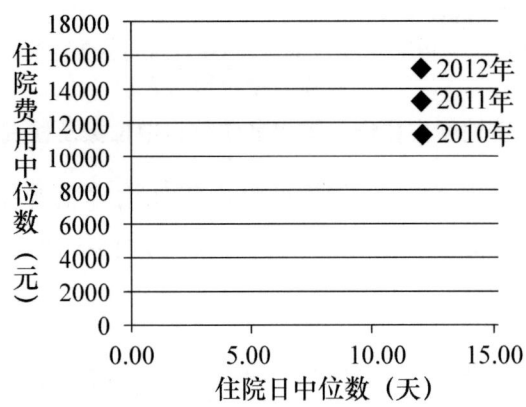

图 5.175　成人细菌性肺炎出院患者住院日中位数及住院费用中位数

从图 5.175 可以看出，2010—2012 年成人细菌性肺炎出院患者住院日中位数均为 12.00 天；2012 年成人细菌性肺炎出院患者住院费用中位数为 15300.00 元，在 3 年中最高。

9. 成人败血症（图 5.176）

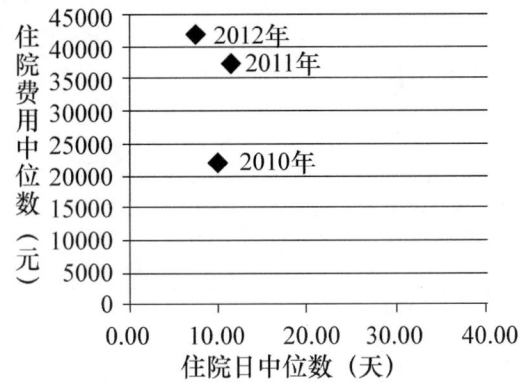

图 5.176　成人败血症出院患者住院日中位数及住院费用中位数

从图 5.176 可以看出，2012 年成人败血症出院患者住院日中位数为 7.50 天，在 2010—2012 年中最低；2012 年成人败血症出院患者住院费用中位数为 41444.10 元，在 3 年中最高。

10. 累及身体多个部位的损伤（图 5.177）

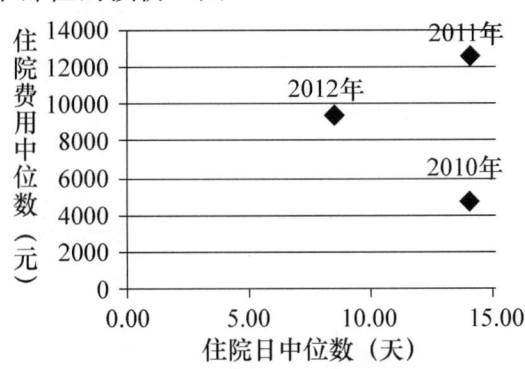

图 5.177　累及身体多个部位的损伤出院患者住院日中位数及住院费用中位数

从图 5.177 可以看出，2010 年及 2011 年累及身体多个部位的损伤出院患者住院日中位数均为 14.00 天，在 2010—2012 年中较高，2011 年累及身体多个部位损伤患者住院费用中位数为 12720.15 元，在 3 年中最高。

11. 糖尿病伴短期与长期并发症（图 5.178）

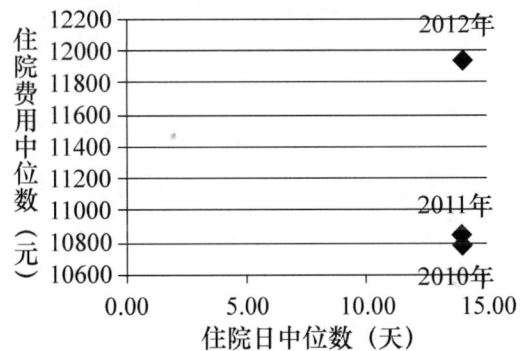

图 5.178　糖尿病伴短期与长期并发症出院患者住院日中位数及住院费用中位数

从图 5.178 可以看出，2010—2012 年糖尿病伴短期与长期并发症出院患者住院日中位数均为 14.00 天；2012 年糖尿病伴短期与长期并发症出院患者住院费用中位数为 11955.46 元，在 3 年中最高。

12. 结节性甲状腺肿（图 5.179）

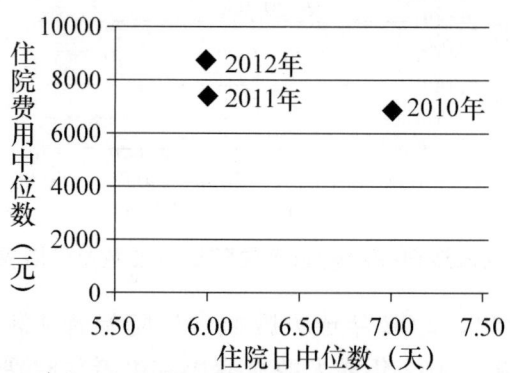

图 5.179　结节性甲状腺肿出院患者住院日中位数及住院费用中位数

从图 5.179 可以看出，2011 年及 2012 年结节性甲状腺肿出院患者住院日中位数均为 6.00 天，在 2010—2012 年中较低；2012 年结节性甲状腺肿出院患者住院费用中位数为 8694.24 元，在 3 年中最高。

13. 急性阑尾炎伴弥漫性腹膜炎及脓肿（图 5.180）

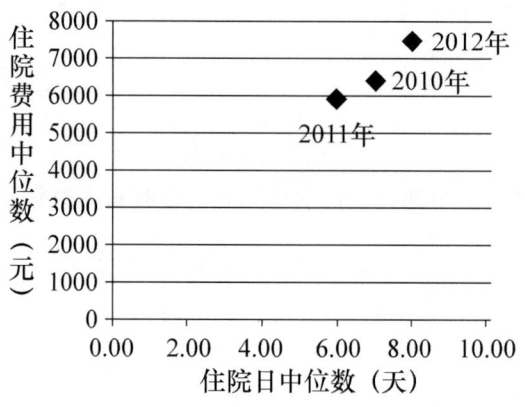

图 5.180　急性阑尾炎伴弥漫性腹膜炎及脓肿出院患者住院日中位数及住院费用中位数

从图 5.180 可以看出，2011 年急性阑尾炎伴弥漫性腹膜炎及脓肿出院患者住院日中位数及住院费用中位数在 2010—2012 年中均最低；2012 年急性阑尾炎伴弥漫性腹膜炎及脓肿出院患者住院日中位数及住院费用中位数在 2010—2012 年中均最高。

14. 前列腺增生（图 5.181）

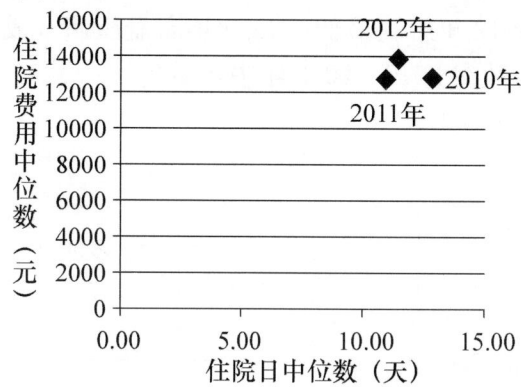

图 5.181　前列腺增生出院患者住院日中位数及住院费用中位数

从图 5.181 可以看出，2011 年前列腺增生出院患者住院日中位数为 11.00 天，在 2010—2012 年中最低；2010 年前列腺增生出院患者住院费用中位数为 12774.76 元，在 3 年中最低。

15. 肾衰竭（图 5.182）

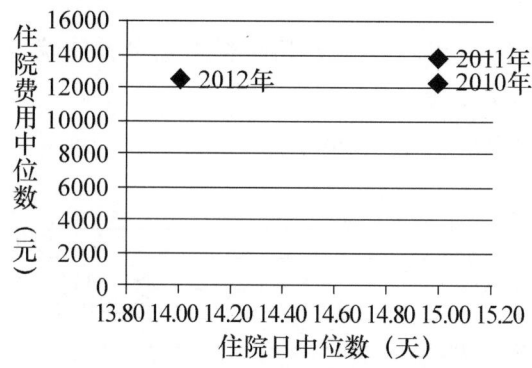

图 5.182　肾衰竭出院患者住院日中位数及住院费用中位数

从图 5.182 可以看出，2012 年肾衰竭出院患者住院日中位数为 14.00 天，在 2010—2012 年中较低；2011 年肾衰竭出院患者住院费用中位数为 13740.54 元，在 3 年中最高。

16. 高血压病（成人）（图 5.183）

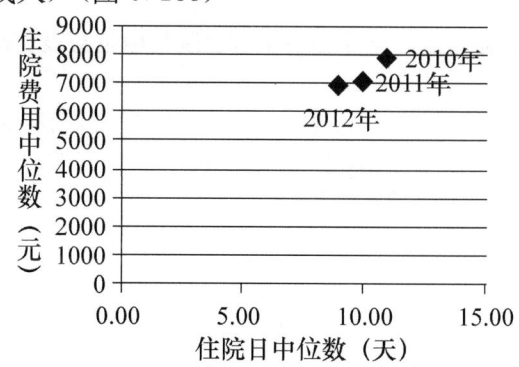

图 5.183　高血压病（成人）出院患者住院日中位数及住院费用中位数

从图 5.183 可以看出，2012 年高血压病（成人）出院患者住院日中位数及住院费用中位数在 2010—2012 年中均最低；2010 年高血压病（成人）出院患者住院日中位数及住院费用中位数在 2010—2012 年中均最高。

17. 急性胰腺炎（图 5.184）

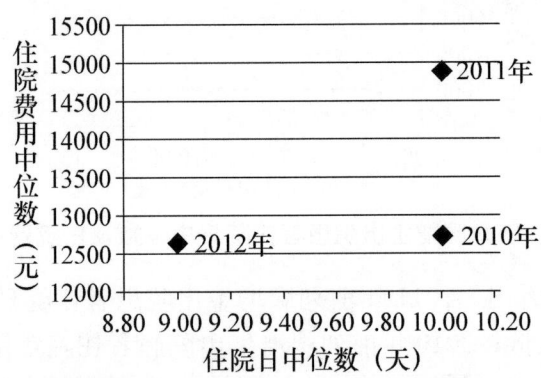

图 5.184　急性胰腺炎出院患者住院日中位数及住院费用中位数

从图 5.184 可以看出，2012 年急性胰腺炎出院患者住院日中位数及住院费用中位数在 2010—2012 年中均最低。

18. 恶性肿瘤术后化疗（图 5.185）

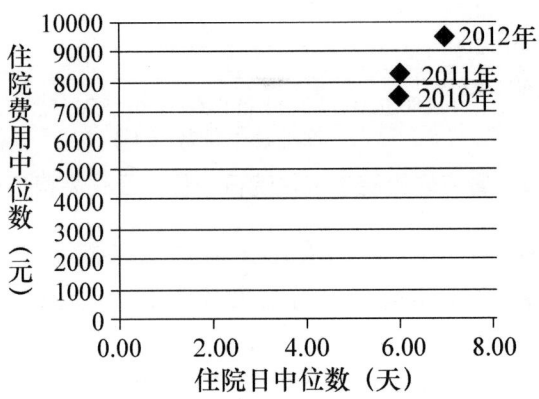

图 5.185　恶性肿瘤术后化疗出院患者住院日中位数及住院费用中位数

从图 5.185 可以看出，2012 年恶性肿瘤术后化疗出院患者住院日中位数及住院费用中位数在 2010—2012 年中均最高。

19. 恶性肿瘤维持性化疗（图 5.186）

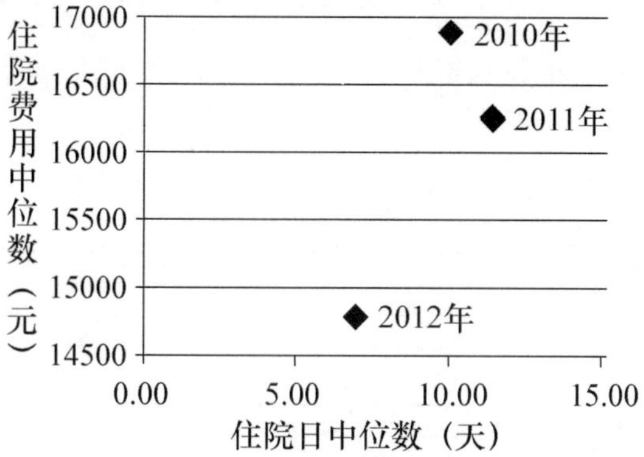

图 5.186　恶性肿瘤维持性化疗出院患者住院日中位数及住院费用中位数

从图 5.186 可以看出，2012 年恶性肿瘤维持性化疗出院患者住院日中位数及住院费用中位数在 2010—2012 年中均最低。

表 5.20 为重点疾病出院患者住院日中位数及住院费用中位数。

表 5.20　重点疾病出院患者住院日中位数及住院费用中位数

疾病名称	2010 年		2011 年		2012 年	
	住院日中位数	住院费用中位数	住院日中位数	住院费用中位数	住院日中位数	住院费用中位数
急性心肌梗死	12.00	36104.65	11.00	36201.27	11.00	39655.80
充血性心力衰竭	19.50	34504.38	10.00	11506.23	15.00	19392.10
脑出血	15.00	13931.67	15.00	18010.68	15.00	17517.29
脑梗死	14.00	12121.28	14.00	12674.12	14.00	13957.87
创伤性颅内损伤	13.00	10401.50	12.50	10775.06	11.00	11299.55
消化道出血	7.00	9679.08	6.00	8266.35	6.00	9301.21
慢性阻塞性肺疾病	14.00	14120.39	13.00	14278.94	12.00	14361.80
成人细菌性肺炎	12.00	11377.04	12.00	13380.03	12.00	15300.00
成人败血症	10.00	21945.35	11.50	37572.79	7.50	41444.10
累及身体多个部位的损伤	14.00	4751.11	14.00	12720.15	8.50	9478.96
糖尿病伴短期与长期并发症	14.00	10781.21	14.00	10839.94	14.00	11955.46
结节性甲状腺肿	7.00	6840.87	6.00	7451.89	6.00	8694.24
急性阑尾炎伴弥漫性腹膜炎及脓肿	7.00	6370.54	6.00	5890.15	8.00	7453.81
前列腺增生	13.00	12774.76	11.00	12798.02	11.50	13818.85
肾衰竭	15.00	12386.16	15.00	13740.54	14.00	12504.38
成人高血压病	11.00	7894.00	10.00	7090.70	9.00	6923.75
急性胰腺炎	10.00	12711.11	10.00	14895.55	9.00	12599.06
恶性肿瘤术后化疗	6.00	7440.38	6.00	8184.32	7.00	9489.17
恶性肿瘤维持性化疗	10.00	16888.32	11.50	16265.59	7.00	14783.23

(三) 重点手术出院患者住院日中位数及住院费用中位数

1. 髋膝关节置换术（图 5.187）

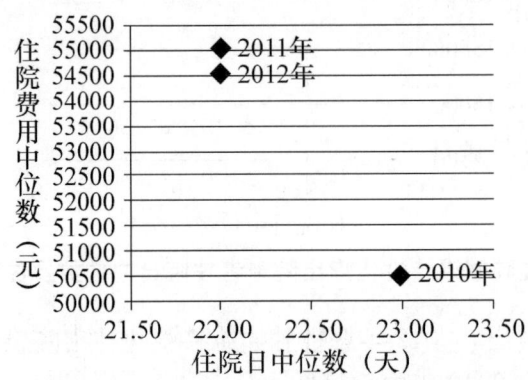

图 5.197　髋膝关节置换术出院患者住院日中位数及住院费用中位数

从图 5.187 可以看出，2011 年及 2012 年髋膝关节置换术出院患者住院日中位数均为 22.00 天，在 2010—2012 年中较低；2011 年髋膝关节置换术出院患者住院费用中位数为 55032.50 元，在 3 年中最高。

2. 脊髓椎管手术（图 5.188）

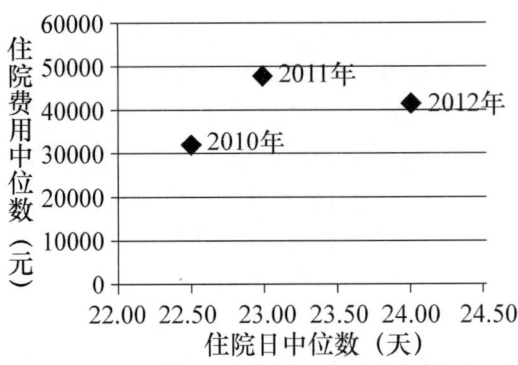

图 5.188　脊髓椎管手术出院患者住院日中位数及住院费用中位数

从图 5.188 可以看出，2010 年脊髓椎管手术出院患者住院日中位数及住院费用中位数在 2010—2012 年中均最低。

3. 胰腺切除术（图 5.189）

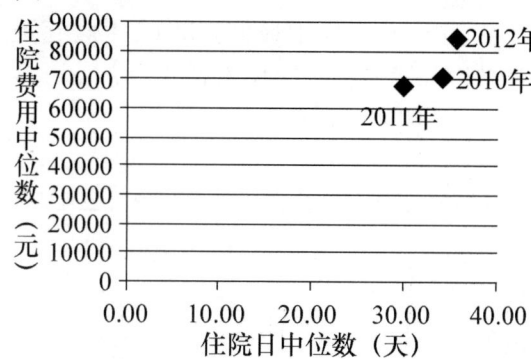

图 5.189　胰腺切除术出院患者住院日中位数及住院费用中位数

从图 5.189 可以看出，2011 年胰腺切除术出院患者住院日中位数及住院费用中位数在 2010—2012 年中均最低；2012 年胰腺切除术出院患者住院日中位数及住院费用中位数在 3 年中均最高。

4. 食管切除术（图 5.190）

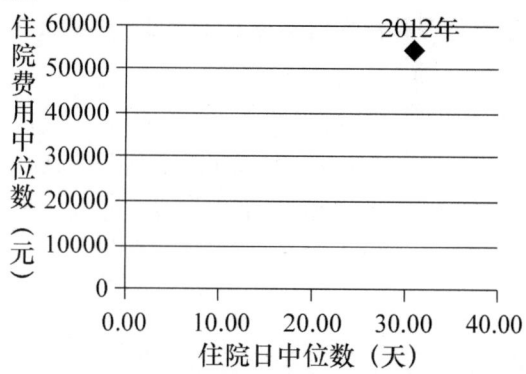

图 5.190　食管切除术出院患者住院日中位数及住院费用中位数

从图 5.190 可以看出，2012 年食管切除术出院患者住院日中位数为 31.00 天，住院费用中位数为 55243.72 元。

5. 腹腔镜下胆囊切除术（图 5.191）

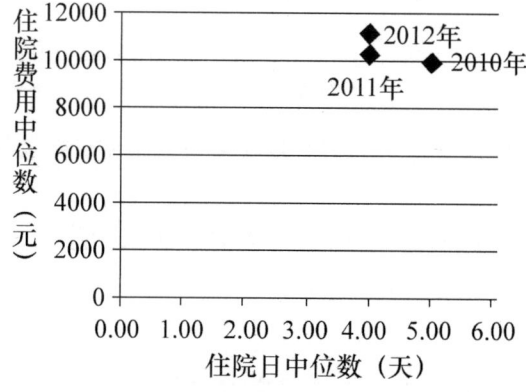

图 5.191　腹腔镜下胆囊切除术出院患者住院日中位数及住院费用中位数

从图 5.191 可以看出，2011 年及 2012 年腹腔镜下胆囊切除术出院患者住院日中位数均为 4.00 天，在 2010—2012 年中最低；2012 年腹腔镜下胆囊切除术出院患者住院费用中位数为 11067.45 元，在 3 年中最高。

6. 冠状动脉旁路移植术（图 5.192）

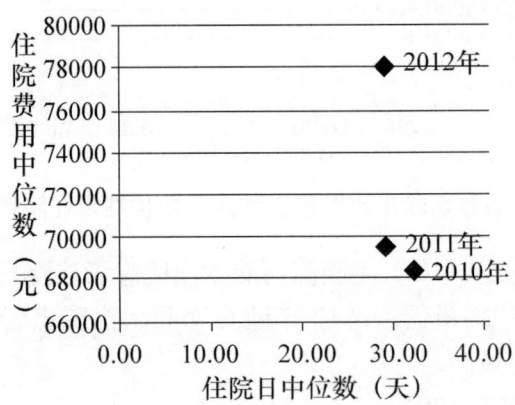

图 5.192　冠状动脉旁路移植术出院患者住院日中位数及住院费用中位数

从图 5.192 可以看出，2011 年及 2012 年冠状动脉旁路移植术出院患者住院日中位数均为 29.00 天，在 2010—2012 年中较低；2012 年冠状动脉旁路移植术出院患者住院费用中位数为 78058.94 元，在 3 年中最高。

7. 经皮冠状动脉介入治疗（图 5.193）

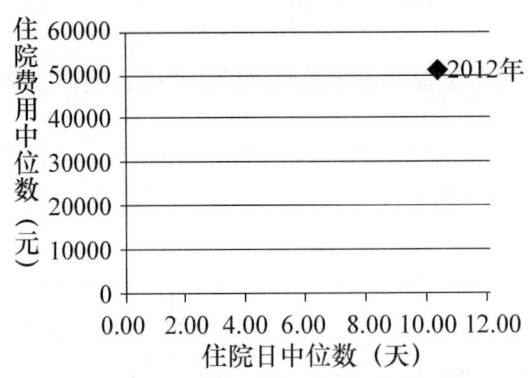

图 5.193　经皮冠状动脉介入治疗出院患者住院日中位数及住院费用中位数

从图 5.193 可以看出，2012 年经皮冠状动脉介入治疗出院患者住院日中位数为 10.50 天，住院费用中位数为 51356.54 元。

8. 颅脑手术（图 5.194）

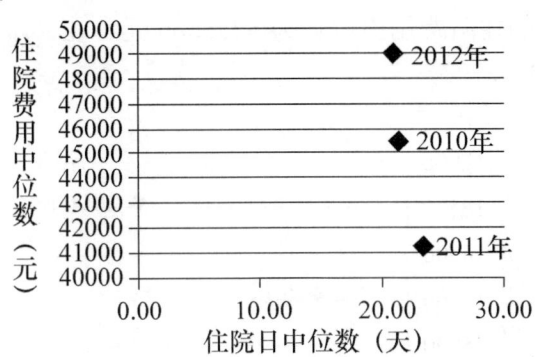

图 5.194　颅脑手术出院患者住院日中位数及住院费用中位数

从图 5.194 可以看出，2012 年颅脑手术出院患者住院日中位数为 21.00 天，在 2010—2012 年中最低；2012 年颅脑手术出院患者住院费用中位数为 48968.47 元，在 3 年中最高。

9. 子宫切除术（图 5.195）

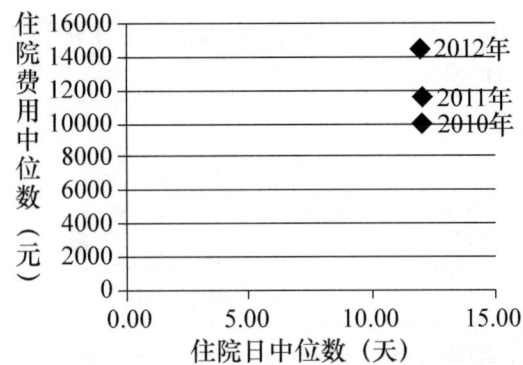

图 5.195　子宫切除术出院患者住院日中位数及住院费用中位数

从图 5.195 可以看出，2010—2012 年子宫切除术出院患者住院日中位数均为 12.00 天；2012 年子宫切除术出院患者住院费用中位数为 14507.98 元，在 3 年中最高。

10. 剖宫产（图 5.196）

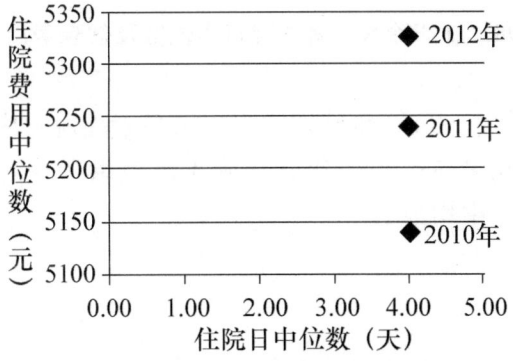

图 5.196　剖宫产出院产妇住院日中位数及住院费用中位数

从图 5.196 可以看出，2010—2012 年剖宫产出院产妇住院日中位数均为 4.00 天；2012 年剖宫产产妇住院费用中位数为 5328.36 元，在 3 年中最高。

11. 乳腺手术（图 5.197）

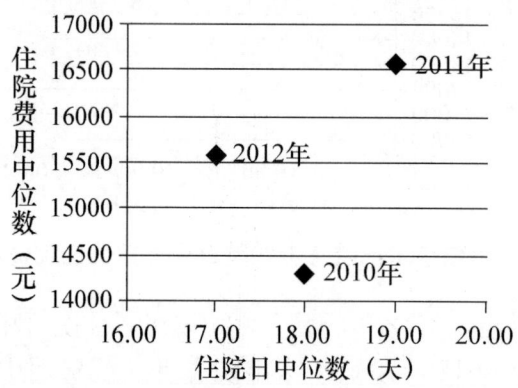

图 5.197　乳腺手术患者住院日中位数及住院费用中位数

从图 5.197 可以看出，2011 年乳腺手术出院患者住院日中位数及住院费用中位数在 2010—2012 年中均最高。

12. 肺切除术（图 5.198）

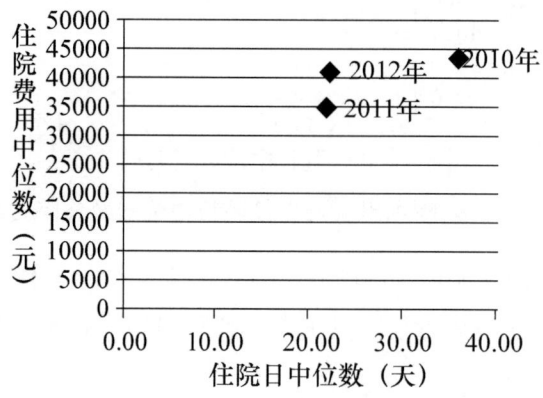

图 5.198　肺切除术患者住院日中位数及住院费用中位数

从图 5.198 可以看出，2010 年肺切除术出院患者住院日中位数及住院费用中位数在 2010—2012 年中均最高；2011 年肺切除术出院患者住院日中位数及住院费用中位数在 2010—2012 年中均最低。

13. 胃切除术（图 5.199）

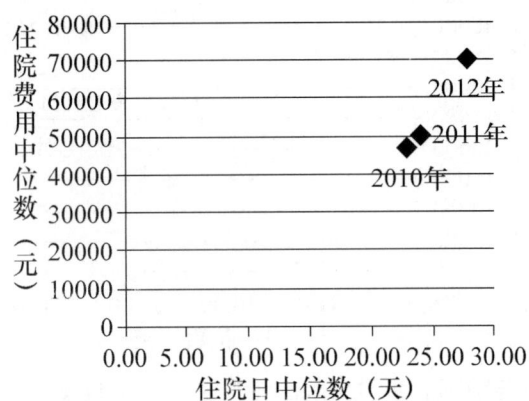

图 5.199　胃切除术出院患者住院日中位数及住院费用中位数

从图 5.199 可以看出，2012 年胃切除术出院患者住院日中位数及住院费用中位数在 2010—2012 年中均最高；2010 年胃切除术出院患者住院日中位数及住院费用中位数在 2010—2012 年中均最低。

14. 直肠切除术（图 5.200）

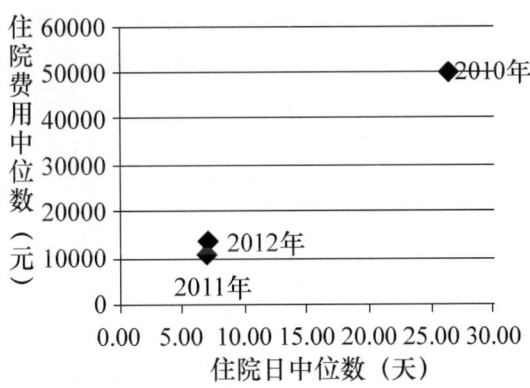

图 5.200　直肠切除术出院患者住院日中位数及住院费用中位数

从图 5.200 可以看出，2010 年直肠切除术出院患者住院日中位数及住院费用中位数在 2010—2012 年中均最高。

15. 肾与前列腺相关手术（图 5.201）

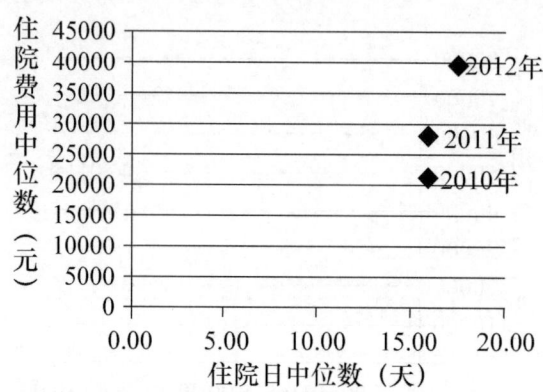

图 5.201　肾与前列腺手术出院患者住院日中位数及住院费用中位数

从图 5.201 可以看出，2012 年肾与前列腺手术出院患者住院日中位数及住院费用中位数在 2010—2012 年中均最高。

表 5.21 为重点手术出院患者住院日中位数及住院费用中位数。

表 5.21　重点手术出院患者住院日中位数及住院费用中位数

手术名称	2010 年		2011 年		2012 年	
	住院日中位数	住院费用中位数	住院日中位数	住院费用中位数	住院日中位数	住院费用中位数
髋膝关节置换术	23.00	50517.94	22.00	55032.50	22.00	54532.97
脊髓椎管手术	22.50	31611.46	23.00	48277.53	24.00	41379.17
胰腺切除术	34.00	70544.03	30.00	68711.84	36.00	84324.83
食管切除术	—	—	—	—	31.00	55243.72
腹腔镜下胆囊切除术	5.00	9867.89	4.00	10288.99	4.00	11067.45
冠状动脉旁路移植术	32.00	68412.16	29.00	69547.87	29.00	78058.94
经皮冠状动脉介入治疗	—	—	—	—	10.50	51356.54
颅脑手术	21.50	45475.52	23.50	41349.28	21.00	48968.47
子宫切除术	12.00	10094.66	12.00	11514.84	12.00	14507.98
剖宫产	4.00	5141.48	4.00	5242.22	4.00	5328.36
乳腺手术	18.00	14315.78	19.00	16562.70	17.00	15577.27
肺切除术	37.00	43603.22	22.00	34683.50	22.50	41133.05
胃切除术	23.00	46924.04	24.00	50293.64	28.00	70724.36
直肠切除术	27.00	50202.80	7.00	10994.80	7.00	12845.95
肾与前列腺相关手术	16.00	21370.54	16.00	28189.26	18.00	39559.37

附录 1：恶性肿瘤 ICD-10 编码

1. 肾恶性肿瘤：C64
2. 肝恶性肿瘤：C22
3. 肺恶性肿瘤：C34
4. 胃恶性肿瘤：C16
5. 直肠恶性肿瘤：C20
6. 结肠恶性肿瘤：C18

附录 2：重点疾病 ICD-10 编码

本报告中对于重点疾病的统计，所使用的 ICD-10 编码为：

1. 急性心肌梗死：I21-I22
2. 充血性心力衰竭：I50.0
3. 脑出血：I60-I62
4. 脑梗死：I63
5. 创伤性颅内损伤：S06
6. 消化道出血：K92.2
7. 慢性阻塞性肺疾病：J44
8. 细菌性肺炎：J10.0，J11.0，J12-J18，不包括 J17*
9. 败血症：A40-A41
10. 累及身体多个部位的损伤：T00-T07
11. 糖尿病伴短期与长期并发症：E10-E14
12. 结节性甲状腺肿：E04
13. 急性阑尾炎伴弥漫性腹膜炎及脓肿：K35.0、K35.1
14. 前列腺增生：N40
15. 肾衰竭：N17-N19
16. 高血压病：I10-I15
17. 急性胰腺炎：K85
18. 恶性肿瘤术后化疗：Z51.101
19. 恶性肿瘤维持性化疗：Z51.201、Z51.103

附录 3：重点手术 ICD-9-CM-3 编码

本报告中对于重点手术的统计，所使用的 ICD 9-CM-3 编码为：

1. 髋膝关节置换术：81.5、81.4101、81.4702、81.4708
2. 脊髓椎管手术：03.0-03.7
3. 胰腺切除术：52.5-52.7
4. 食管切除术：42.4
5. 腹腔镜下胆囊切除术：51.23
6. 冠状动脉旁路移植术：36.1

7. 经皮冠状动脉介入治疗：36.0102、36.0502
8. 颅脑手术：01.24、01.39、01.5
9. 子宫切除术：68.4-68.7
10. 剖宫产：74.0、74.1、74.2、74.4、74.99
11. 乳腺手术：85.4
12. 肺切除术：32.4、32.5
13. 胃切除术：43.5-43.9
14. 直肠切除术：48.4-48.6
15. 肾与前列腺相关手术：55.4-55.6、60.3-60.5

第二节 DRGs 评估报告（范例）

一、评估对象和内容

1. 评估对象　某地区 9 家医院。
2. 评估内容　本次评估围绕医疗服务绩效的核心内容，对医疗机构的住院服务能力、服务效率和服务质量进行评估。
3. 数据及来源　本次评价所用数据来源于该院上报的 2010—2012 年的病案首页信息。

二、评估方法

略。

三、DRGs 分析结果

（一）DRGs 组数和 CMI 值

疾病诊断相关分组（Diagnosis Related Groups，DRGs）指根据疾病的主要诊断、伴随症、合并症、手术及治疗操作等临床情况，按疾病复杂程度的同质性和医疗资源消耗（住院日、住院费用）的相似性，将病例分成的组群数。组数越多，说明医院收治疾病覆盖的病种越广泛。一般认为一家三级医院的组数至少应为 500 组。

病例组合指数（Case MIX Index，CMI）代表一个服务提供单位收治病例的总体特征。如果该单位收治病例中技术难度大、资源消耗多的病例比例高，其 CMI 值就大；反之，难度低、花费少的病例占的比例高，其 CMI 值就小。CMI 反映出医疗机构医疗服务的整体技术难度。

从表 5.22 中可以看出 9 所医院近三年的 DRGs 组数和 CMI 值基本都呈现出稳定并略有逐渐上升的势头,说明 9 所医院医疗服务的广度和整体技术难度在增加;但在同等级别的综合医院之间,DRGs 分类的疾病分布范围存在较大差异,CMI 值也存在一定的差异。

表 5.22 9 所医院近三年的 DRGs 组数和 CMI 值

医院	2010		2011		2012	
	DRGs 组数	CMI	DRGs 组数	CMI	DRGs 组数	CMI
医院 1	199	0.853	188	0.863	—	—
医院 2	254	0.924	341	0.977	371	0.981
医院 3	406	0.836	423	0.837	422	0.840
医院 4	346	1.029	373	1.009	378	0.984
医院 5	418	1.030	429	1.039	442	1.038
医院 6	10	1.574	13	1.602	—	—
医院 7	467	1.099	477	1.096	495	1.100
医院 8	354	0.919	369	0.918	436	0.923
医院 9	384	0.996	421	1.003	447	1.019

(二)时间消耗指数与费用消耗指数

时间消耗指数表示该医院治疗同类病例的时间长短。结果在 1 左右,表示接近平均水平,小于 1 表示住院时间较短,大于 1 表示住院时间较长。

费用消耗指数表示该医院治疗同类病例的费用高低。结果在 1 左右,表示接近平均水平,小于 1 表示住院费用较低,大于 1 表示住院费用较高(详见表 5.23,图 5.202)。

表 5.23 9 所医院近三年的时间消耗指数与费用消耗指数

医院	费用指数			时间指数		
	2010	2011	2012	2010	2011	2012
医院 1	2.312	2.284	—	1.339	1.232	—
医院 2	1.191	1.095	1.106	1.355	1.256	1.277
医院 3	0.897	0.943	1.053	1.046	1.054	1.041
医院 4	1.091	1.295	1.479	1.256	1.206	1.186
医院 5	0.726	0.782	0.921	1.039	0.995	1.013
医院 6	1.609	2.029	—	3.303	6.780	—
医院 7	1.377	1.467	1.630	1.099	1.047	1.018
医院 8	1.030	1.103	1.196	1.320	1.231	1.169
医院 9	0.731	0.765	0.779	1.139	1.064	0.952

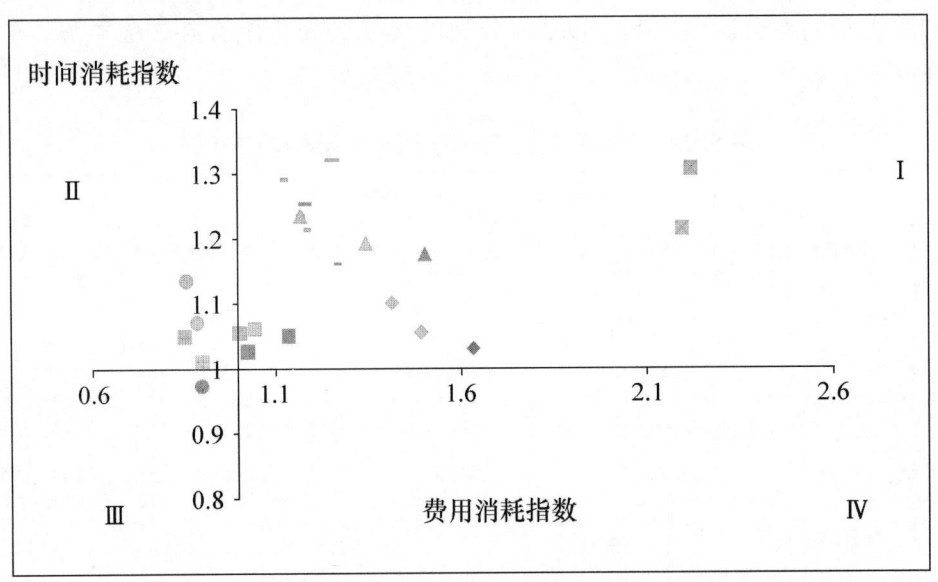

图 5.202 9 所医院近三年的时间消耗指数与费用消耗指数

第三节 医院医疗综合能力评估（范例）

一、医院医疗综合能力评估模型简介

依据卫生部《三级综合医院评审标准实施细则（2011版）》第七章指标要求，通过病案首页所采集数据信息，运用国际疾病分类（ICD-10）和手术操作编码（ICD-9-CM3）进行诊断标准化，同时参阅国内外疾病和手术评价难度的级差关系，从服务能力、医疗质量和医疗效率三个维度，与评审员现场评价结果共同构成对医院医疗技术水平和管理能力的综合、客观判断。

（一）医院医疗综合能力评估模型（图 5.203）

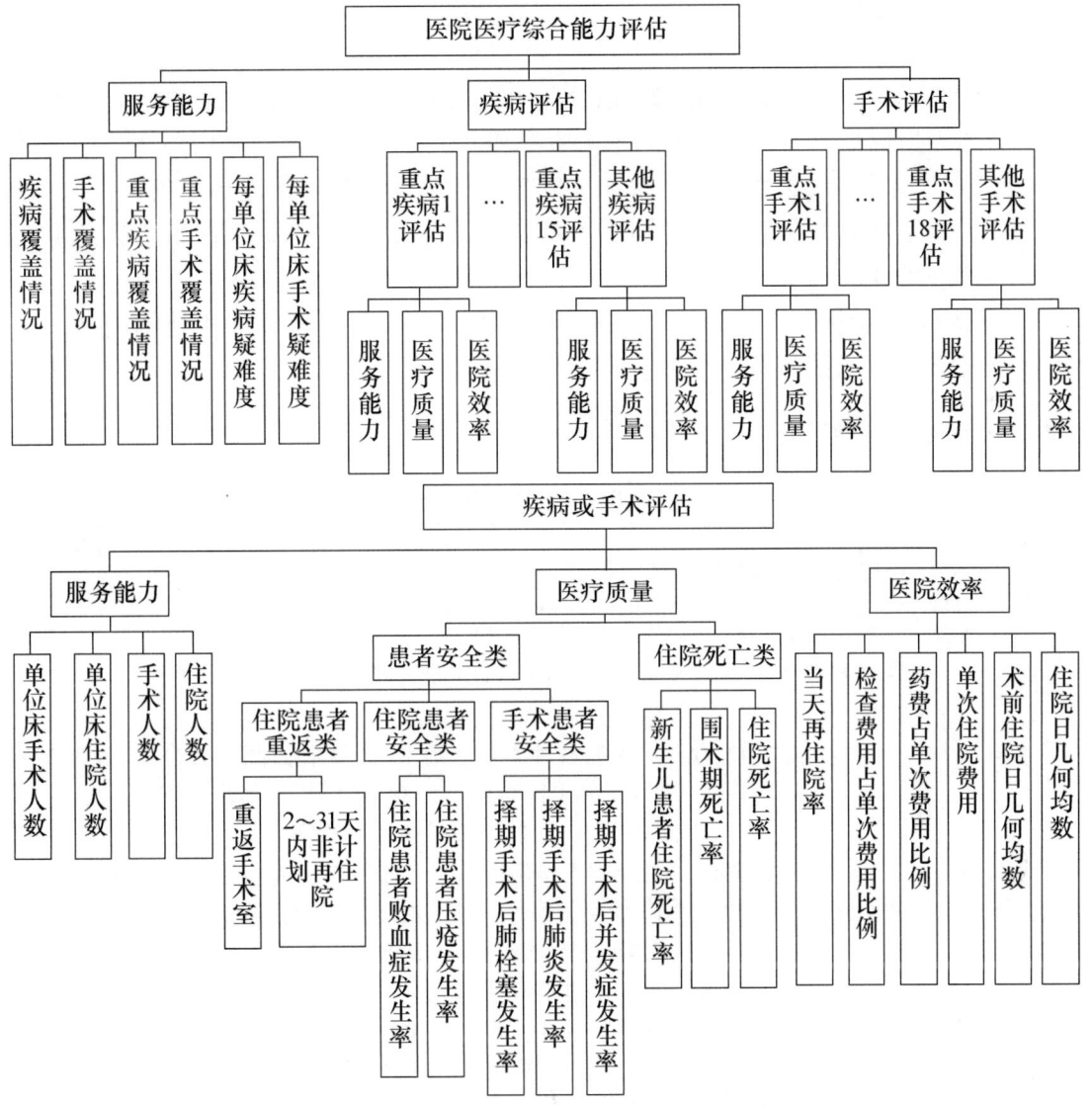

图 5.203　医院医疗综合能力评估基本框架图

该模型对医院服务能力、医疗质量和医院效率综合评价的总框架可以分为四级。其中医院服务能力是指学科诊疗疾病和开展手术疾病谱或手术谱（诊治专科疾病和开展专科手术的种类称为"宽度"），以及诊治重点疾病和开展重点手术数量（称为"深度"）。针对疾病或手术的评估共包含四级指标。

1. 一级指标共 3 项　包括服务能力、医疗质量和医院效率，此三项是评价医院重点疾病和重点手术实施状况的基础指标。

2. 二级指标共 12 项　包括评价医疗服务能力的手术人数、住院人数、每单位床疾病疑难度和每单位床手术难度 4 项指标；评价医疗质量的患者安全类和住院患者死亡类 2 项指标；以及评价医院效率的当日再住院率、检查费用占单次住院费用比例、药费占单次住院费用比例、单次住院费用、术前住院日几何均数和住院日几何均数等 6 项指标。

3. 三级指标共 6 项　包括住院患者重返、住院患者安全和手术患者安全三类指标；以及描述住院死亡的住院新生儿住院死亡率、围术期死亡率和住院患者死亡率 3 项。

4. 四级指标共 7 项　包括重返手术室率和 2~31 天内非计划再住院率（住院患者重返类），住院患者败血症发生率和住院患者压疮发生率（住院患者安全类），以及择期手术后肺栓塞发生率、择期手术后肺炎发生率、择期手术后并发症发生率（手术患者安全类）。

二到四级的指标共 25 项，该指标为《三级综合医院评审标准实施细则（2011版）》第七章所要求的指标。

（二）模型部分指标界定（表 5.24）

表 5.24　医院医疗综合能力评估指标界定

指标	指标全称	定义和简释	分数取值
服务能力			
疾病覆盖情况	一年内医院诊断的疾病种类数	累计疾病种类数。在所有出院诊断（ICD-10 前 4 位编码）中出现 1 次以上的疾病种类数。疾病种类越多，能力越强。	+1
手术覆盖情况	一年内医院实施的手术种类数	累计手术种类数。在所有手术诊断（ICD-9-CM3 前 4 位编码）中出现 1 次以上的手术种类数。手术种类越多，能力越强。	+1
重点疾病覆盖情况	一年内医院诊断的重点疾病种类数	累计重点疾病种类数。在所有出院诊断（ICD-10 前 4 位编码）中出现 1 次以上的重点疾病种类数。种类越多，能力越强。	+1
重点手术覆盖情况	一年内医院实施的重点手术种类数	累计重点手术种类数。在所有手术诊断（ICD-9-CM3 前 4 位编码）中出现 1 次以上重点手术种类数。数量越多，能力越强。	+1
每单位病床疾病疑难度	一年内医院平均每个病床诊断的疾病的疑难度	每种疾病的个数与其疾病权重乘积的和，除以医院的病床数。每单位病床疾病疑难度越大，能力越强。	+1
每单位病床手术疑难度	一年内医院平均每个病床实施的手术的疑难度	每种手术的个数与其手术权重乘积的和，除以医院的病床数。每单位病床手术疑难度越大，能力越强。	+1
疾病/手术服务能力			
住院患者重点手术总数	一年内住院患者总重点手术人数	某重点手术患者累计数量。总手术人数越多，能力越强。	+1

续表

指标	指标全称	定义和简释	分数取值
住院患者重点疾病总数	一年内住院患者总重点疾病人数	某重点疾病住院患者累计数量。总住院人数越多，能力越强。	+1
单位病床住院人数	一年内平均每张床位的住院人数	某重点疾病每单位病床住院患者累计数量。单位病床住院人数越多，能力越强。	+1
单位病床手术人数	一年内平均每张床位的手术人数	某重点手术每单位病床患者累计数量。单位病床手术人数越多，能力越强。	+1

疾病/手术医疗质量

指标	指标全称	定义和简释	分数取值
重返手术室率	一年内手术患者重返手术室发生率	住院患者在一次住院期间，重复进行同种手术者人数在所有手术患者中所占比例。	−1
2～31天内非计划再住院率	一年内住院患者2～31天内非计划再住院发生率	2～31天内非计划再住院患者在所有住院患者中比例。此指标不包括化放疗、人工授精、青光眼、白内障等计划性重返。	−1
住院患者败血症发生率	一年内住院患者败血症发生率	败血症患者数在所有住院患者中所占比例。患者入院诊断中不包含败血症，但出院诊断中出现败血症诊断（ICD-A40，A41，A20.7，A21.7，A22.7，A24.1，A26.7，A28.2，A32.7，A39.2-39.4，A42.7，A48.3，A54.8，B00.7，B37.7，O85，P36，T81.4）。	−1
住院患者压疮发生率	一年内住院患者压疮发生率	压疮患者数在所有住院患者中所占比例。患者入院时没有压疮，但出院诊断中出现压疮（ICD-L89）。	−1
择期手术后肺栓塞发生率	一年内住院患者择期手术后肺栓塞发生率	肺栓塞患者数在所有手术患者中所占比例。患者入院诊断没有肺栓塞，但出院诊断中出现肺栓塞诊断（ICD-I26）。	−1
择期手术后肺炎发生率	一年内住院患者择期手术后肺炎发生率	肺炎患者数在所有手术患者中所占比例。患者入院诊断没有肺炎，但出院诊断中出现肺炎诊断（ICD-J12-J16，J18）。	−1
择期手术后并发症发生率	一年内住院患者择期手术后并发症发生率	并发症患者数在所有手术患者中所占比例。出院诊断中出现术后切口或操作伤口感染（ICD-T81）等定义为并发症。	−1
新生儿死亡率	一年内住院新生儿死亡率	住院新生儿死亡数在所有住院新生儿中所占比例。年龄≤28天的住院者称之为新生儿患者。	−1
围术期死亡率	一年内住院患者围术期死亡率	围术期死亡数在所有手术患者中所占比例。术后48小时内死亡定义为围术期死亡。	−1
住院患者死亡率	一年内住院患者死亡率	住院患者死亡数在住院患者总人数中所占比例。	−1

续表

指标	指标全称	定义和简释	分数取值
疾病/手术的医院效率			
当天再住院率	一年内住院患者当天再次入院率	当天再次入院患者数在住院患者总人数中所占比例。当天再住院率越高，效率越低。	−1
药费占单次费用比例	一年内住院患者药费占单次总费用比例	药费占单次住院费用比例。药费包括西药费、中成药费和中草药费。药费占单次总费用比例越高，效率越低。	−1
检查费用占单次住院费用比例	一年内住院患者检查费用占单次费用比例	检查费用占单次费用的比例。检查费用占单次费用的比例越高，效率越低。	−1
单次住院费用	一年内住院患者平均单次住院费用	患者单次住院费用的几何平均数。单次住院费用越高，效率越低。	−1
术前住院日几何均数	一年内住院患者术前平均住院日	术前天数几何平均数。为首次手术日期与入院日期相距天数。如两个日期相同，计算为1天。住院日越长，效率越低。	−1
住院日几何均数	一年内住院患者平均住院日	住院天数的几何平均数。由出院日期减去入院日期求得。如两个日期相同，计算为1天。住院日越长，效率越低。	−1

（三）评估模型运算过程

病案首页是卫生信息的重要来源，本次评价分析使用北京市卫生局提供的2009—2010年间北京地区38家三级医院的数据建立的医院综合能力评价的标准化量尺。

1. 2009—2010年38家医院原始指标的标准化

本次医院综合评价的标准化量尺采用2009—2010年北京地区38所三级医院的病案首页数据建立。在建立标准化量尺的过程中，首先对各原始指标数据进行标准化。以下为标准化得分（C_{hij}）的计算公式：

$$C_{hij} = \frac{r_{hij}}{\max\{r_{hij} : h=1\cdots, 38; j=2009, 2010\}} * 100$$

其中：

r_{hij}：第 i 个指标 X_{hij} 在2009—2010年的38家医院数据中的秩；

X_{hij}：第 j 年医院 h 的第 i 个原始指标值；

$j=2009, 2010$；$h=1, \cdots, 38$；$i=1, \cdots, 1048$；

2. 根据需求对指标进行再次标准化

该模型根据评审评估需要针对某次评价需求，进行再次标准化。如：2011年根据评审办的需求对北京地区18所三级甲等医院进行标准化，也采用与标准化量尺建立相同的方法，以 2009—2010 年 38 家医院的数据为基准，对 18 家医院的原始指标数据进行标准化。标准化得分（C_{hi2011}）的计算公式如下：

$$C_{hi2001} = \frac{r_{hr2011}}{\max\{r_{hij}: h=1, \cdots, 38; j=2009, 2010\} + 1} * 100$$

其中：

r_{hi2011}：第 i 个指标 X_{hi2011} 在 2009 年至 2010 年的 38 家医院数据中的秩；

X_{hi2011}：2011 年医院 h 的第 i 个指标原始值；

$h=1, \cdots, 18; i=1, \cdots, 1048;$

3. 多层综合加权综合评价指标

综合指标是标准化指标分数分层加权平均的结果。为了克服分析方法上的困难性，本次评价采用先建立评价框架，然后根据框架分层进行权重赋权，最后累计各层权重的方法计算综合评价指标。对每层的综合指标的计算公式如下：

对于 38 家医院的标准量尺制定，有：

$$S_{hkj} = \sum_{i \in \Delta_k} W_{ki} C_{hij}$$

其中：

Δ_k 是第 k 个综合指标对应原始指标的集合；

W_{ki} 是根据指标框架得到的加权矩阵；

C_{hij} 是 38 家医院的原始指标的标准化得分；

$h=1, \cdots, 38$；表示 38 家医院；

$j=2009, 2010$；表示 2009—2010 年数据；

$k=1, \cdots, 206;$

对于 18 家医院的标准化得分计算，有：

$$S_{hk2011} = \sum_{i \in \Delta_k} W_{ki} C_{hi2011}$$

其中：

C_{hi2011} 是 18 家医院 2011 年原始指标的标准化得分；

$h=1, \cdots, 18$；表示 18 家医院。

4. 综合评价指标的标准化

为了提高指标的可比性，对综合指标同样以 2009—2010 年 38 家医院的数据为基准建立标准化量尺，然后再对 18 家医院的综合评价指标进行标准化。综合指标标准化得分（SC_{hk2011}）计算公式如下：

$$SC_{hk2011} = \frac{Sr_{hk2011}}{\max\{Sr_{hkj}: h=1\cdots, 38; j=2009, 2010\} + 1} * 100$$

其中：

Sr_{hkj}：第 k 个综合指标 S_{hkj} 在 2009—2010 年 38 家医院数据中的秩；$h=1, \cdots, 38$；

Sr_{hk2011}：第 k 个综合指标 S_{hk2011} 在 2009—2010 年的 38 家医院数据中的失；$h=1, \cdots, 18;$

$j = 2009$,2010；表示 2009—2010 年数据

$k = 1, \cdots, 206$；

运用标准化后的得分体现的是指标的排序情况。这种排序方法能够更好地展示医院间的差距，使各个类别排序能够在 0～100 之间均匀分布。

标准化量尺以 100 为最高值，如超过 100 则代表两个意义：一是在同级别医院中达到优秀水平；二是好于已经建立的标尺最高值，本年度最高水平较往年有提升。

二、综合评价结果（范例）

目前对医院医疗综合能力评估，主要是针对卫生部重点监测的 18 种疾病（以下简称重点疾病）和重点监测的 18 种手术（简称重点手术）作为重点评估内容，通过弱化其他非技术影响因素，提升医疗服务事件的可比性，可以查看同一重点疾病或重点手术的诊治和实施情况，能够合理地在不同医院之间进行比较，为评价不同医院间医疗服务能力、质量和效率的排序提供了良好的基础。由于 18 种重点疾病中的"充血性心力衰竭、累及身体多个部位的损伤、败血症（成人）、肿瘤化疗和肿瘤术后维持性化疗"等 5 种重点疾病不以最终第一诊断的形式进入病案首页信息。因此，本范例显示的最终参加评价重点疾病为 13 种。

为了更系统地说明该评价模式对医院医疗综合能力评估的作用，现将某地区 10 家三级综合医院医疗综合能力评估结果予以展示，供参考（表 5.25）。

该分析报告对 10 家医院病案首页信息中符合分析标准的数据进行了综合评估，其对照分值是根据北京地区三级医院（含甲等、乙等、合格）2009—2011 年病案首页数据所建立的标准值（0～100 分值）进行比较，达到或超过 100 分值意味着该结果达到最好水平，进入了优秀行列；否则相反。

表 5.25 10 家医院近三年综合评估总分数

医院	2010 年	2011 年	2012 年
医院 1	78	82	91
医院 2	82	64	86
医院 3	72	74	78
医院 4	65	68	78
医院 5	55	56	73
医院 6	53	56	68
医院 7	59	60	64
医院 8	—	60	64
医院 9	53	53	56
医院 10	35	40	44

本评价模型的医疗综合能力评估由三部分组成：服务能力、疾病评估和手术评估，详见表 5.26。

表 5.26　10 家医院近三年医疗综合能力评估

医院	总得分			服务能力			疾病评估			手术评估		
	2010	2011	2012	2010	2011	2012	2010	2011	2012	2010	2011	2012
医院 1	78	82	91	65	69	89	97	99	99	73	78	90
医院 2	82	64	86	72	54	86	97	93	93	77	41	82
医院 3	72	74	78	64	64	72	80	93	93	60	61	66
医院 4	65	68	78	57	57	78	86	90	93	60	60	64
医院 5	55	56	73	36	36	53	86	93	99	56	53	59
医院 6	53	56	68	40	47	61	62	74	80	41	53	60
医院 7	59	60	64	47	47	52	91	93	93	41	41	52
医院 8	—	60	64	—	59	64	—	80	88	—	41	41
医院 9	53	53	56	43	40	48	56	66	69	38	41	41
医院 10	35	40	44	22	36	36	49	56	55	41	38	41

总得分是通过已经建立的、对服务能力、疾病评估及手术评估三个维度评估的数学模型逐层测算的结果，而不是三个分值简单的数值相加后的平均数，详见图 5.204。

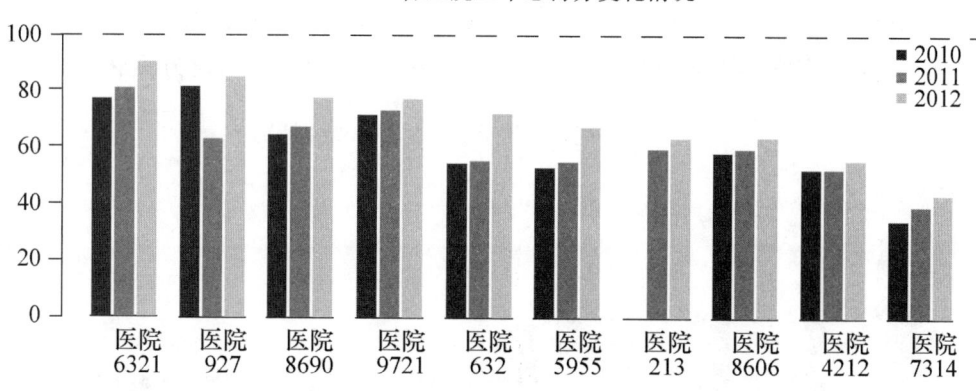

图 5.204　10 家医院 2010、2011、2012 年总得分变化

服务能力分值是由计算住院患者的疾病种类数和手术种类数以及服务量所获得的，见图 5.205。

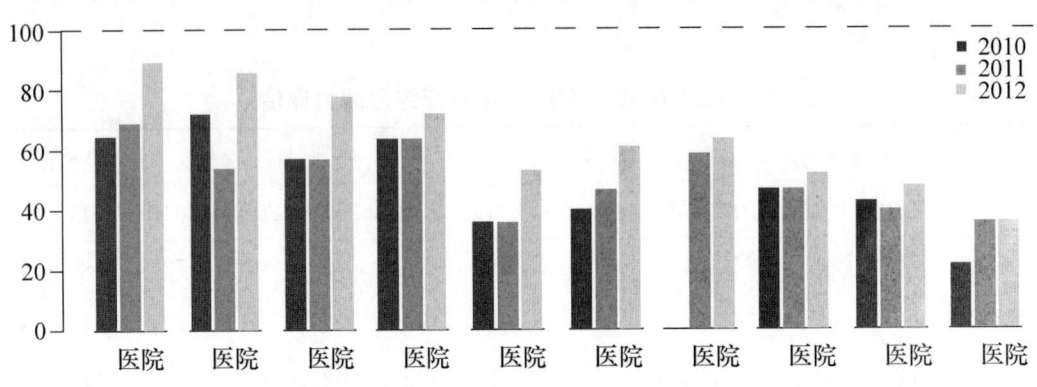

图 5.205 10 家医院 2010、2011、2012 年服务能力得分变化

医疗综合能力评估模型框架较好地体现了国家卫生行政部门对重点疾病和重点手术的监测要求,使评审标准第七章要求重点疾病(其中 13 种疾病参评)和 18 种重点手术的服务能力、医疗质量和医院效率的综合评估可以通过分值得以展示,详见图 5.206、5.207,表 5.27、5.28。

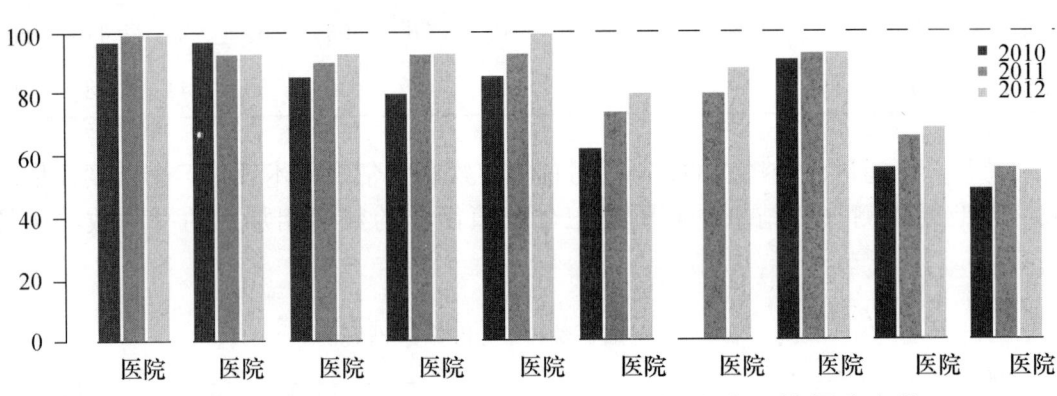

图 5.206 10 家医院 2010、2011、2012 年疾病评估得分变化

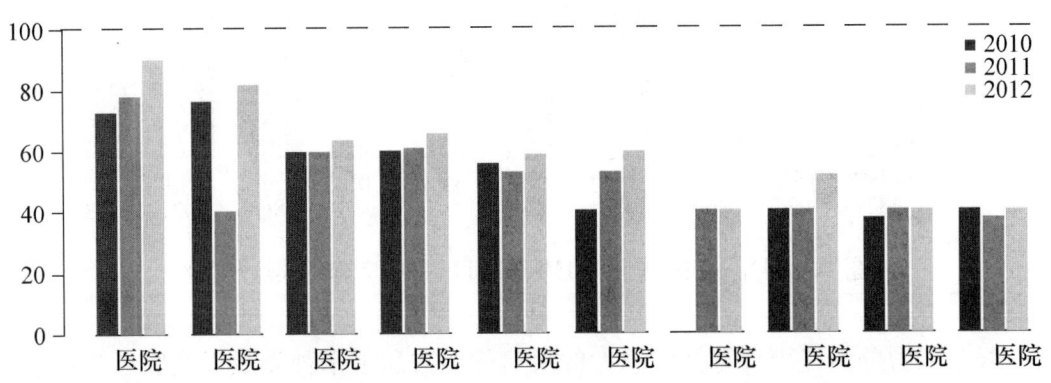

图 5.207 10 家医院 2010、2011、2012 年手术评估得分变化

表 5.27 10家医院13种重点疾病近三年分值变化

医院	急性心肌梗死 2010	2011	2012	脑出血与脑梗死 2010	2011	2012	创伤性颅脑损伤 2010	2011	2012	消化道出血 2010	2011	2012	细菌性肺炎 2010	2011	2012	慢性阻塞性肺疾病 2010	2011	2012
医院1	53	65	78	101	99	99	90	94	98	86	84	70	96	96	96	86	93	101
医院2	85	62	—	98	81	98	90	90	90	80	53	57	88	91	98	98	94	101
医院3	76	79	79	88	98	98	90	90	90	61	91	78	94	99	101	83	69	98
医院4	42	49	46	88	52	98	102	102	98	93	97	95	96	98	96	77	81	101
医院5	—	—	—	73	—	40	90	94	94	—	53	53	91	77	91	47	44	36
医院6	58	65	78	99	98	99	87	94	90	84	91	93	91	94	95	93	93	93
医院7	—	—	42	99	99	99	102	102	102	99	99	99	91	91	91	96	96	101
医院8	35	49	58	98	98	70	79	79	94	53	49	93	64	91	94	77	90	101
医院9	44	44	40	53	73	—	79	44	79	—	30	47	91	91	91	31	31	48
医院10	—	74	79	—	85	93	79	79	79	—	80	70	76	76	83	75	75	83

表 5.27 10家医院13种重点疾病近三年分值变化（续）

医院	糖尿病伴短期与长期并发症 2010	2011	2012	结节性甲状腺肿 2010	2011	2012	急性阑尾炎伴弥漫性腹膜炎及脓肿 2010	2011	2012	前列腺增生 2010	2011	2012	肾衰竭 2010	2011	2012	高血压病 2010	2011	2012	急性胰腺炎 2010	2011	2012
医院1	—	—	—	7	13	19	79	85	79	29	39	39	43	64	72	44	36	67	—	49	46
医院2	71	34	103	81	49	57	4	7	4	99	91	76	33	36	70	86	72	80	99	69	25
医院3	29	39	34	7	—	—	62	62	7	—	29	29	46	51	64	59	65	69	25	25	51
医院4	39	39	39	—	—	13	82	85	85	94	—	91	34	33	49	27	33	36	60	69	60
医院5	29	34	—	—	—	—	—	4	—	—	—	—	22	20	22	25	31	38	—	—	—
医院6	39	55	71	63	63	63	49	49	46	89	76	76	59	62	64	75	72	70	99	99	99
医院7	—	—	32	63	93	87	99	96	96	76	76	—	—	39	—	25	49	38	101	99	99
医院8	—	13	13	—	7	7	—	40	49	41	34	—	28	57	33	35	35	64	—	—	—
医院9	13	13	13	10	—	—	21	—	15	29	36	36	22	33	36	44	69	72	—	51	—
医院10	34	34	39	—	—	—	—	—	—	36	—	—	25	—	22	52	52	69	—	—	78

表5.27显示医院在13种重点疾病和表5.28显示18种重点手术评估分值。其中某些种手术没有分值，表明该种手术年收治患者数量不足52例（即每周少于1例），故无法进行评价；另外，如果疾病（或手术）诊断名称因不符合报送要求也影响对相关数据的统计和分析。

表 5.28 10家医院18种重点手术近三年分值变化

医院	髋膝关节置换术			椎板切除术或脊柱融合相关手术			食管切除术			胰腺切除术			腹腔镜下胆囊切除术			冠状动脉旁路移植术		
	2010	2011	2012	2010	2011	2012	2010	2011	2012	2010	2011	2012	2010	2011	2012	2010	2011	2012
医院1	59	—	31	28	23	42	56	68	44	—	—	—	—	—	21	—	—	—
医院2	74	24	64	47	42	47	44	—	44	—	—	—	—	—	79	—	—	50
医院3	—	—	22	42	34	4	—	—	—	—	—	—	—	—	62	—	—	13
医院4	—	—	—	39	36	42	—	—	—	—	—	—	—	—	—	46	17	—
医院5	24	59	59	42	64	66	—	—	—	—	—	—	—	—	—	13	—	—
医院6	62	66	66	64	—	—	38	44	44	—	—	—	—	—	96	80	72	80
医院7	—	—	—	—	—	47	—	—	—	—	—	—	—	—	—	46	50	—
医院8	—	—	66	20	47	28	—	44	—	—	—	—	18	24	43	—	—	—
医院9	20	59	—	—	28	28	44	44	44	—	—	—	—	—	—	—	—	—
医院10	—	—	—	—	47	47	—	—	—	—	—	—	—	—	—	—	—	—

表 5.28 10家医院18种重点手术近三年分值变化（续）

医院	经皮冠状动脉介入治疗			颅脑手术			子宫切除术			剖宫产			阴道分娩			乳腺手术		
	2010	2011	2012	2010	2011	2012	2010	2011	2012	2010	2011	2012	2010	2011	2012	2010	2011	2012
医院1	59	59	66	—	—	—	57	57	59	12	12	12	8	8	22	—	—	—
医院2	74	24	64	65	—	65	72	22	70	62	18	61	51	17	94	46	—	50
医院3	—	—	22	—	—	—	86	89	76	86	84	88	101	69	99	13	17	13
医院4	—	—	59	—	—	—	59	59	61	55	61	82	38	44	101	—	—	—
医院5	24	59	—	—	—	—	11	—	3	36	18	24	8	8	8	—	—	—
医院6	62	66	66	95	95	75	68	86	57	22	18	30	—	—	10	80	72	80
医院7	—	—	—	35	55	55	61	59	59	39	39	55	—	—	21	46	50	—
医院8	—	59	66	—	—	—	39	57	55	5	3	14	26	28	44	—	—	—
医院9	20	—	—	—	—	—	—	14	7	11	9	12	—	—	—	—	—	—
医院10	—	—	—	—	—	—	—	18	11	—	53	51	—	—	—	—	—	—

表 5.28　10 家医院 18 种重点手术近三年分值变化（续）

医院	肺切除术			胃切除术			直肠切除术			肾与前列腺相关手术			血管内修补术			恶性肿瘤手术		
	2010	2011	2012	2010	2011	2012	2010	2011	2012	2010	2011	2012	2010	2011	2012	2010	2011	2012
医院 1	—	—	—	48	48	62	—	—	—	—	—	—	—	—	—	53	47	49
医院 2	—	—	—	48	—	48	—	—	—	50	—	60	—	—	—	76	53	68
医院 3	—	—	—	—	—	—	—	—	—	—	—	—	—	—	—	64	61	51
医院 4	—	—	—	—	—	—	—	—	—	—	—	—	—	—	—	—	—	—
医院 5	—	—	—	—	—	—	—	—	—	—	—	—	—	—	—	—	—	—
医院 6	39	39	39	48	78	38	—	—	—	—	21	21	—	55	—	70	80	80
医院 7	—	—	—	32	—	—	—	—	—	—	—	—	—	—	—	72	72	74
医院 8	—	—	—	—	—	—	—	—	—	—	—	—	—	—	—	—	—	41
医院 9	—	—	—	38	38	38	—	—	—	—	—	—	—	—	—	—	—	—
医院 10	—	—	—	—	—	—	—	—	—	—	—	—	—	—	—	—	47	49

注："—"表明该种疾病手术年收治患者数量不足 52 例（即每周少于 1 例），故不参与评分。

从表 5.28 可见 10 家医院在 18 种指定重点手术分值显示其整体能力有待提升，导致这个原因有两种可能性：

（1）手术的绝对能力低，意味着能够开展的手术种类和手术数量绝对少。

（2）由于手术名称填报的准确度差（数据误差），使得同一类别手术总体数量的统计受到影响，由此导致分值缺失或降低。

三、改进建议

从目前的数据分析结果可以对各医院的总体医疗综合能力有一个初步了解，通过综合能力的评价可对省厅医院建设能力提出建设性意见。各级卫生行政部门可结合其他信息综合评价各医院学科发展现状及医疗服务能力，可指导本省、市、自治区科学地建设所辖医院。

卫生行政部门和医院要对 18 种重点手术中某些技术难度较大，但应对于那些还有很大提高空间的手术给予重点关注，可以进一步根据当地人口发病特点、手术需求及流行病学特点进行深入调研，为卫生行政部门调整区域卫生发展规划、对口支援策略等一系列政策提供依据，真正解决当地百姓看病就医问题。

（注：该评估模型北京大学医学部相关专家仍在继续研究过程中）

第四节　医院现场评价管理系统

加强医院现场评价工作管理，为评审员提供有效、易用、简便的支持工具，提高评价过程标准化和同质化，提高评审工作效率，是本系统开发的主要目标。因此，根据《三级综合医院评审标准实施细则（2011 年版）》、二级综合医院以及三级妇产医院、儿童医院、心血管医院、精神病医院、肿瘤医院、眼科医院 8 个评审标准和实施细则，在认真总结评审员医院现场评价工作方法和流程的基础上，设计出《医院现场评价管理系统》。经过近半年多系统开发，目前《医院现场评价管理系统》已经基本上能够满足医院现场评价的需求，为实现培养同质化评审员，规范管理评审组织，建设适合我国国情的、标准化的评审体系提供了有效的技术支持。

一、系统功能概述

《医院现场评价管理系统》包括评审管理基础数据维护、评审业务流程管理、评审查询与统计分析、系统参数维护四大功能模块。

(一) 评审管理基础维护

1. 评审组管理

根据目前现场评价条款分配需求（详见第三章第五节），设立三种类别的评审组：综合管理组、医疗药事组、护理院感组（图 5.208）。

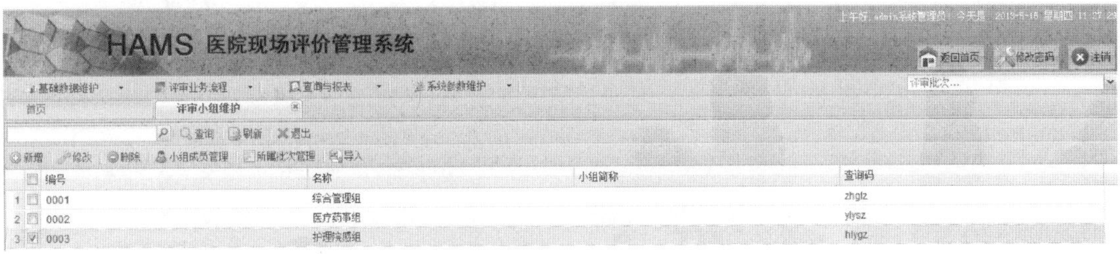

图 5.208 评审组管理

2. 评审人员管理

评审员经过系统培训，能够胜任现场评价工作的评审员均进入评审员数据库。评审员数据库中将包含评审员的评审工作履职经历（次数、评审医院规模等），评审机构可以根据评审工作需求，随机抽取合格评审员（图 5.209）。

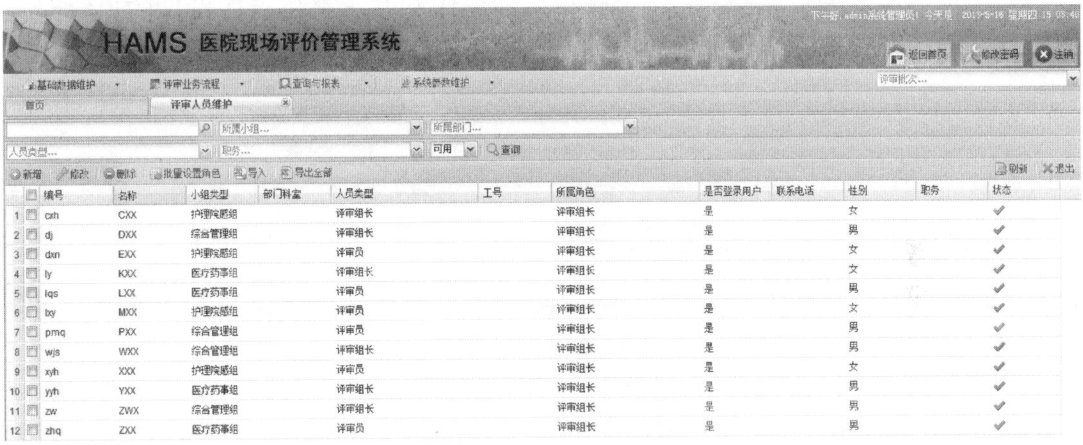

图 5.209 评审员信息管理

3. 医院信息维护

对拟进行现场评价的医院建立基本信息库，包括医院评审申请书的相关信息等，以备评审员进入现场评价参阅（图 5.210）。

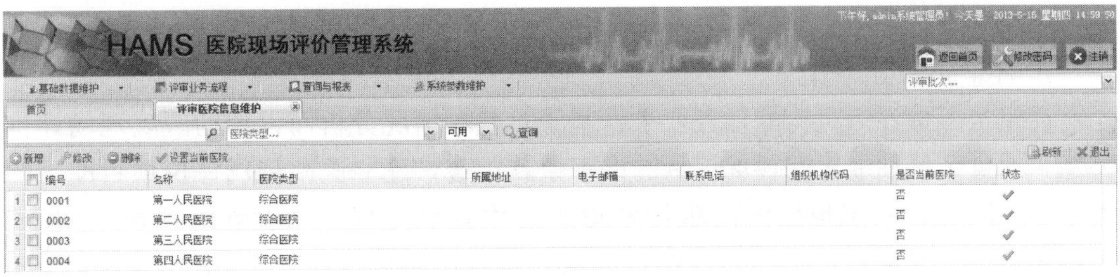

图 5.210 评审医院信息管理

4. 医院评价结果管理

主要用于管理医院自评结果，省级评审主管部门评审结果（图5.211）。

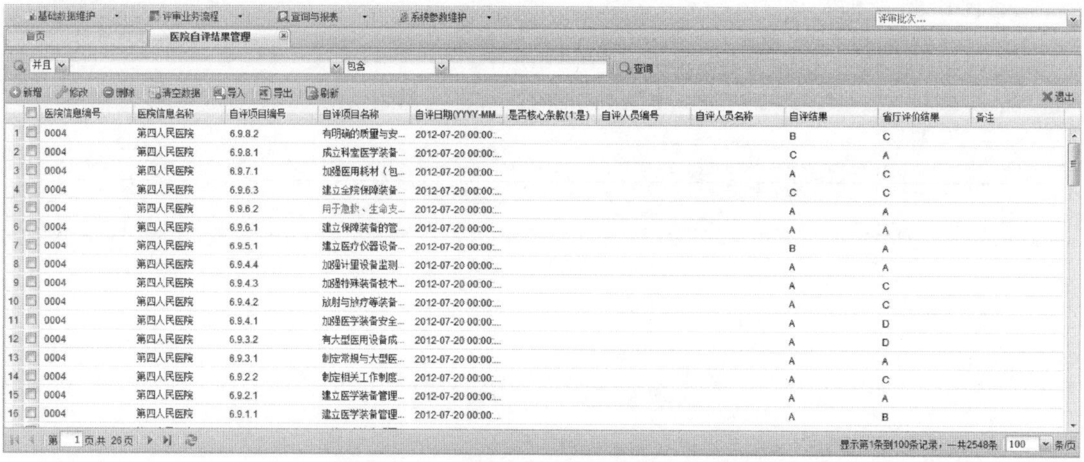

图5.211　医院自评和省厅评审结果

5. 评审标准项目字典维护

该字典库将根据评审标准实施细则建立。评审员可用字典内所提供的条款具体项目，根据各医院的具体情况、现场评价任务要求和基于聚焦点所设计的追踪路径重组任务内容，形成个性化的检查表格（图5.212）。

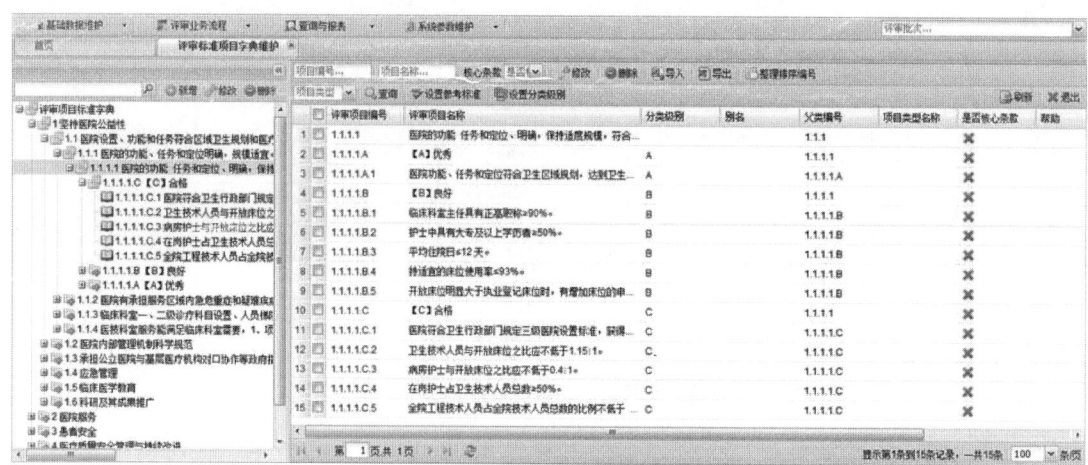

图5.212　评审条款字典库

（二）医院现场评价业务流程管理

1. 评审条款分类管理

评审员根据评审机构的任务要求、基于对基本情况分析而设计的医院现场评价路径，通过系统抽取医院现场评价的评审条款内容，建立医院现场评价项目库（图5.213）。同时，系统根据医院现场评价内容库自动生成《医院现场评审员用表》（表5.29）。

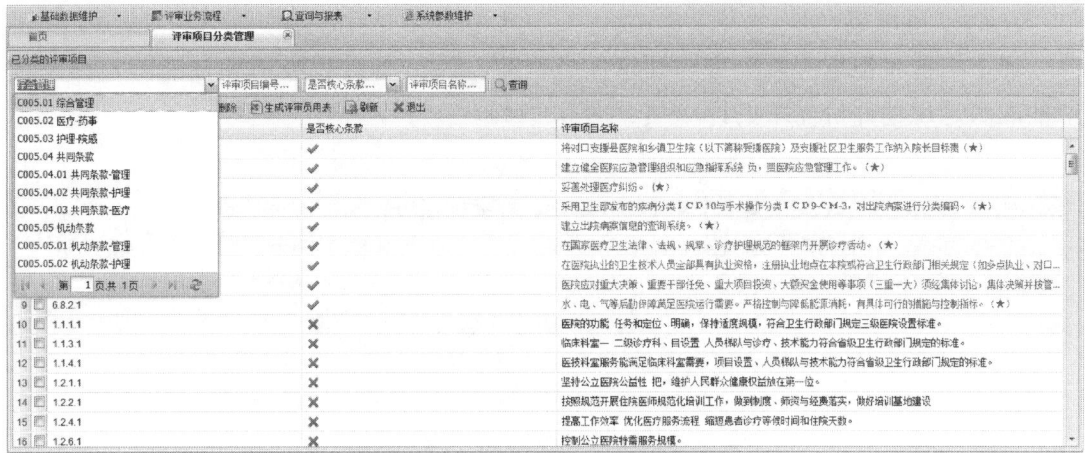

图 5.213　医院现场评价项目库

表 5.29　《医院现场评审员用表》

评审条款	级别	评审条款	评审要点	不通过	不适用	结果判定依据
1.1.1.1 医院的功能、任务和定位、明确，保持适度规模，符合卫生行政部门规定三级医院设置标准。	C	1.1.1.1.C.1	医院符合卫生行政部门规定三级医院设置标准，获得批准等级至少正式执业三年以上。	☐	☐	
		1.1.1.1.C.2	卫生技术人员与开放床位之比应不低于1.15:1。	☐	☐	
		1.1.1.1.C.3	病房护士与开放床位之比应不低于0.4:1。	☐	☐	
		1.1.1.1.C.4	在岗护士占卫生技术人员总数≥50%。	☐	☐	
		1.1.1.1.C.5	全院工程技术人员占全院技术人员总数的比例不低于1%。	☐	☐	
	B	1.1.1.1.B.1	临床科室主任具有正高职称≥90%。	☐	☐	
		1.1.1.1.B.2	护士中具有大专及以上学历者≥50%。	☐	☐	
		1.1.1.1.B.3	平均住院日≤12天。	☐	☐	
		1.1.1.1.B.4	保持适宜的床位使用率≤93%。	☐	☐	
		1.1.1.1.B.5	开放床位明显大于执业登记床位时，有增加床位的申请记录。	☐	☐	
	A	1.1.1.1.A.1	医院功能、任务和定位符合卫生区域规划，达到卫生行政部门设置标准。	☐	☐	

2. 评审员配置

评审机构将根据医院类型、评审任务负荷、评审员履职经历和技能等，由系统中抽取满足现场评价需求的评审员（图 5.214）。

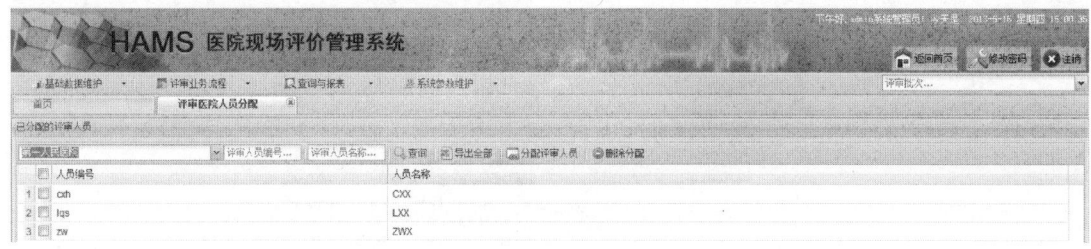

图 5.214　评审员团队组成

3. 评审条款任务分配

系统根据目前现场评价条款的总体设计，已经进行五类组合：综合管理条款、医疗药事条款、护理院感条款、共同条款和机动条款，评审员根据评审机构分配的角色获得相应的评审条款内容（图 5.215）。

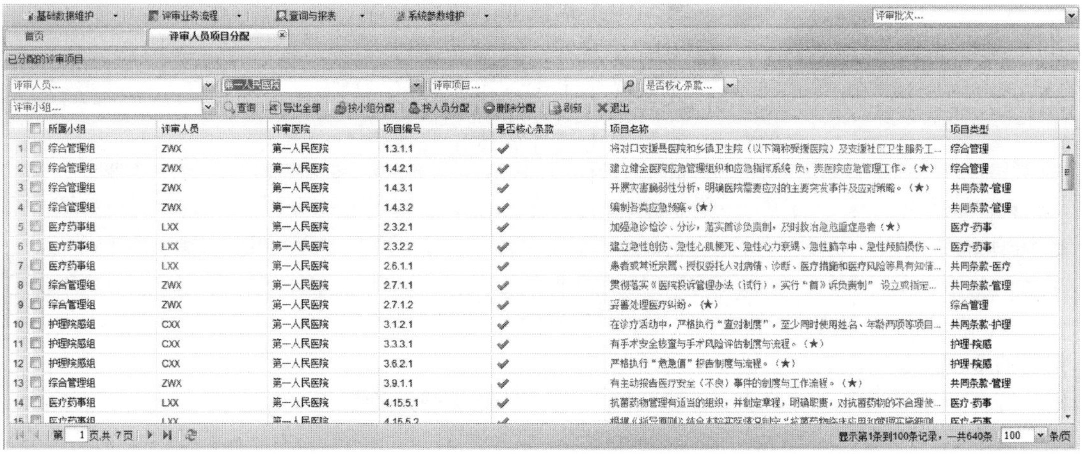

图 5.215　评审组评审条款分配

4. 评审管理

评审员根据分配的医院现场评价任务内容，对医院现场评价条款的评审要点，仅进行"不通过"或"不适用"判定即可。同时填写"不通过"、"不适用"结果判定依据。系统根据判定结果，按照评审表述方式 A、B、C、D、E 五档，自动计算该条款的评审结果。同时对评审结果判定依据说明进行统计分析（图 5.216）。

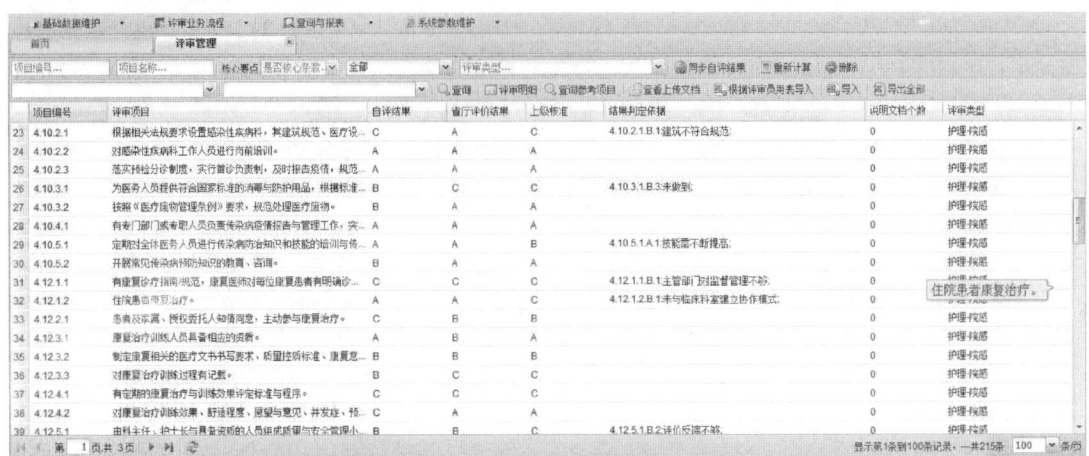

图 5.216　评审任务实施情况管理

(三) 医院现场评价查询与统计分析

1. 医院自评统计

对医院自评条款的结果进行统计（图 5.217），实现与医院现场评价结果的对比分析（图 5.218）。

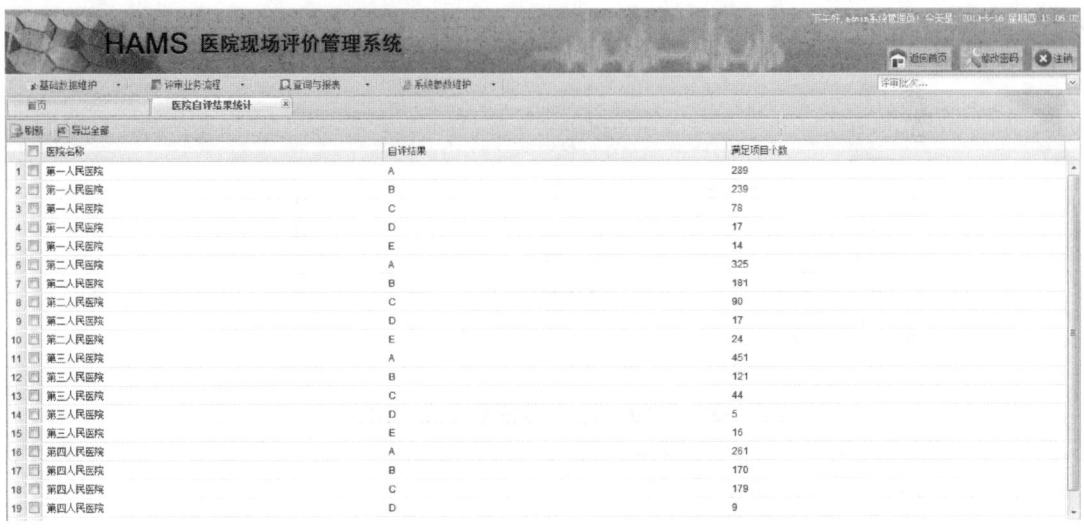

图 5.217　医院自评条款结果

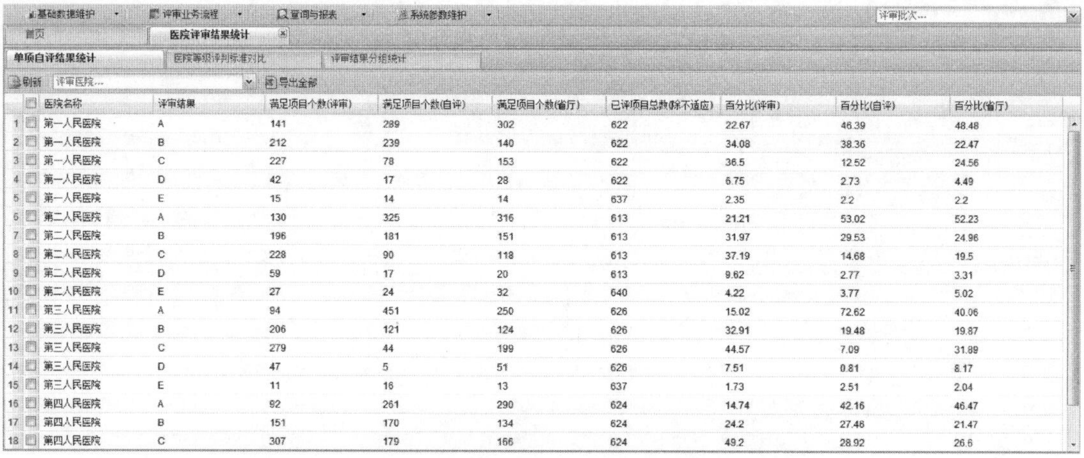

	医院名称	评审结果	满足项目个数(评审)	满足项目个数(自评)	满足项目个数(省厅)	已评项目总数(除不适应)	百分比(评审)	百分比(自评)	百分比(省厅)
1	第一人民医院	A	141	289	302	622	22.67	46.39	48.48
2	第一人民医院	B	212	239	140	622	34.08	38.36	22.47
3	第一人民医院	C	227	78	153	622	36.5	12.52	24.56
4	第一人民医院	D	42	17	28	622	6.75	2.73	4.49
5	第一人民医院	E	15	14	14	637	2.35	2.2	2.2
6	第二人民医院	A	130	325	316	613	21.21	53.02	52.23
7	第二人民医院	B	196	181	151	613	31.97	29.53	24.96
8	第二人民医院	C	228	90	118	613	37.19	14.68	19.5
9	第二人民医院	D	59	17	20	613	9.62	2.77	3.31
10	第二人民医院	E	27	24	32	640	4.22	3.77	5.02
11	第三人民医院	A	94	451	250	626	15.02	72.62	40.06
12	第三人民医院	B	206	121	124	626	32.91	19.48	19.87
13	第三人民医院	C	279	44	199	626	44.57	7.09	31.89
14	第三人民医院	D	47	5	51	626	7.51	0.81	8.17
15	第三人民医院	E	11	16	13	637	1.73	2.51	2.04
16	第四人民医院	A	92	261	290	624	14.74	42.16	46.47
17	第四人民医院	B	151	170	134	624	24.2	27.46	21.47
18	第四人民医院	C	307	179	166	624	49.2	28.92	26.6

图 5.218　医院自评与评审员评价结果对比

2. 医院现场评价完成情况

根据分配的医院现场评价任务，考核现场评价评审员的任务完成情况（图 5.219）。

	归属医院	评审小组	评审人员	评审医院	分配项目总数	已评审数量	未评审数量
1		综合管理组	ZWX	第一人民医院	214	213	
2		综合管理组	PXX	第三人民医院	214	213	
3		综合管理组	WXX	第二人民医院	214	213	
4		综合管理组	DXX	第四人民医院	214	213	
5		护理院感组	CXX	第一人民医院	205	193	
6		护理院感组	XXX	第三人民医院	205	202	
7		护理院感组	MXX	第二人民医院	205	197	
8		护理院感组	EXX	第四人民医院	205	193	
9		医疗药事组	LXX	第一人民医院	221	220	
10		医疗药事组	KXX	第三人民医院	221	220	
11		医疗药事组	YXX	第二人民医院	221	220	
12		医疗药事组	ZXX	第四人民医院	221	220	

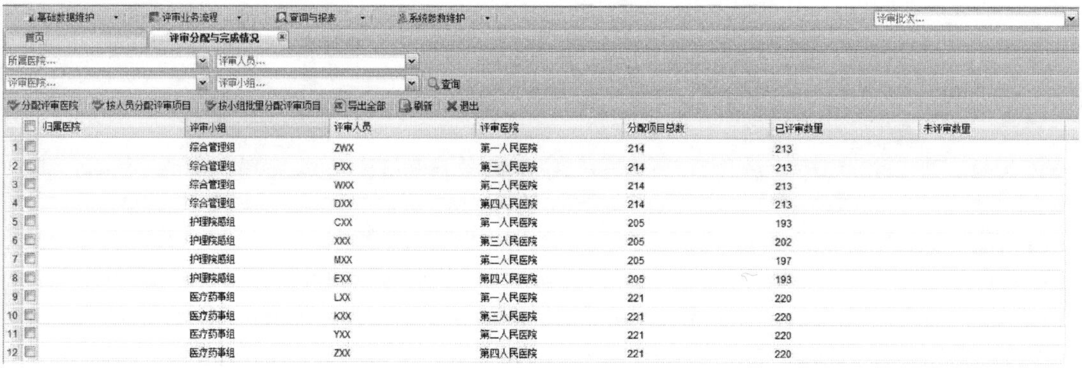

图 5.219　评审员任务完成情况

3. 医院现场评价结果统计

按照 A、B、C、D、E 统计分析医院现场评价结果（图 5.220），同时统计每个评审员的评审分类结果（图 5.221）。

项目对象	项目描述	基本标准（C级）	基本标准（B级）	基本标准（A级）	核心标准（C级）	核心标准（B级）	核心标准（A级）
医院	甲等参考标准	≥90%	≥60%	≥20%	100%	≥70%	≥20%
	乙等参考标准	≥80%	≥50%	≥10%	100%	≥60%	≥10
ABC医院	百分比（评审）	93.04%	57.04%	23.30%	95.74%	53.19%	14.89%
ABC医院	百分比（自评）	97.05%	84.38%	47.74%	100.00%	89.36%	29.79%
ABC医院	百分比（省厅）	95.14%	71.01%	49.13%	100.00%	70.21%	40.43%
EFG医院	百分比（评审）	89.75%	52.12%	21.20%	97.87%	65.96%	21.28%
EFG医院	百分比（自评）	97.00%	81.63%	52.65%	100.00%	93.62%	57.45%
EFG医院	百分比（省厅）	96.42%	76.34%	52.51%	100.00%	87.23%	48.94%
HIJ医院	百分比（评审）	91.88%	47.15%	15.20%	100.00%	57.45%	12.77%
HIJ医院	百分比（自评）	99.13%	91.46%	71.78%	100.00%	100.00%	82.98%
HIJ医院	百分比（省厅）	91.16%	57.37%	38.82%	100.00%	91.49%	55.32%
KLN医院	百分比（评审）	87.52%	38.13%	14.38%	95.74%	48.94%	19.15%
KLN医院	百分比（自评）	98.43%	69.58%	42.31%	100.00%	70.21%	40.43%
KLN医院	百分比（省厅）	94.11%	67.76%	46.10%	100.00%	70.21%	51.06%

图5.220　某地区医院现场评价结果统计分析

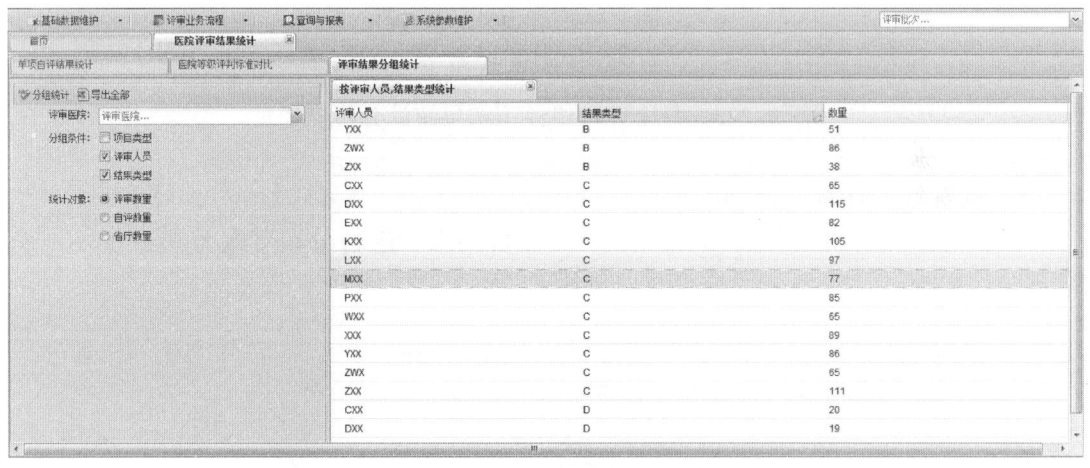

图5.221　每个评审员评审结果统计分析

4. 医院现场评价结果明细查询

根据医院现场评价内容，按照《三级综合医院评审标准（2011年版）》一至六章逐款进行明细查询分析（图5.222）及统计分析描述（图5.223）。

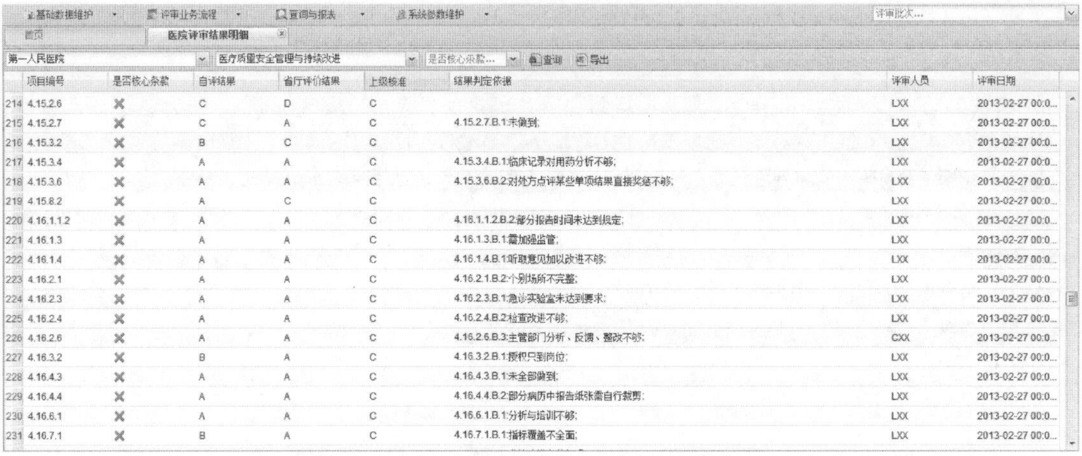

图 5.222　每个评审组评审结果明细查询分析

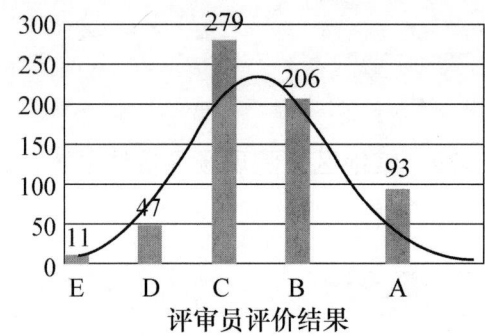

图 5.223　每个评审组评审结果统计分析描述

5. 医院现场评价工作分类统计

（1）对每一评价条款的 A、B、C、D 评价结果，进行分布状况分析，揭示所有被评审医院对该评价条款的执行状况（图 5.224）。

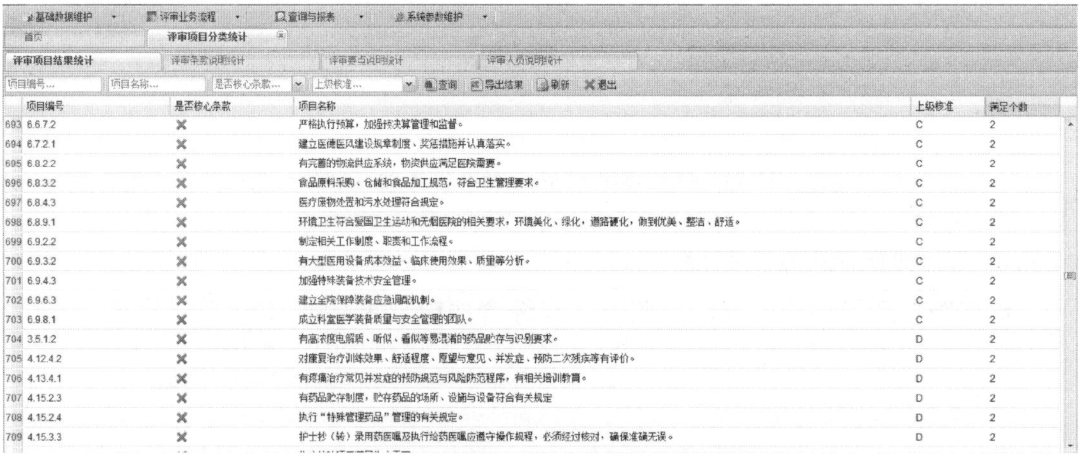

图 5.224　医院评价结果为 C/D 的条款分布

（2）对每一评价条款的评审员评价说明进行数量、内容的统计分析。分析那些需要给予高关注度的条款（共同条款），评审员实际操作情况（图 5.225），能够查看在各个医院的执行中所有评审员是否能对共同条款给予评价说明，并且可以看出自评和外评的差异性（图 5.226）。

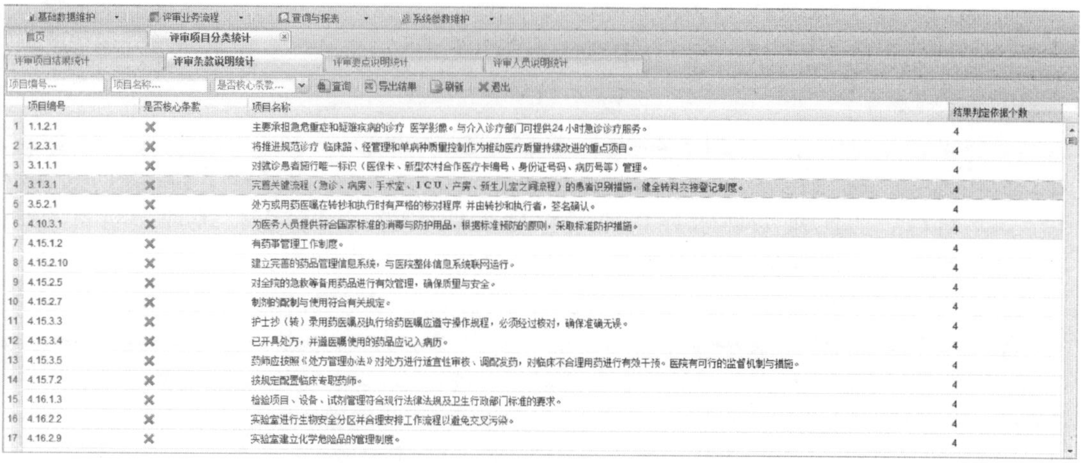

	项目编号	是否核心条款	项目名称	结果判定依据个数
1	1.1.2.1	✕	主要承担急危重症和疑难疾病的诊疗 医学影像。与介入诊疗部门可提供24 小时急诊诊疗服务。	4
2	1.2.3.1	✕	将推进规范诊疗 临床器、径管理和单病种质量控制作为推动医疗质量持续改进的重点项目。	4
3	3.1.1.1	✕	对就诊患者施行唯一标识（医保卡、新型农村合作医疗卡编号、身份证号码、病历号等）管理。	4
4	3.1.3.1	✕	完善关键流程（急诊、病房、手术室、ＩＣＵ、产房、新生儿室之间流程）的患者识别措施，健全转科交接登记制度。	4
5	3.5.2.1	✕	处方或用药医嘱在转抄和执行时有严格的核对程序 并由转抄和执行者，签名确认。	4
6	4.10.3.1	✕	为医务人员提供符合国家标准的消毒与防护用品，根据标准预防的原则，采取标准防护措施。	4
7	4.15.1.2	✕	有药事管理工作制度。	4
8	4.15.2.10	✕	建立完善的药品管理信息系统，与医院整体信息系统联网运行。	4
9	4.15.2.5	✕	对全院的急救等备用药品进行有效管理，确保质量与安全。	4
10	4.15.2.7	✕	制剂的配制与使用符合有关规定。	4
11	4.15.3.3	✕	护士抄（转）录用药医嘱及执行给药医嘱应遵守操作规程，必须经过核对，确保准确无误。	4
12	4.15.3.4	✕	已开具处方，并遵医嘱使用的药品应记入病历。	4
13	4.15.3.5	✕	药师应按照《处方管理办法》对处方进行适宜性审核、调配发药，对临床不合理用药进行有效干预。医院有可行的监督机制与措施。	4
14	4.15.7.2	✕	按规定配置临床专职药师。	4
15	4.16.1.3	✕	检验项目、设备、试剂管理符合现行法律法规及卫生行政部门标准的要求。	4
16	4.16.2.2	✕	实验室进行生物安全分区并合理安排工作流程以避免交叉污染。	4
17	4.16.2.9	✕	实验室建立化学危险品的管理制度。	4

图 5.225　共同条款各组执行情况

	医院名称	评审人员	自评结果	上级核准	评审日期	结果判定依据
1	第一人民医院	CXX	B	B	2013-02-27 ...	3.1.3.1.A.1:持续改进未做到;
2	第二人民医院	MXX	A	B	2013-02-27 ...	3.1.3.1.A.1:新生儿病房患儿身份识别落实欠佳;
3	第三人民医院	XXX	A	D	2013-02-27 ...	3.1.3.1.C.4:输液室79岁男性患者陪护不在场，查对只叫病人姓名;
4	第四人民医院	EXX	A	C	2013-02-27 ...	3.1.3.1.B.2:手术交接登记记录不全，缺少监管;

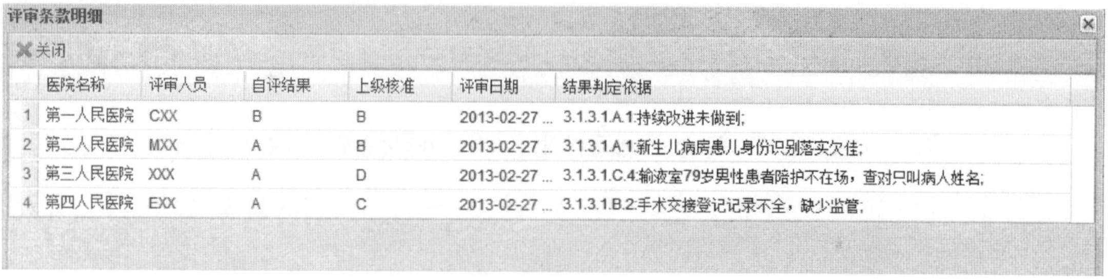

图 5.226　评审员在某地区各家医院对共同条款执行情况

（3）评审员对每一评价结果判定依据进行数量、内容统计分析。分析评审员高度关注哪些要点（图 5.227），同时能够查看不同医院评审员对该评价要点的判定说明，分析该评价要点各医院问题共性（图 5.228）。

	项目编号	项目名称	结果判定依据个...
1	4.15.3.4.B.1	病程记录中有明确的用药依据及分析。	4
2	6.1.5.1.A.1	规章制度和岗位职责定期修订，及时更新。	4
3	1.1.2.1.B.1	重症医学科统一管理全院重症医学床位，重症医学床位占医院总床位的 5%～8%，符合重症收治标准的患者≥80%。	3
4	1.4.3.2.A.1	定期并及时修订总体预案和专项预案，持续完善。	3
5	2.8.1.1.B.2	职能部门对上述工作进行督导、评审、总结、反馈，有改进措施。	3
6	3.1.1.1.C.1	对门诊就诊和住院患者的身份标识有制度规定，且在全院范围内统一实施。	3
7	3.10.1.1.B.1	患者及近亲属了解针对病情的可选择诊疗方案。	3
8	3.10.2.1.B.1	职能部门对患者参加医疗安全活动有定期的评审、总结、反馈，并提出整改措施。	3
9	3.3.1.1.B.1	职能部门对上述工作进行督导、评审、总结、反馈，有改进措施。	3
10	4.11.4.1.B.1	有质量改进措施，应用质量管理工具开展质量管理与持续改进活动。	3
11	4.12.1.2.B.1	选派康复医师和治疗师深入临床科室，与科室建立协作的工作模式，为须康复治疗的患者，提供早期、专业的康复医疗服务。	3
12	4.15.7.1.B.2	结合临床开展药学科研工作，有计划、评审和总结。	3
13	4.15.8.1.A.1	运用质量管理工具开展药事质量管理改进工作。	3
14	4.16.1.2.A.1	有完整的危急值报告登记资料。	3
15	4.16.1.3.B.1	主管部门定期对开展项目和仪器、试剂管理进行监督评审，对存在问题及时改进。	3
16	4.16.2.7.A.1	实验室废弃物、废水处理登记资料完整，处理规范，无污染事件发生。	3
17	4.16.2.8.A.1	实验室微生物菌种、毒株收集、取用、处理记录完整，无意外事件发生。	3
18	4.16.6.1.B.1	定期对咨询情况和沟通信息进行总结分析，针对共性问题开展培训。	3

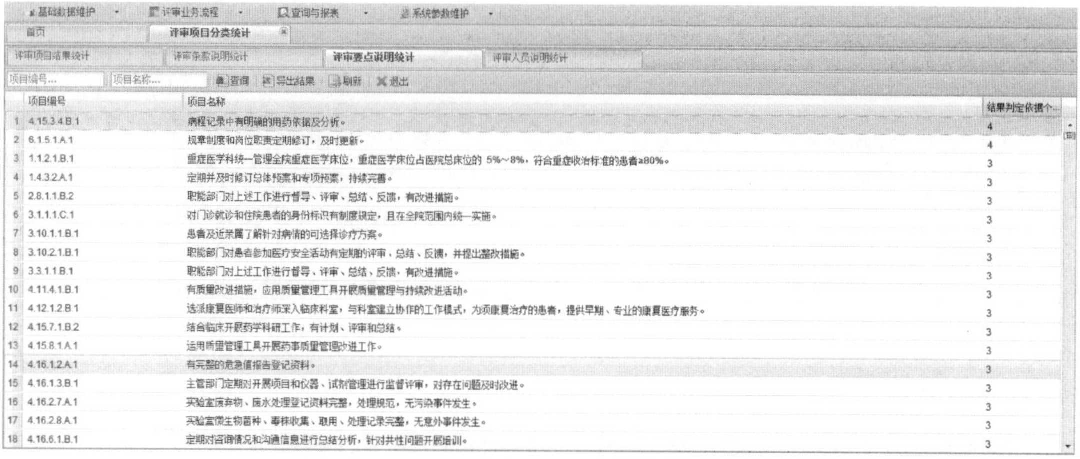

图 5.227　评审员高度关注的评审条款

评审要点明细

关闭

	项目编号	医院名称	评审人员	查检结果	评审日期	结果判定依据
1	4.15.3.4.B.1	第二人民医院	YXX	不通过	2013-02-27 ...	病例中的用药依据分析不详
2	4.15.3.4.B.1	第一人民医院	LXX	不通过	2013-02-27 ...	临床记录对用药分析不够
3	4.15.3.4.B.1	第三人民医院	KXX	不通过	2013-02-27 ...	分析极少
4	4.15.3.4.B.1	第四人民医院	ZXX	不通过	2013-02-27 ...	无依据分析

图 5.228　共同关注的评审条款

（4）对每一医院现场评价评审员的评价说明数量、内容进行统计分析（见图 5.229）。查看每位评审员的评价情况（图 5.230）。

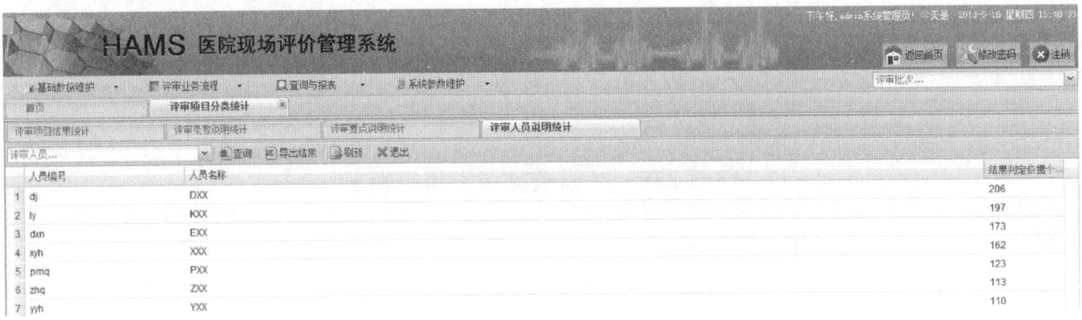

图 5.229　评审员书写结果判定说明数量统计分析

评审要点明细

关闭

	项目编号	医院名称	评审人员	查检结果	评审日期	结果判定依据
1	1.1.2.1.B.1	第三人民医院	KXX	不通过	2013-02-27 ...	24张重症医学床位
2	1.2.3.1.A.1	第三人民医院	KXX	不通过	2013-02-27 ...	未能完全根据专业和病种情况选择病种
3	1.2.5.1.B.1	第三人民医院	KXX	不通过	2013-02-27 ...	总结分析效果需要进一步观察
4	1.3.4.1.A.1	第三人民医院	KXX	不通过	2013-02-27 ...	持续改进效果需要延长观察时间
5	1.3.7.1.A.1.1	第三人民医院	KXX	不通过	2013-02-27 ...	费用、单病种、临床路径信息数据报送有误
6	1.6.4.1.C.1	第三人民医院	KXX	不适用	2013-02-27 ...	未开展
7	2.3.1.1.A.1	第三人民医院	KXX	不通过	2013-02-27 ...	空间狭小，不能完全满足急危重症病人救治需求
8	2.3.2.1.B.1	第三人民医院	KXX	不通过	2013-02-27 ...	与120没有完整交接资料，住院病人与急诊病人记录转交接未能达到要求
9	2.3.2.2.B.1	第三人民医院	KXX	不通过	2013-02-27 ...	分析报告有待完善
10	2.4.2.1.B.1	第三人民医院	KXX	不通过	2013-02-27 ...	对急诊存在问题的分析、挖掘程度有限，改进不足
11	2.5.1.1.B.2	第三人民医院	KXX	不通过	2013-02-27 ...	对急诊存在问题的分析、挖掘程度有限，改进不足
12	2.6.1.1.B.1	第三人民医院	KXX	不通过	2013-02-27 ...	查阅死亡病历中，发现有安装植入器具而没有知情同意书的情况
13	2.6.2.1.B.1	第三人民医院	KXX	不通过	2013-02-27 ...	对急诊存在问题的分析、挖掘程度有限，改进不足

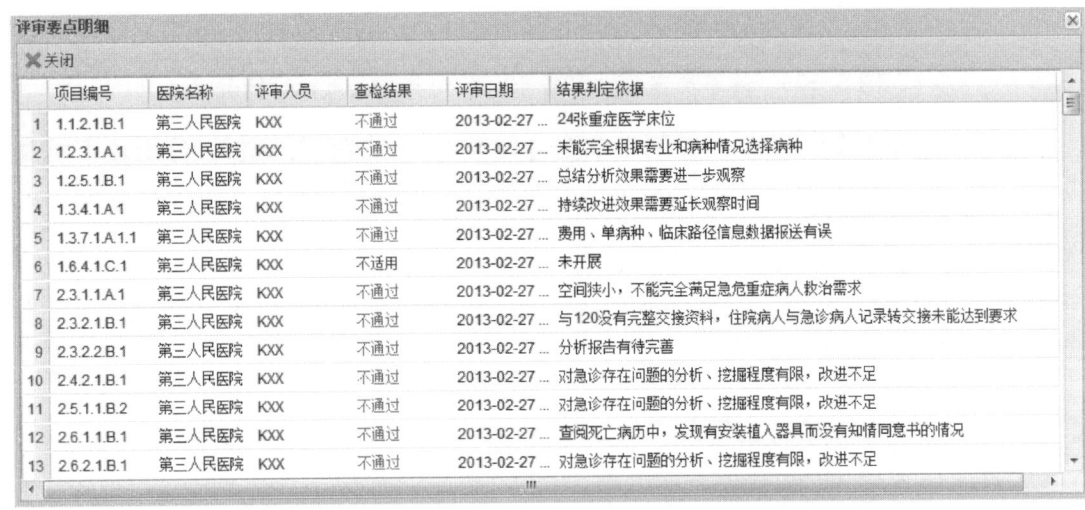

图 5.230　评审员书写结果判定说明质量统计分析

（四）系统参数维护

1. 各类指标字典　设置医院现场评价管理系统的基础指标字典。

2. 用户权限维护　设置评审办领导、评审队长、评审组长、评审员的用户管理权限。

3. 权限管理　对评审队长、评审组长、评审员的系统软件使用功能进行授权。

4. 菜单维护管理　维护系统的菜单、模块。

二、医院现场评价管理系统使用规范

1. 评审员对所输入的信息应进行再确认，且与《医院现场评审员用表》输入的评价结果数据保持一致。

2. 评审员根据《医院现场评审员用表》的不通过、不适用的评审条款要填写评审结果判定依据。

3. 联络员协助核对本组评审员完成《医院现场评价管理系统》相关内容的录入。

第五节　评审常见问题

一、评审申请及实施程序

1. 医院如何提出评审申请？

答：依照卫生部关于印发《医院评审暂行办法》的通知，医院在等级证书有效期满前3个月向有评审权的卫生行政部门提出评审申请，内容包括：

（1）医院评审申请书。

（2）医院自评报告。

（3）评审周期内接受卫生行政部门及其他有关部门检查、指导结果及整改情况。

（4）评审周期内各年度出院患者病案首页信息及其他反映医疗质量安全、医院效率及诊疗水平等的数据信息。

（5）省级卫生行政部门规定提交的其他材料。

医院在提交评审申请材料前，应当开展不少于6个月的自评工作。

2. 二级甲等医院想晋级三级医院，可不可以直接申报三级甲等医院，还是只能先晋级三级乙等医院之后，才可能再晋级三级甲等医院？

答：根据《医院评审暂行办法》第二十一条："医院设置级别发生变更的，应当在变更后执业满3年方可按照变更后级别申请首次评审。"满3年后可以直接参加三级医院评审，根据评审结果确定为甲等、乙等和不合格三种。

3. 《医院评审暂行办法》中要求医院在等级证书有效期满前 3 个月可以向有评审权的卫生行政部门提出评审申请，提交评审申请材料，其中包括《医院评审申请书》。请问在哪里可以获得该申请书？

答：可致电卫生部医院管理研究所医院评审办公室索取或登录办公室网站下载获得《医院评审申请书》。

联系电话：010-62014906

网址：www.chea.org.cn（目前尚在调试）

二、新评审标准特点

1. 新的医院等级评审标准实施以后，目前我省还用旧的评审标准，可否？

答：不可以。应按照卫生部办公厅关于印发《三级综合医院评审标准实施细则（2011 年版）》的卫办医管发〔2011〕148 号通知要求办。

2. 我省是否可以根据当地的具体情况增减标准内容？

答：遵循卫办医管发〔2011〕148 号通知要求，地方各级卫生行政部门可根据当前医疗卫生工作重点、医院管理实际和卫生政策导向，结合本地特点，遵循"标准只升不降，内容只增不减"的原则，对《三级综合医院评审标准实施细则（2011 年版）》进行适当调整，报卫生部医疗服务监管司审核、备案后方可实施。

3. 新标准和旧标准有什么区别？新标准的主要特点是什么？

答：旧标准强调医院人、财、物等硬件条件达标，新标准转向对医院内涵建设的评价，坚持"政府主导、分级负责、社会参与、公平公正"的原则和"以评促建、以评促改、评建并举、重在内涵"的方针，以医疗品质和医疗服务绩效作为评审的重点，将医改任务贯彻落实情况作为重要指标，围绕"质量、安全、服务、管理、绩效"，体现"以病人为中心"。新标准符合医改政策与医改的总体目标；涵盖了近几年来的法律办法规范；有国际安全质量活动背景；结合国际公认的医院评价标准，充分体现中国医院的公益性。

主要特点是：在评价方法上采用现场跟踪检查、书面评价、数据分析与社会评价相结合的方法。在评审思路方面强调 PDCA 循环与安全质量的持续改进。将评审重点转移到质量与安全的持续改进上，强调医院管理永恒主题——医疗质量和医疗安全，引导医院走以内涵建设为主，内涵与外延相结合的长期发展的道路。

三、评审条款解读

1. 核心条款是不是具有单项否决的作用？

答：是。《三级综合医院评审标准实施细则（2011 年版）》总论中第四条、评审结果之表 3 "第一章至第六章评审结果"表明：48 项核心条款三级甲等医院和三级乙等医院必须保证C级条款100%达标，所以核心条款具有单项否决的作用。

2. 三级甲等医院要求C级条款达标≥90%，是指整个细则的全部C级条款合格率还是C级条款每一条合格率？

答：《三级综合医院评审标准（2011年版）实施细则》中三级甲等医院要求C级条款合格率≥90%，是指三级综合医院评审标准中全部C级条款（即636条款）的合格率为90%，而不是每一条款中C级包含的亚项目达标率为90%。

3. 如果有了医学文献检索，是否满足电子图书藏书量每百名卫生人员3000册的要求？

答：图书包括藏书、电子书、期刊等，如果医院与大学电子图书库联网，方便员工查阅也应计算在内，文献数据库包括中文、外文资料。

4. 关于大型设备成本效益分析评估，究竟多少万元以上的设备需要进行效益分析？

答：根据卫生部、国家发展和改革委员会、财政部关于发布《大型医用设备配置与使用管理办法》的通知（卫规财发〔2004〕474号），对大型医用设备的定义是"指列入国务院卫生行政部门管理品目的医用设备，以及尚未列入管理品目、省级区域内首次配置的整套单价在500万元人民币以上的医用设备"，但是各地医院在成本效益管理中常将50万以上的设备列入医院的成本效益监控。

5. 如果在评审过程中对于某项条款，C级条款要求亚项目中有1项未达标，而B级条款要求和A级条款要求均达标，该条款的结果将如何判定？

答：如果C级条款要求亚项目中有1项未达标，判定结果降为D，即不合格。根据实施细则的要求，C级条款不达标B级和A级条款是不可能达标，因为C级条款全部符合才能再看B级条款，B级条款和C级条款全部符合才能再看A级条款。

6. 医院评审细则中要求的三级安全教育卡是由哪个部门下发，医院自己制订的可以吗？

答：不是统一下发的，可根据本院后勤系统员工（包含外包服务）的规模及实际需要，制订本院具体执行办法。具体操作可参考原劳动部1995年颁布的《企业职工劳动安全卫生教育管理规定》中的有关规定精神。《三级综合医院评审标准实施细则（2011年版）》的6.8.7.2只是针对操作特种设备的员工而言，比如锅炉等高压装置、电梯等特种设施、高压氧等特种装备，等等。强调医院在院级、直接管理部门以及具体班组等三级对有关的员工进行安全教育，尤其是新员工必须经过安全规范培训并考核合格后方能上岗。

7. 如何理解"重症医学科统一管理全院重症医学床位"？

答：重症医学科管理应遵照卫生部《重症医学科建设与管理指南（试行）》的要求执行。考虑到我国重症医学科为新的年轻学科，有一个扶持、建设与逐步完善的过程，因此在本轮评审标准中对分散在有关专业科室的重症医学服务单元的床位应统计在全院重症医学的总床位数中。

鉴于三级甲等医院各专业的重症患者相对集中的现状，在各专科中可以设置具有专业特色的重症医学科，但其内涵明显不同于通常科内设置的"抢救室"，应做到"必须配备足够数量、受过专门训练、掌握重症医学的基本理念、基础知识和基本操作技术，具备独立工作能力的医护人员"；按照《重症医学科建设与管理指南（试行）》的"第十六条、第十七条要求收住患者"；医院至少做到对各专业的重症医学科按照"第二十条对入住重症医学科的患者应进行疾病严重度评估，为评价重症医学科资源使用的适宜性与诊疗质量提供依据"，要求对质量、安全进行统一管理。

同时将"重症医学科统一管理全院重症医学床位"设定为B要求，引导医院加强重症医学科建设，逐步对重症医学床位归并集中管理，提高重症医学管理水平和诊疗质量。

8. 医疗机构的病历一般需要保存多少年？

答：根据《医疗机构管理条例实施细则》（卫生部令第35号）第五章第五十三条要求：医疗机构的门诊病历保存期不得少于十五年；住院病历的保存期不得少于三十年。

9. 《三级综合医院评审标准实施细则（2011年版）》关于4.23.1.2 B条款要求的"营养门诊每周不少于5个单元。"其中"5个单元"是什么意思？

答："营养门诊每周不少于5个单元"是指营养门诊每周开诊不少于5个半天。

10. 如何处理输血后的血袋，关于4.19.5.1第4条内容：输血袋按规定保持、销毁，有记录。不知道如何寻找依据？

答：有关血袋如何处理，其问题依据：《临床输血技术规范》卫医发〔2000〕184号，目前仍在实施，详见如下：

第三十五条 输血完毕，医护人员对有输血反应的应逐项填写患者输血反应回报单，并返还输血科（血库）保存。输血科（血库）每月统计上报医务处（科）。

第三十六条 输血完毕后，医护人员将输血记录单（交叉配血报告单）贴在病历中，并将血袋送回输血科（血库）至少保存一天。

第三十七条 本规范由卫生部负责解释。

第三十八条 本规范自2000年10月1日起实施。

另外，《医疗机构临床用血管理办法》（卫生部令第85号）已于2012年8月1日起实行。1999年1月5日公布的《医疗机构临床用血管理办法（试行）》同时废止。

11. 疼痛科是必须设置的科室吗？

有关科室设置的硬性规定应根据《医疗机构基本标准》（1994年卫生部颁发），它是医院科室设置所必须遵守的法规要求，这个要求是在医疗机构注册时就应该符合。而其他科室设置没有硬性要求，但是，某些管理功能却是需要的，比如：疼痛科可以不设立，但疼痛管理尤其是麻醉镇痛药物给予，在临床服务中要规范管理。当然如果你们医院执业许可上已经注册的科室则按照科室设置要求去检查。

四、文件资料

1. 什么是文件控制？

文件控制要点和内容，主要包括文件的编写和审批；文件的发放；文件的评审；文件的更改；文件的保存及销毁；外来文件控制；文件管理；记录；非纸张性文件的控制（分类、要求、签署、贮存和更改）。

2. 医院质量体系文件的构成有哪些？

答：医院质量体系文件通常分为：

（1）院级文件：建立包括岗位职责、工作制度与流程、临床诊疗操作技术规范、疾病诊断、疗效评估及出院标准、危重疾病诊疗要点、设备操作、保养常规等医院级文件体系。

（2）科室级文件：每个科室形成工作手册。内容包括科室主要功能与任务，科室组织结构与人员情况，年度科室医疗工作目标与任务，质量与安全、感染控制等主要工作计划与管理重点，科室工作制度与人员职责，科室 SOP 文件等内容。

（3）记录、清单表样：内容涵盖医疗管理、行政与质量管理、护理管理、感染管理、药品、营养、信息、设备、后勤、科研等方面记录。

（4）外来文件汇编：主要包括国家相关及行业法律法规、行业标准、规范和制度。

3. 新的评审标准实施细则中有许多地方提及在院内建立相关的管理制度和流程，请问卫生部是否有相关制度的模板提供参考？

答：卫生部医管司为适应我国医疗事业发展的新形势和新需要，进一步规范全国医院管理和运行秩序，在 2010 年根据《执业医师法》、《医疗机构管理条例》和《护士条例》等有关法律、法规，借鉴吸收近年来国内外医院管理实践中的新经验和新成果，结合当前医药卫生体制改革的中心任务，公立医院改革的重点工作以及医政和医疗服务监管等文件要求，卫生部医管司组织评审员对《医院工作制度》（1982 年 4 月 7 日卫生部发布）、《医院工作人员职责》（1982 年 4 月 7 日卫生部发布）和《医院工作制度的补充规定（试行）》（1992 年 3 月 7 日卫生部发布）进行修订，形成了《全国医院工作制度与人员岗位职责》。由于各地医院存在较大的差异，医院内部的相关管理制度也存在差异，各医院可根据国家或者当地已经颁布的相关法律法规和文件，对现行的规章制度继续作出必要的修改、调整、补充，使其日趋完善，更具指导与激励作用。此外，卫生部医管司将会出版一本涉及医院评审相关制度的文集供大家参阅。

五、常见概念

1. 什么是"多学科综合门诊"?

答:多学科综合门诊是国际上提倡的立体诊疗模式,往往由医院根据自己的特长,以某一类疾病为主,将相关的多种专业科室整合在一起,组织一个多学科医学团队,使各学科专家相互合作,为每一个就诊患者制订一个科学、全面、规范、适宜的诊疗方案。这种一站式服务不但促进了不同学科的交流,提高了诊疗水平,且有效缩短患者的诊疗时间,使患者得到实惠。

多学科综合门诊与一般的会诊制度有所不同,会诊是为解决主诊专科某一个患者的疑难问题,邀请一个或多个专科共同讨论解决方案,应邀会诊的各专科相对平行独立,一般更注重本专业问题。会诊往往根据个案需要举行,没有固定时间。多学科综合门诊一般有固定时间,形成常规化、制度化,以某一类疾病的诊疗专业为主,汇集相关专业为每一个就诊患者制订具体全面的诊疗方案。如以神经内科为主,组织影像科、介入科、康复科、营养科等专业参与的脑血管病综合门诊。如以肝胆外科为主,组织影像科、介入科、放疗科、化疗科、中医科、营养科等专业参与的肝癌综合门诊。

2. 何谓持续质量改进?

答:持续质量改进(Continuous Quality Improvement),就是以不断完善的管理理念和发展战略为指导,围绕克服医疗机构发展瓶颈的重点工作,通过全员参与医疗运行各环节的目标化、日常化、制度化的改进活动,使医疗、护理、医技、后勤、党风、行政管理等各项工作水平渐进地、螺旋式地上升,从而促使医疗机构以较快的速度平稳发展。因此,可以说,"持续改进"既是一种可操作的管理变革模式,也是一种指导实践的管理哲学。

任何质量管理,都应有两种判断:横断面判断,指在一个特定的时间,对某个质量指标,根据先前约定的标准,作一评估;纵向判断,对某个质量指标,必须按照统一的标准,至少评估两次,第二次评估较第一次评估有明显的正向差异,即持续改进。值得注意的是,评估指标尽量不要采用主观指标,如"好转"、"完善"等,应该采用数据前后对比来说明问题。

在持续改进的措施中,应关注这些措施是否真正能够使相关指标得到改善,在评审中应通过实地考查数据的来源以获得真实的独立评估。

3. 什么是灾害脆弱性分析?

答:灾害脆弱性是指一个特定的系统、次系统或系统的成分由于暴露在灾害、压力或扰动下而可能经历的伤害。所谓系统、次系统或系统的成分可能是一个地区、社群、社区、生态系统或个人等。

大型综合医院人员复杂,流动性大,建筑物密集,交通拥挤,管道、线路密集，易燃易爆物品多，所以灾害脆弱性分析必不可少。

对公共卫生事件，医疗纠纷、事故，火灾，地震，医院感染，供氧、供电、供水故障，信息网络突发事件，电梯意外事件等医院可能存在的风险分别从发生概率、人员伤害、财产损失、服务影响、应急准备、内部反应、外部支持7个方面进行风险评估，制订应急预案对重点内容进行防范，使灾害风险降至最低。

国家医院评审评价项目办公室简介

为贯彻落实《医院评审暂行办法》(卫医管发〔2011〕75号)和《卫生部办公厅关于做好医院评审工作的通知》(卫办医管函〔2012〕196号)等有关文件要求,为进一步加强医院评审评价工作,提高医院评审评价工作的科学化、规范化、制度化水平,卫生部医疗服务监管司决定在医院管理研究所设立医院评审评价项目办公室(以下简称评审办)。

一、设立目的

建立健全医院评审评价与医疗服务监管体系,指导地方卫生行政部门、医疗机构开展医院评审评价和优质医院创建工作,帮助医疗机构更好地理解和掌握医院评审内涵,积极、有效、稳妥地推动医院持续改进医疗服务质量,具体表现为:

1. 指导卫生行政部门开展相关工作

(1) 协助地方卫生行政部门培训省级评审员,充实并完善省级医院评审员库。

(2) 协助地方卫生行政部门加强对评审标准和方法的理解和使用。

(3) 有效利用区域内医院相关信息,帮助地方卫生行政部门发现医疗行业与居民健康方面的倾向性问题,提出管理建议。

(4) 开展水平相当的多省区市相关单位对比,帮助省级卫生行政部门找出差距,切实推动全省医院管理工作持续改进。

2. 帮助医疗机构持续改进管理水平和注重患者安全

(1) 帮助医疗机构进一步了解新一轮评审工作的理念、方法及流程。

(2) 组织相关专家帮助医院开展评审前辅导和预评审工作。

(3) 帮助医院分析医疗信息,从中找到医疗质量安全等方面存在的问题。

(4) 帮助医院了解自己与其他同级医院的差距,以便医院持续改进,达到国家要求。

二、工作职责

在医管司领导下,坚持"以评促建、以评促改、评建并举、重在内涵"的工作方针和"政府主导、分级负责、社会参与、公平公正"的工作原则,评审办具体负责组织起草(审核)各级各类医院评审标准及配套文件,研究制订医疗服务监测评价指标，组织实施现场评价、医院预评审及评审核准工作，主持组建国家级评审员库、评审员培训师资库、医院评审信息库与医院质量监测系统（HQMS）平台，探索完善科学的医院评审评价体系与评审方法，宣传推介新一轮评审理念和总体要求，以及完成医管司交办的其他工作。

三、组织架构

评审办主任由医管所所长梁铭会兼任，副主任由原中国人民解放军总医院副院长陈晓红担任，评审办下辖综合管理部、标准制定与审核部、医院评价研究部、学术交流与培训部、医院评审评价部、医院评审辅导部、信息监测部等七个部门，分工如下：

1. 综合管理部

协调评审办各项工作；建立并完善评审办各项规章制度和岗位职责；组织工作检查和交流，编写工作简报，总结推广经验；处理来往文电，搜集各种文件和资料；负责文书档案管理、会议管理工作；组建国家级评审专家库，并实施动态管理。

2. 标准制定与审核部

结合国家卫生政策和医改工作重点，组织起草（审核）各级各类医院评审标准和配套文件并不断修订完善；审核省级卫生行政部门上报的医院评审标准，出具审核意见并予以备案。

3. 医院评价研究部

总结国内外医院评审评价研究成果和工作经验，研究导向明晰、切实可行、科学严谨、持续改进的评审评价方法，并与评审评价标准、指标体系相结合，完善评审评价体系。

4. 学术交流与培训部

解读评审评价标准和配套文件，宣传新评审的指导思想和设计思路，指导地方卫生行政部门和医疗机构正确理解和把握新评审的内涵；培训国家级评审评价专家及省级评审评价专家库骨干力量；指导地方卫生行政部门开展专家培训。

5. 医院评审评价部

开展医院书面评价、医疗信息统计评价、现场评价和社会评价等四个维度的评价，组织现场评价，撰写评价报告；负责医疗机构的等级评审复核。

6. 医院评审辅导部

负责组织医院评审前辅导与预评审相关信息咨询，撰写预评审报告。

7. 信息监测部

研究、遴选、修订并确认医疗服务监测评价指标，搭建信息动态监测网络平台，借助数据信息网络直报，对医疗服务实施动态监测，为卫生部门加强行业监管及医疗机构自身持续改进提供数据支持及相关材料。

四、工作现况

(一) 组织标准撰写与核审

到目前,已先后完成三级综合医院、二级综合医院,三级妇产医院、儿童医院、心血管医院、精神病医院、肿瘤医院、眼科医院8个专科评审标准和实施细则的制定,并已下发全国。同时对医管司转来的北京、广东、上海、山西、广西、湖南等6省(区、市)共计8份医院评审标准及实施细则进行审阅,按照"标准只升不降,内容只增不减"的要求,就部分省市医院评审标准及实施细则提出具体修改意见。

先后组织制定《医院评审申请书》、《医院自评报告》、《病案首页资料数据格式要求》、《卫生行政部门核查报告》等需要医院提报的相关材料模版。

(二) 组织评审与培训

评审办已组织现场评价52家医院,在现场评价与带教的培训过程中,评审办不断总结经验,尝试新的组织评审的办法,创建了"3+X+a"现场评价任务分配方案,其中"3"代表具有行业特点的三个组——综合管理组、医疗药事组、护理院感组,"X"代表共同条款,"a"代表具有我国医疗行业管理特点的、医改的专项要求以及与其他条款难构成逻辑关系的条款,使得现场评价任务的分配逐步趋于合理与实用。

截至2012年年底,评审办在医管司统一协调下,组织专家先后为山东、云南、广西、新疆、青海、四川、北京、贵州、天津、河北、黑龙江等省区市开展评审培训工作13次,共培训6000余人次。

(三) 搭建信息监测平台与开展信息分析评价

为客观、全面、公正地反映医院医疗质量的实际情况,为医院开展自查自纠工作提供客观的信息依据,评审办先后对北京市十八所三级甲等医院及广西、云南、青海、安徽、山西、新疆、天津等省区市的50余家医院多年病案首页资料进行分析和整理,客观、全面、公正地评价医院质量,找出院科两级医疗质量应重点关注的问题,帮助医院提高管理水平,促使医院采取有效措施持续改进,真正做到"以评促改、以评促建、评建结合、重在内涵"。

同时,为进一步丰富和完善我国医疗服务监管与医院评审评价体系,探索基于信息化网络平台加强医院日常监管与评价的方法,医管司决定建立医疗服务监管信息网络直报系统,开展医疗服务监管信息网络直报试点工作。医院质量监测系统(HQMS)平台将成为评审办收集数据的唯一平台,通过监测医院直报数据,及时分析和发现当前医院医疗质量方面的突出问题,向有关部门报告,针对问题进行根因分析，有效指导医院医疗质量持续改进。

为加强医院现场评价工作管理，提高评审效率，评审办与有关单位合作，根据现场检查评价工作的管理方法和管理流程，设计与编制了"医院现场检查评价管理系统"软件，并经实践使其能用、适用、好用。

（四）摸索与实践四个维度评价医院的设计

新周期评审的设计，不是单从一个维度而是从书面评价、医疗信息统计评价、现场评价和社会评价四个维度对医院进行评价。社会评价是医院评价工作的重要内容之一，是反映医院服务水平、医疗服务质量的关键指标之一。鉴于此，2012年下半年评审办通过申请卫生部课题项目和其他支持开展了《医院员工和住院患者满意度调查项目》、《门诊患者满意度调查项目》和《护理服务和护士满意度调查项目》，进行了第三方满意度调查。

这一次三项满意度调查与既往不同，量表的设计紧紧围绕医院评审标准，共涉及三级综合医院评审标准共三章22个条款2个核心指标。通过门诊和住院患者满意度、护理满意度和医院职工满意度调查，促进了医院有关工作的改进，为探索我国应用四个维度对医院进行评价，为不断完善我国医院评价体系积累了经验。

（五）建立国家级医院评审员库

评审办创建了评审员"112E四阶段"的培训模式，即"一天理论学习、一天规则学习、两天现场实习和知识拓展"，应用该方式培养同质化评审员队伍，保证医院评审工作顺利进行。

通过实践证明同质化评审员是可复制的，但不是一劳永逸的，需要不断培训。为此，评审办又创立了一期多阶段的培训方式，摸索出对评审员评价结果再评价的方法，通过实践走出培训同质化评审员的道路。在培训的过程中，培训国家级评审员和各地评审员并行，"因材施教"，评审办先后组织了五期国家级医院评审员培训班，并对山东、广西、北京、云南、贵州、西藏、青海、安徽、山西、新疆、天津、江苏、重庆等52所医院进行实地带教评审，将理论与实践紧密结合，学习追踪方法。迄今为止，经过第一、第二阶段培训的评审员有197名，经过实训的共96名。在带教的过程中，传播了新一轮评审工作的新标准、新理念、新方法，帮助医院找到存在的不足和管理中的短板，以便医院能够持续改进，不断提升医院的服务品质，使"以病人为中心"的理念不再停留在口头上，而是实实在在落到实处。

五、发展愿景

现阶段医院评审工作要紧密结合医改要求，不断吸取新经验、形成新思路、探索新方法、引导新方向，要"穿新鞋、走新路"，逐步与国际先进经验接轨。

下一步评审要做好四项重点工作：

一是建立专业化的医院评审员制度。建立完善评审员资质认定、分级管理等制度，打造一支标准化的评审员队伍，科学、正确、独立地把握评审标准，使评审工作健康发展。

二是继续探索以病人为中心的评价体系。掌握应用追踪方法、信息数据分析等多种方法，探索建立定性评价与定量评价相结合的评价体系。

三是逐步构建第三方评审机构。适应政府职能转变的要求，进一步明确政府与评审机构的关系，建立具有公信力的独立的国际化第三方评审机构，开展满足多方需求的评价工作。

四是建立评价结果公布制度。逐步尝试将评价结果对行业、社会公开，形成评价结果定期公布制度，使医院评审工作不断走向专业化、公开化、透明化。

评审办是医院之家，可为医院诊断问题、分析问题，提供解决问题的方法，使医院持续改进，并见到成效。欢迎大家的来访参与。

评审办主任：梁铭会

评审办副主任：陈晓红

评审办专家：王吉善　张振伟　曹连元

评审办联系人：王圣友

电话：010-62014906

传真：010-62014905

电子邮箱：yyps2012@163.com

地址：北京市海淀区学院路甲 38 号长城电脑大厦 B409 室。邮编：100083